T. Graf-Baumann   H. Lohse-Busch (Hrsg.)

Weichteildistorsionen der oberen Halswirbelsäule

Springer

*Berlin
Heidelberg
New York
Barcelona
Budapest
Hongkong
London
Mailand
Paris
Santa Clara
Singapur
Tokio*

T. Graf-Baumann   H. Lohse-Busch (Hrsg.)

Weichteildistorsionen der oberen Halswirbelsäule

Anatomie, Neurophysiologie, Diagnostik, Therapie und Begutachtung

Mit 67 Abbildungen (z.T. farbig) und 6 Tabellen

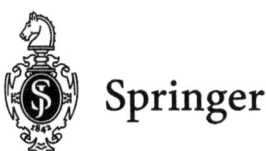

Springer

Prof. Dr. med. Toni Graf-Baumann
DEUTSCHE GESELLSCHAFT FÜR MANUELLE MEDIZIN
Ärzteseminar Hamm–Boppard (FAC)
Schillerstraße 14
79331 Teningen

Dr. med. Henning Lohse-Busch
Theresienklinik
Herbert-Hellmann-Allee 11
79189 Bad Krozingen

ISBN-13: 978-3-540-61409-8   e-ISBN-13: 978-3-642-60483-6
DOI: 10.1007/978-3-642-60483-6

Die Deutsche Bibliothek – CIP-Einheitsaufnahme

Weichteildistorsionen der oberen Halswirbelsäule : Anatomie, Neurophysiologie, Diagnostik, Therapie und Begutachtung ; mit 6 Tabellen / T. Graf-Baumann ; H. Lohse-Busch (Hrsg.). - Berlin ; Heidelberg ; New York ; Barcelona ; Budapest ; Hongkong ; London ; Mailand ; Paris ; Santa Clara ; Singapur ; Tokio : Springer, 1997
    ISBN-13: 978-3-540-61409-8
NE: Graf-Baumann, Toni [Hrsg.]

Dieses Werk ist urheberrechtlich geschützt. Die dadurch begründeten Rechte, insbesondere die der Übersetzung, des Nachdrucks, des Vortrags, der Entnahme von Abbildungen und Tabellen, der Funksendung, der Mikroverfilmung oder der Vervielfältigung auf anderen Wegen und der Speicherung in Datenverarbeitungsanlagen, bleiben, auch bei nur auszugsweiser Verwertung, vorbehalten. Eine Vervielfältigung dieses Werkes oder von Teilen dieses Werkes ist auch im Einzelfall nur in den Grenzen der gesetzlichen Bestimmungen des Urheberrechtsgesetzes der Bundesrepublik Deutschland vom 9. September 1965 in der jeweils geltenden Fassung zulässig. Sie ist grundsätzlich vergütungspflichtig. Zuwiderhandlungen unterliegen den Strafbestimmungen des Urheberrechtsgesetzes.

© Springer-Verlag Berlin Heidelberg 1997

Die Wiedergabe von Gebrauchsnamen, Handelsnamen, Warenbezeichnungen usw. in diesem Werk berechtigt auch ohne besondere Kennzeichnung nicht zu der Annahme, daß solche Namen im Sinne der Warenzeichen- und Markenschutz-Gesetzgebung als frei zu betrachten wären und daher von jedermann benutzt werden dürfen.

Produkthaftung: Für Angaben über Dosierungsanweisungen und Applikationsformen kann vom Verlag keine Gewähr übernommen werden. Derartige Angaben müssen vom jeweiligen Anwender im Einzelfall anhand anderer Literaturstellen auf ihre Richtigkeit überprüft werden.

Umschlaggestaltung: design & production GmbH
Satz: Cicero Lasersatz, Dinkelscherben

SPIN-Nr. 10540450   19/3133 - 5 4 3 2 1 0

Inhaltsverzeichnis

Anatomische, embryologische, neurophysiologische und biomechanische Grundlagen

Formmerkmale, Lagebeziehungen und Entwicklung der oberen HWS
B. Christ 3

Mechanismen von Schmerz und Nozizeption der Wirbelsäule
W. Jänig 39

Weichteilverletzungen der oberen HWS: Unfallmechanismen und physikalisch-biomechanische Aspekte aus rechtsmedizinischer Sicht
K.-S. Saternus 62

Klinische Symptomatik

Klinische Erstuntersuchung und therapeutische Erstmaßnahmen
P. Weber 73

Langzeitsymptome nach HWS-Weichteildistorsionen
M. Frey 80

Neuropsychologische Defizite nach HWS-Schleudertrauma im prospektiven Verlauf
M. Keidel, L. Yagüez, H. Wilhelm, H.C. Diener 89

Myofasziale Dysfunktion der HWS nach Distorsion
P. Henning 102

Ein palpatorischer Test zur Diagnostik von Verletzungen der Ligamenta alaria
H. Lohse-Busch 113

Röntgenologische und biometrische Funktionsdiagnostik

Sagittale Röntgenfunktionsanalyse und indirekter Nachweis
von Brandverletzungen der oberen HWS
mittels Funktions-MRI oder Funktions-CT
F. Huguenin, M. Kraemer, H. Lohse-Busch 121

Welchen Beitrag vermögen CT und MRT zur
posttraumatischen Beurteilung der Kopf-Hals-Region
zu liefern?
H. Friedburg, T. Nagelmüller 135

Untersuchungsergebnisse mit der Zervikomotographie
J. L. Hinzmann, G. Harke, A. Dietrich, U. Kuhlow 152

Neurootologische Diagnostik und Therapienachweise

Neurootologische Diagnostik
M. Hülse 169

Neurootologische Veränderungen bei HWS-Trauma-Patienten
vor und nach Atlastherapie
C. F. Claussen, B. Kaute, D. Schneider 189

Rehabilitation

Die chronifizierte Weichteilverletzung der oberen HWS
in der Rehabilitation
H. Lohse-Busch, M. Kraemer, U. Reime 201

Begutachtung und Rechtsprechung

Weichteildistorsionen der oberen HWS:
Prinzipien der Begutachtung
T. Graf-Baumann, H.-D. Wolff, P. Buchheim 211

Aktuelle Rechtsprechung zur Kausalitätsfrage
bei HWS-Beschleunigungsverletzungen
H.-D. Wedig 218

Vorwort

Dieses Buch wurde zusammengestellt aus den Referaten und Diskussionsbeiträgen des I. Bad Krozinger Expertentreffens vom Mai 1995, das von der Ärztegesellschaft für Atlastherapie und Manuelle Kinderbehandlung und der Deutschen Gesellschaft für Manuelle Medizin veranstaltet worden ist. Es beschäftigt sich mit den anatomischen und neurophysiologischen Grundlagen der Weichteilverletzungen der oberen Halswirbelsäule, beschreibt die Symptomatik unter klinischem und neuropsychologischem Aspekt, gibt Anregungen für die klinische Untersuchung, die weiterführende radiologische Diagnostik und Funktionsdiagnostik, weist auf biometrische und neurootologische Meßverfahren hin, zeigt Wege für die Rehabilitation und macht mit den derzeitigen juristischen Aspekten der Begutachtung vertraut.

Die bisherige Praxis, eine Unfallverletzung nach der Erdmann'schen Stadieneinteilung zu begutachten und zu postulieren, daß bei fehlendem Nachweis knöcherner Verletzungen die Symptomatik innerhalb weniger Monate ausheile, wird durch die tägliche Erfahrung der Ärzte ad absurdum geführt, die mit den oft jahrelangen Rehabilitationsbemühungen nach Weichteilverletzungen der Halswirbelsäule befaßt sind. Augenscheinlich enthält der Nacken mehr als Knochen, und offenbar hat die Natur den Weichteilen besonders der oberen Halswirbelsäule mehr als reine Bewegungsfunktionen zugedacht. Gerade für die Unfallopfer stehen aber meist Beschwerden im Vordergrund, die sich nicht durch einfache Röntgendiagnostik des Skelettes oder neurologische Ausfalldiagnostik erfassen lassen, weil sie rein funktioneller Natur sind. Diese Beschwerden ließen sich in früheren Zeiten nur sehr schwer oder gar nicht durch klinische Befunde belegen, obwohl sie in vielen Fällen zur Invalidisierung führten.

Sowohl für die Rehabilitation als auch für die Begutachtung von Symptomen nach einer Weichteilverletzung dieser anatomisch und neurophysiologisch so herausragenden Region ist eine stubtile, auf profundem Wissen fußende Funktionsdiagnostik des Bewegungssystems und der Steuerungsprozesse des Vegetativums unabdingbar. Einerseits kann durch ungezielte Maßnahmen kein befriedigender Rehabilitationseffekt erreicht werden, andererseits verlangt unsere

Rechtsprechung eine eindeutige Begutachtung ohne Mutmaßungen. Das durch das ärztliche Berufsethos verlangte demütige Bekenntnis, etwas nicht zu wissen, wird durch die Forderung der Gerichte, nach apodiktischer gutachterlicher Äußerung nicht gefördert. So werden nicht selten im selben Prozeß wissenschaftlich argumentierende Gutachter gehört, die sich diametral widersprechen. Dieses ärztliche Unvermögen schadet zu Recht dem Ansehen des Berufsstandes und stellt zugleich ein Problem der Rechtskultur dar. Die Unfallgeschädigten scheitern nicht selten mit ihrem legitimen Begehren nach Entschädigung, werden überdies gekränkt, indem sie bestenfalls das Stigma des Querulanten tragen müssen und bekommen infolgedessen oft nicht die adäquate Rehabilitationsbehandlung, weil die Kostenträger einem „Begehrensneurotiker" die Leistungen folgerichtig verweigern.

Die Beiträge geben den in früheren Zeiten oft vernachlässigten funktionellen Beschwerden der Unfallopfer den gebührenden Raum, indem sie das Wissen und die Methoden vermitteln, diese Symptome diagnostisch zu belegen. Es werden damit auch Wege aufgezeigt, gegenüber Zeitgenossen, die aus einem glimpflich verlaufenen Unfall ungerechtfertigterweise Kapital zu schlagen versuchen, den Beweis der Täuschung zu führen. Damit dient das vorliegende Sammelwerk den Patienten, Ärzten, Gerichten und der Versicherungswirtschaft gleichermaßen.

H. Lohse-Busch · T. Graf-Baumann

Verzeichnis der erstgenannten Autoren

Christ, Bodo, Prof. Dr. med.
Anatomisches Institut, Lehrstuhl Anatomie II, Postfach 111, 79001 Freiburg i.Br.

Claussen, Claus-F., Prof. Dr. med.
Kurhausstraße 12, 97688 Bad Kissingen

Frey, Michael, Dr. med.
Waldklinik Dobel, Orthopädie II, Neuenburger Straße 49, 75335 Dobel

Friedburg, Hartmut, Priv.-Doz. Dr. med.
Zeppelinstraße 2, 76185 Karlsruhe

Graf-Baumann, Toni, Prof. Dr. med.
DGMM, Heerstraße 162, 56154 Boppard

Henning, Peter, Dr. med.
Harburger Straße 1, 29640 Schneverdingen

Hinzmann, J., Dr. med.
Wildensteiner Straße 32, 10318 Berlin

Hülse, Manfred, Prof. Dr. med.
Klinikum der Stadt Mannheim, Theodor-Kutzer-Ufer, 68167 Mannheim

Jänig, W., Prof. Dr. med.
Physiologisches Institut, Olshausenstraße 40, 24098 Kiel

Keidel, Matthias, Priv.-Doz. Dr. med. Dipl.-Psych.
Neurologische Universitätsklinik, Hufelandstraße 55, 45147 Essen

Kraemer, Michel, Dr. med.
  Theresienklinik, Ambulanz für Manuelle Medizin,
  Herbert-Hellmann-Allee 11, 79189 Bad Krozingen

Lohse-Busch, H. Dr. med.
  Theresienklinik, Ambulanz für Manuelle Medizin,
  Herbert-Hellmann-Allee 11, 79189 Bad Krozingen

Saternus, K.-S., Prof. Dr. med.
  Institut für Rechtsmedizin der Universität, Windausweg 2,
  37073 Göttingen

Weber, Peter, Dr. med.
  Rheumaklinik Bad Füssing, Postfach 1264, 94068 Bad Kissingen

Wedig, Hans-Dieter, Rechtsanwalt
  Wielandstraße 4, 67547 Worms

Anatomische, embryologische, neurophysiologische und biomechanische Grundlagen

Formmerkmale, Lagebeziehungen und Entwicklung der oberen HWS

B. Christ

Allgemeines

Die Wirbelsäule (Columna vertebralis) stellt das metamer gegliederte Achsenskelett des Körpers dar. Unter dem Bauprinzip der Metamerie versteht man die Aufeinanderfolge einander entsprechender Bauelemente entlang der Körperachse, wie sie bei Würmern, Insekten und Vertebraten beobachtet werden kann. Dazu gehört, daß die einzelnen Segmente mehr oder weniger ausgeprägt gegeneinander bewegt werden können, wodurch Verformungen und Bewegungen des Körpers möglich werden.

Ein weiterer für das Verständnis der normalen und krankhaft veränderten Wirbelsäulenfunktionen wichtiger Umstand besteht darin, daß die Wirbelsäule einen integralen Bestandteil der Körperwand bildet, der nur künstlich isoliert werden kann. Sie ist eng mit dem Rückenmark verbunden und steht im direkten Funktionszusammenhang mit dem Muskel- und Bindegewebssystem der Körperwand, das der Wirbelkette erst Stabilität verleiht.

Die Wirbelsäule ist doppelt S-förmig gekrümmt und trägt als elastischer Stab die Masse des Stammes (Kopf, Hals, Rumpf) und die Arme. Sie ermöglicht Bewegungen des Stammes in allen Ebenen des Raumes und erfüllt so gleichermaßen Aufgaben der Statik und der Dynamik.

Die menschliche Wirbelsäule wird in der Regel von 32–34 Wirbeln (Vertebrae) gebildet. Nach den einzelnen Regionen unterscheidet man 7 Hals-, 12 Brust-, 5 Lenden-, 5 Kreuz- und 3–5 Steißwirbel. Oberhalb des Kreuzbeins (präsakral) stehen die Wirbel durch Bandscheiben, Gelenke, Bänder und Muskeln miteinander in Verbindung.

Die HWS beträgt nur etwa 1/10 der Körperlänge. Sie kann in einen oberen und einen unteren Abschnitt unterteilt werden. Den oberen Abschnitt bilden die beiden ersten Halswirbel, Atlas und Axis, die untereinander und mit dem Hinterhaupt in den beiden Kopfgelenken verbunden sind. Die Halswirbel 3–7 stellen den unteren Abschnitt dar.

Grundform des Wirbels

Der Wirbel besteht aus 2 Hauptteilen: dem Wirbelkörper (Corpus vertebrae) und dem Wirbelbogen (Arcus vertebrae). Der Wirbelkörper kann als kurzer Zylinder beschrieben werden, der innerhalb eines dünnen Kompaktamantels grobmaschige, mit rotem Knochenmark gefüllte Spongiosa enthält, in der auch relativ weite Venenkanäle vorkommen. Im Bereich der sog. Randleiste ist die Kompakta verdickt. Die obere und untere Endfläche ist jeweils von einer hyalinknorpeligen Abschlußplatte bedeckt, die den knöchernen Wirbelkörper mit der angrenzenden Bandscheibe verbindet. Die dorsale, leicht konkav gekrümmte Fläche des Körpers ist dem Wirbelkanal zugewandt und besitzt eine große Venenlücke, durch welche die Vena basivertebralis das Blut zum inneren venösen Wirbelplexus leitet. Im Inneren des Wirbelkörpers sind die Spongiosabälkchen entsprechend den Hauptspannungsrichtungen vorwiegend vertikal und horizontal ausgerichtet.

Jeder Wirbelbogen ist beiderseits über ein Wurzelstück (Pediculus arcus vertebrae) mit dem Körper verbunden. Daran schließen sich die Seitenstücke an, die dorsal durch ein unpaares Schlußstück (Lamina arcus vertebrae) verbunden werden. Das Wurzelstück ist dünner und niedriger als der übrige Bogenabschnitt, wodurch oben und unten Einziehungen (Incisura vertebralis superior und inferior) entstehen. Diese einander zugewandten Aussparungen zweier benachbarter Wirbel begrenzen das ovale Zwischenwirbelloch (Foramen intervertebrale), durch das der Spinalnerv den Wirbelkanal verläßt. Die Umrandung des Wirbelloches wird durch die Gelenkfortsätze, die Bandscheiben und die angrenzenden Flächen der Wirbelkörper vervollständigt. Im Bereich der HWS sind diese Zwischenwirbellöcher besonders eng.

Jedes Bogenstück trägt einen nach oben und einen nach unten gerichteten Gelenkfortsatz (Processus articularis superior und inferior) mit überknorpelten Gelenkflächen. Zwei benachbarte Wirbel stehen beiderseits über diese Fortsätze in gelenkiger Verbindung. Von jedem Seitenstück geht ein nach lateral gerichteter Querfortsatz (Processus transversus) ab, der bei den Halswirbeln insofern modifiziert ist, als er ein Loch, das Foramen processus transversi umschließt, in dem die Arteria vertebralis verläuft. Der Processus transversus der Halswirbel ist relativ kurz und läuft in 2 Höckerchen aus (Tuberculum anterius und posterius), zwischen denen eine Furche (Sulcus nervi spinalis) sichtbar wird, in welcher der Spinalnerv gelegen ist. Das unpaare Schlußstück des Bogens trägt den nach dorsal gerichteten Dornfortsatz (Processus spinosus), der beim typischen Halswirbel kurz und gegabelt erscheint.

Besonderheiten der Halswirbel

In der Aufsicht erscheint der Körper des Halswirbels (Vertebra cervicalis) nahezu rechteckig, wobei die langen Seiten in der Frontalebene und die kurzen in der Sagittalebene verlaufen. Die obere Endfläche des Wirbelkörpers ist sattelförmig gekrümmt. Sie geht seitlich in schaufelförmige Erhebungen über, die eigentlich Teile der Wirbelbögen darstellen und als Processus uncinati bezeichnet werden. Sie stehen im oberen Abschnitt der HWS steiler als im unteren. Bis zum 10. Lebensjahr sind die Processus uncinati durch knorpelige Wachstumsfugen vom Wirbelkörper getrennt. Sie sind bei Kleinkindern noch flach und richten sich im Verlauf der weiteren Entwicklung auf. Steil stehende Processus uncinati hemmen die Seitwärtsneigung der HWS.

Formmerkmale, Lagebeziehungen und Entwicklung der oberen HWS

Das Wirbelloch (Foramen vertebrale) ist verhältnismäßig groß und annähernd dreieckig. Der vordere Anteil des Querfortsatzes, der im Tuberculum anterius ausläuft, soll das Rippenrudiment der HWS darstellen. Der dorsale Anteil, der im Tuberculum posterius endet, entspricht danach dem eigentlichen Querfortsatz. In anderen Darstellungen werden auch Teile der hinteren Querfortsatzspange als Rippenrudimente beschrieben. Das Foramen processus transversi kann unterteilt sein. In diesem Fall kann eine weitlumige vordere Öffnung von einer kleineren, mehr hinten gelegenen unterschieden werden. In dem nicht unterteilten oder dem vorderen Loch verläuft die A. vertebralis mit den begleitenden Venen, während in der hinteren Abteilung eine Vene und ein Ast des N. vertebralis verlaufen.

Die planen Gelenkflächen der niedrigen Processus articulares superior und inferior sind um etwa 45° gegen die Horizontale geneigt. Die oberen sind nach hinten und oben, die unteren nach vorn und unten gerichtet.

Der 7. Halswirbel ist dadurch charakterisiert, daß er morphologisch und funktionell Anzeichen eines Übergangswirbels zur Brustwirbelsäule (BWS) aufweist. So besitzt er einen langen, ungegabelten, leicht nach abwärts geneigten Dornfortsatz, der gut zu tasten ist. Dieser Wirbel wird deswegen als Vertebra prominens bezeichnet.

Am 6. Halswirbel ist das Tuberculum anterius des Querfortsatzes besonders groß und nicht zuletzt deswegen besonders leicht zu tasten, weil dieser Höcker am 7. Halswirbel fehlt. Da die A. carotis communis unmittelbar vor dem Höckerchen gelegen ist, wird es als Tuberculum caroticum bezeichnet.

Die ersten beiden Halswirbel weisen abweichende Baumerkmale auf. Der Körper des 2. Halswirbels (Axis) trägt einen kranialwärts gerichteten Fortsatz (Dens axis), der entwicklungsgeschichtlich dem Körper des 1. Halswirbels entspricht. An seiner Vorder- und Hinterfläche sind knorpelige Gelenkflächen vorhanden (Facies articulares anterior und posterior). Um den Dens axis wird der Kopf mit dem Atlas rotiert.

Der 1. Halswirbel (Atlas) hat seinen Körper an den 2. Halswirbel abgegeben. Er besitzt nur einen vorderen Bogen (Arcus anterior), der außen ein unpaares Höckerchen (Tuberculum anterius) und innen eine überknorpelte Gelenkfläche (Fovea dentis) trägt. Vorderer und hinterer Atlasbogen (Arcus anterior und posterior) sind seitlich über die dicken Seitenteile (Massae laterales) miteinander verbunden, welche die oberen und unteren Gelenkflächen tragen (Foveae articulares superiores und inferiores). Seitlich geht von der Massa lateralis ein besonders langer Querfortsatz aus, der ein Foramen processus transversi aufweist und zwischen Warzenfortsatz und Kieferwinkel gut tastbar ist.

Der längere hintere Bogen besitzt an Stelle des Dornfortsatzes ein Höckerchen (Tuberculum posterius). Am Abgang von der Massa lateralis weist der hintere Bogen auf der oberen Seite eine tiefe Furche (Sulcus arteriae vertebralis) auf, in die sich die aus dem Foramen processus transversi des Atlas aufsteigende A. vertebralis einlagert, die dann die Membrana atlantooccipitalis durchbricht und durch das Foramen occipitale magnum in das Schädelinnere zieht. Der Sulcus arteriae vertebralis kann durch eine überbrückende Knochenlamelle zu einem Kanal (Canalis arteriae vertebralis) geschlossen sein. Häufiger sind teilweise Überbrückungen der Furche durch vordere und hintere Knochenzacken (Ponticuli).

Varianten und Fehlbildungen der Halswirbel

Von Variationen sind besonders häufig die Übergänge der HWS zur BWS (Kaudalvariationen) und zum Schädel (Kranialvariationen) betroffen. Als Kaudalvariation ist das Auftreten von Halsrippen zu werten, die als Vergrößerung des Tuberculum anterius des 7. Halswirbels oder als frei bewegliche zusätzliche Rippen in Erscheinung treten können. Aufgrund ihrer Lagebeziehung zum Plexus brachialis und zur A. subclavia können sie zu Sensibilitäts- und Durchblutungsstörungen des Armes führen. Kranialvariationen der HWS betreffen Axis und Atlas. Auf dem Dens axis kann ein freier Knochen vorkommen (Ossiculum terminale, Os odontoideum, Bergmann-Knöchelchen), der dem Körper des Proatlas entsprechen dürfte. Normalerweise verschmilzt dieses Skelettstück mit dem Dens axis und bildet dessen Spitze (Apex dentis).

Am Atlas werden nicht selten Spaltbildungen beobachtet. So kann das Foramen processus transversi nach ventral geöffnet sein. Die Spaltbildungen im hinteren Bogen können von einem schmalen medialen Defekt bis zum vollständigen Fehlen des Arcus posterior reichen. Demgegenüber sind Spaltbildungen im vorderen Bogen vergleichsweise selten. Andere Varianten ergeben sich aus einer Verschiebung der kranio-vertebralen Grenze. Eine teilweise oder vollständige Verschmelzung des Atlas mit dem Os occipitale wird als Atlasassimilation bezeichnet. Erfolgt diese Synostosierung asymmetrisch, kann ein Schiefhals resultieren. Führt die asymmetrische Atlasassimilation zu einer Einengung des Foramen occipitale magnum, können neurologische Störungen auftreten. Eine Grenzverschiebung in kranialer Richtung führt demgegenüber bei vollständig ausgebildetem Atlas zu Manifestationen von rudimentären Bogen- oder Querfortsatzanteilen in der Umgebung des Foramen occipitale magnum. Diese Strukturen können als Anteile des letzten Okzipitalwirbels aufgefaßt werden, der normalerweise vollständig in den Schädel einbezogen ist. Hierzu gehört beispielsweise ein Condylus tertius, der am Vorderrand des Foramen occipitale magnum in Erscheinung tritt und mit dem Dens axis oder mit dem Atlas in gelenkiger Verbindung steht. Das selbständig gebliebene Os odontoideum dürfte ebenfalls Ausdruck einer derartigen Grenzverschiebung nach kranial sein (Christ et al. 1988).

Andererseits sind Aplasien und Hypoplasien des Dens axis beobachtet worden, die eine Instabilität des oberen Kopfgelenks zur Folge haben können. Mediane Spalten im Dens axis sind als Hinweis auf seine Entstehung aus paarigen Blastemen zu deuten. Blockwirbelbildungen, die in der Regel asymmetrisch auftreten, betreffen am häufigsten die Halswirbel 2 und 3.

Verbindungen der Wirbel

Nach Junghanns (1977) ist die Wirbelsäule aus funktionellen Einheiten, den Bewegungssegmenten, zusammengesetzt. Darunter versteht man 2 benachbarte Wirbel mit der sie verbindenden Bandscheibe, den Wirbelbogengelenken, dem Bandapparat und den auf die Wirbel wirkenden Muskeln. Innerhalb eines Bewegungssegmentes liegen die durch die Zwischenwirbellöcher austretenden Spinalnerven mit den begleitenden Blutgefäßen. Die Wirbelsäule des Menschen besteht im allgemeinen aus 25 Bewegungssegmenten, wobei die obersten Segmente zwischen Axis und Atlas sowie zwischen Atlas und Schädel keine Bandscheiben besitzen.

Bei den Verbindungen zweier Wirbel ist zwischen den Verbindungen der Körper und der Bögen zu unterscheiden.

Verbindungen der Wirbelkörper

Die Wirbelkörper sind durch Bandscheiben (Disci intervertebrales) und Bänder (Ligamenta) verbunden. Die Bandscheiben machen $^1/_4$ der Gesamtlänge der Wirbelsäule aus und sind entscheidend an der Prägung ihrer Eigenform beteiligt. Die erste Bandscheibe verbindet den Axiskörper mit dem Körper des 3. Halswirbels, die letzte ist zwischen dem 5. Lendenwirbel und dem Kreuzbein gelegen. Entsprechend den typischen Krümmungen der Wirbelsäule sind die Bandscheiben im Hals- und Lendenabschnitt vorn, im Brustabschnitt hinten höher. Ihre mittlere Höhe und Fläche nimmt von kranial nach kaudal zu. Die Verbindung von Wirbelkörpern und Bandscheiben erfolgt über die hyalinknorpeligen Abschlußplatten der Wirbelkörper. Weiterhin sind die Bandscheiben an den knöchernen Randleisten der Wirbelkörper verankert.

Die Bandscheibe besteht aus einem Faserring (Anulus fibrosus) und dem zentral gelegenen Gallertkern (Nucleus pulposus). Der Anulus fibrosus weist eine Außen- und eine Innenzone auf. Die Außenzone besteht aus Lamellen straffen Bindegewebes, in das zwischen den Kollagenfaserbündel Fibrozyten eingelagert sind. Neben den Kollagenfaserbündeln sind auch elastische Faserelemente vorhanden. Das in der Außenzone vorhandene Kollagen ist hauptsächlich dem Typ-I-Kollagen zuzuordnen, während Typ-II-Kollagen vorwiegend in der Innenzone des Anulus fibrosus nachgewiesen werden kann. Die Kollagenfaserbündel verlaufen innerhalb einer Lamelle parallel und gegensinnig zu den Faserbündeln der folgenden Lamellen. Sie sind sowohl an den Randleisten der Wirbelkörper wie auch an deren hyalinknorpeligen Abschlußplatten verankert.

Der Nucleus pulposus wird als wasserreiche schleimig-gallertige Masse beschrieben. Er enthält Typ-II-Kollagen sowie Chondroitin-6-Sulfat und Keratansulfat. Die große Menge von Glykosaminglykanen begründet die Fähigkeit des Nucleus pulposus, Wasser zu binden. Der Wassergehalt des Gallertkerns sinkt von ca. 90% im 1. Lebensjahr auf ca. 75% im 8. Lebensjahrzehnt. Aufgrund der hohen Wasserbindungskraft der im Nucleus pulposus vorhandenen Makromoleküle ist die Bandscheibe in der Lage, auch bei starker Druckbelastung Flüssigkeit zu halten (Krämer 1981). Auf diese Weise kann die Bandscheibe wie ein Wasserkissen funktionieren. Bei zentrischer Belastung wird der Druck gleichmäßig auf die abgrenzenden Strukturen des Anulus fibrosus und der hyalinknorpeligen Deckplatten übertragen. Bei einseitiger Belastung weicht der Nucleus pulposus zur Gegenseite aus. Eine Abnahme der Widerstandsfähigkeit dieser Grenzgewebe kann ausgiebigere Verschiebungen des Gallertkerns (intradiskale Massenverschiebung) zur Folge haben.

In den Bandscheiben der HWS treten noch im Kindesalter in deren lateralen Anteilen, angrenzend an die Processus uncinati, Spalten auf. Sie dehnen sich nach medial aus und unterteilen den Anulus fibrosus in einen kranialen und einen kaudalen Abschnitt. Gelegentlich wird der gesamte Diskus durchtrennt. Diese Spalten wurden von Luschka (1858) beschrieben und „Hemiarthroses laterales" genannt. Später wurden diese Spaltbildungen als Luschka-Gelenke oder Unkovertebralgelenke bezeichnet. Die Bandscheiben der gut beweglichen HWS sind bei Rotationen und Flexionen starken Scherkräften ausgesetzt, welche die Rißbildung begünstigen. Bei diesen Spalten handelt es sich nicht um Degenerationserscheinungen; sie treten immer in gesundem Gewebe auf. Möglicherweise ist ihr Auftreten als eine Anpassung an die Funktion der HWS im Sinne einer Zunahme der Beweglichkeit zu deuten (Töndury 1958).

Außer durch die Bandscheiben werden die Wirbelkörper durch ein vorderes und ein hinteres Längsband (Lig. longitudinale anterius und posterius) verbunden. Das Lig. longitudinale anterius beginnt am Os occipitale und reicht über das Tuberculum anterius atlantis, an Breite allmählich zunehmend, zum Kreuzbein. Es ist parallelfaserig strukturiert und überbrückt die Bandscheiben. Mit den vorderen konkaven Flächen der Wirbelkörper ist es dagegen innig verbunden.

Das Lig. longitudinale posterius verläuft an der Hinterseite der Wirbelkörpersäule und läßt sich in einen oberflächlichen und einen tiefen Anteil zerlegen. Während es im Bereich der Wirbelkörper relativ schmal ist, verbreitert es sich zipfelartig an den Ober- und Unterrändern der Wirbelkörper und den dazwischengelegenen Bandscheiben. An diesen Strukturen ist es auch befestigt. Im mittleren Abschnitt der Wirbelkörper fehlt eine Verankerung am Knochen.

Verbindungen der Wirbelbögen

Die Wirbelbögen sind durch Wirbelbogengelenke und Bänder miteinander verbunden. Die Wirbelbogengelenke (Articulationes zygoapophysiales) werden von den Gelenkfortsätzen einander benachbarter Wirbel gebildet. Ihre Gelenkflächen weisen in den verschiedenen Wirbelsäulenabschnitten unterschiedliche Stellungen auf. Im Bereich der HWS sind sie gegen die Horizontale nach vorn bzw. nach hinten geneigt. Diese Stellung ermöglicht eine ausgedehnte Ante- und Retroflexion sowie Seitneigung und Rotation um die Längsachse. Dabei verschieben sich die Gelenkflächen gegeneinander, wobei der Schluß der Gelenkflächen aufgehoben werden kann (Putz 1981). Durch die Summation der Bewegungen in den einzelnen Bewegungssegmenten wird ein beträchtlicher Bewegungsumfang erreicht.

Die in jedem Gelenk vorhandene Bewegungsmöglichkeit wird als „joint play" bezeichnet. Der Verlust dieses „joint play" ist das Charakteristikum einer Gelenkblockierung. Über die Pathogenese und das morphologische Substrat einer derartigen Blockierung liegen keine gesicherten Erkenntnisse vor (Gutmann 1960).

Die Gelenkkapseln sind an den Rändern der Gelenkflächen des Processus articularis angeheftet. In der HWS sind sie relativ weit und schlaff. Nach Lang (1981) ziehen zu den Wirbelbogengelenken 1–4 feine Rr. articulares, die den Rr. dorsales zweier Spinalnerven entstammen. Sie sollen die dorsale mittlere Zone der Gelenkkapsel erreichen. Es kann angenommen werden, daß Dehnungen der Gelenkkapsel, Quetschungen der Gelenkfalten oder arthrotische Veränderungen zu Irritationen der Nerven führen können. Vater-Pacini-Körperchen, Ruffini-

Rezeptoren, Golgi-Sehnenorgane und freie Nervenendigungen in den Kapseln und Bändern dürften den Gelenklageempfindungen dienen. Es wird angenommen, daß die Zahl der Rezeptoren in den Gelenken der oberen HWS besonders hoch ist, obwohl konkrete Angaben darüber nicht zu finden sind. In der Literatur wird darauf hingewiesen, daß Halsbewegungen sowohl Augenbewegungen wie auch Nystagmus zur Folge haben können. Auf die Rezeptoren in der Nackenmuskulatur, die hier ebenfalls beteiligt sein können, wird später eingegangen. Ausgehend von den Gelenkkapseln ragen meniskoide Falten in den Gelenkspalt hinein. Sie bestehen peripher aus gefäßreichem, lockerem Bindegewebe, das im Bereich des freien, keilförmig verdünnten Randes keine Gefäße enthält und aus einem straffen, faserknorpelähnlichen Gewebe besteht (Cihak 1981). Die Frage, ob eine Einklemmung dieser Meniskoide erfolgen und eine Blockierung der Gelenke verursachen kann, wird in der Literatur kontrovers beurteilt. Es ist zu bedenken, daß Anteile der tiefen Rückenmuskulatur an der Gelenkkapsel inserieren und diese zusammen mit dem angehefteten Meniskoid in der Bewegungsrichtung verlagern.

Die Wirbelbögen sind darüber hinaus durch Bänder verbunden. Die elastischen Ligg. flava erscheinen gelb aufgrund ihres Reichtums an netzartig angeordneten elastischen Fasern. Sie füllen die Zwischenbogenräume von den Gelenkfortsätzen bis zu den Wurzeln der Dornfortsätze. Diese Bänder sind infolge ihrer Federkraft wichtige Einrichtungen für die Statik und Dynamik der Wirbelsäule. Sie stehen bei aufrechter Haltung unter Spannung und entlasten die Rückenmuskulatur bei der Wiederaufrichtung der anteflektierten Wirbelsäule.

Die zwischen den Dornfortsätzen ausgespannten Ligg. interspinalia gehen im Halsbereich ohne scharfe Grenze in das Nackenband (Lig. nuchae) über, welches die paarige Nackenmuskulatur trennt und sich von der Protuberantia occipitalis externa bis zum Dornfortsatz der Vertebra prominens erstreckt. Nach kaudal setzt es sich als Lig. supraspinale fort. Dieser insgesamt dorsal gelegene Bandapparat wirkt der Anteflexion der HWS entgegen.

Kopfgelenke

Der Kopf liegt im labilen Gleichgewicht der HWS auf (Abb. 1). Unmittelbarer Träger des Kopfes ist der Atlas, dessen Massae laterales mit den Hinterhauptkondylen artikulieren. Diese Verbindung wird als oberes Kopfgelenk (Articulatio atlantooccipitalis) bezeichnet.

In den unteren Kopfgelenken (Articulationes atlantoaxiales) sind Atlas und Axis miteinander verbunden. Dabei unterscheidet man die paarigen Gelenke zwischen den unteren Gelenkflächen des Atlas und den oberen des Axis (Articulatio atlantoaxialis lateralis) und das unpaare Gelenk zwischen den Gelenkflächen des Dens axis einerseits und der Fovea dentis atlantis sowie der Gelenkfläche des Lig. transversum atlantis andererseits. Die Kopfgelenke beider Etagen bilden in ihrer Kinematik eine Funktionsgemeinschaft.

Die Articulatio atlantooccipitalis wird von den beiden Condyli occipitales und den Foveae articulares superiores atlantis gebildet. Die Condyli occipitales liegen an der vorderen und seitlichen Umrandung des Foramen occipitale magnum, dessen Ebene beim Menschen von ventral und kranial nach dorsal und kaudal geneigt ist. Die Kondylen weisen die gleiche Neigung auf. Sie entsprechen damit der Stellung des Atlas auf der lordotischen HWS. Die Längsachsen der schuhsohlenförmigen, bikonvexen Gelenkflächen konvergieren nach vorn. Die dem Foramen occipitale magnum zugewandte Seite jedes Condylus trägt eine breite, vierseitige Rauhigkeit zum Ansatz des Lig. alare. Beide Hinterhauptkondylen können als Teile eines quer gestellten ellipsoiden Gelenkkörpers gedacht werden, um dessen transversale Achse Nickbewegungen im Sinne des Jasagens stattfinden können. Nach den Angaben in der Literatur soll der Bewegungsumfang zwischen 16,8° und 20,8° betragen, wobei die Ventralflexion im Mittel 6° und die Dorsalflexion 12° betragen sollen. Bei diesen Bewegungen erfolgt eine Verlagerung des Arcus anterior atlantis gegenüber dem Dens axis um 1,1–1,7 mm. Bei Anteflexion des Kopfes verschiebt sich der vordere Atlasbogen in kaudaler Richtung. Werden Nickbewegungen bei festgestellter HWS durchgeführt, so nähert sich das Kinn dem Kehlkopf.

Zusätzlich zu der Nickbewegung ist im oberen Kopfgelenk eine geringfügige Seitneigung um eine dorsoventrale Achse möglich. Der Bewegungsumfang soll ca. 5° nach jeder Seite betragen. Diese Bewegung ist mit einer Lateralverschiebung des Atlas in Richtung der Neigung und mit einer Zwangsrotation um den Dens axis zur kontralateralen Seite verbunden. Beim Säugling liegt der Schwerpunkt des Kopfes hinter der Querachse des oberen Kopfgelenks. Im Verlauf der Entwicklung verlagert sich der Schwerpunkt nach ventral, so daß der Schädel durch die Nackenmuskulatur und den M. sternocleidomastoideus ausbalanciert werden muß.

In der medianen Abteilung des unteren Kopfgelenks artikuliert der Dens axis mit dem vorderen Atlasbogen und dem Lig. transversum atlantis, das die beiden Massae laterales atlantis verbindet und somit das Wirbelloch des Atlas in eine vordere, den Dens axis enthaltende, und eine dorsale, die Medulla oblongata mit ihren Hüllen enthaltende, Abteilung gliedert. Das derbe Lig. transversum atlantis verhindert, daß der Dens gegen die Medulla oblongata mit ihren lebenswichtigen Zentren vordringt. Bei grober Gewalteinwirkung kann das Band reißen und zu einer Luxation des Dens führen (Genickbruch).

In der vorderen Abteilung des Zahngelenks stehen die ovale, mit der Längsachse vertikal stehende, Facies articularis anterior und die Fovea dentis des vorderen Atlasbogens in Verbindung. Dieses Gelenk wird von einer zarten und weiten Kapsel umschlossen. Die Gelenkhöhle ist weit und reicht über die Gelenkfläche hinaus.

In der hinteren Abteilung des Zahngelenks artikuliert die Facies articularis posterior atlantis mit dem Lig. transversum atlantis, das hier Knorpeleinlagerungen aufweist. Es ist eine eigene Gelenkkapsel vorhanden, die einen abgeschlossenen Gelenkspalt begrenzt.

Die paarigen Articulationes atlantoaxiales laterales, die den Wirbelbogengelenken der übrigen HWS entsprechen, stellen die Verbindungen der oberen Gelenkflächen des Axis mit den unteren Gelenkflächen des Atlas dar. Beide Gelenkflächen besitzen einen zu ihrer Mitte hin an Dicke zunehmenden Knorpelüberzug (Lang 1981). Während die Fovea articularis inferior atlantis einen frontal eingestellten First aufweist, lassen sich auf der Facies articularis superior des Axis in dorsoventraler Richtung drei Facetten abgrenzen. Es entsteht dadurch eine Inkongruenz der Gelenkflächen. Bei Drehungen des Kopfes gleitet der First der oberen Gelenkfläche auf die ventrale oder dorsale Facette der unteren Gelenkfläche, die niedriger gelegen sind, wodurch der Kopf ein wenig tiefer sinken kann. Von dorsal und ventral schieben sich meniskoide Falten in den Gelenkspalt vor.

Neben den gelenkigen Verbindungen von Axis, Atlas und Hinterhaupt sind Bandverbindungen vorhanden, deren Kenntnis für das Verständnis der Bewegungsmöglichkeiten von Bedeutung ist.

Das Lig. apicis dentis ist ein vergleichsweise zartes Band, das den früheren Verlauf der Chorda dorsalis anzeigt (Christ et al. 1988). Es verbindet die Spitze des Dens axis mit der vorderen Umrandung des Foramen occipitale magnum und soll gelegentlich noch Reste von Chordagewebe enthalten.

Das im Zusammenhang mit der Darstellung des unteren Kopfgelenks beschriebene Lig. transversum atlantis ist der transversal ausgerichtete Anteil eines kreuzförmig angeordneten Bandapparates (Lig. cruciforme atlantis). Der longitudinal angeordnete Anteil (Fasciculi longitudinales) verläuft dorsal des Dens axis vom Axiskörper bis zum vorderen Umfang des Foramen occipitale magnum.

Von besonderer Bedeutung sind die kräftigen Ligg. alaria, die den Dens axis an der Schädelbasis fixieren. Sie spannen sich zwischen den Seitenflächen des Dens und Rauhigkeiten an der medialen Fläche der Hinterhauptkondylen aus und enthalten neben kollagenen auch elastische Fasern. Diese Bänder hemmen Rotation und Seitneigung des Kopfes.

Der beschriebene Bandapparat wird gegen den Wirbelkanal hin durch eine kraniale Fortsetzung des Lig. longitudinale posterius, die Membrana tectoria, bedeckt. Diese Bindegewebsplatte spannt sich zwischen dem Axiskörper und der Pars basalis des Os occipitale nahe der Öffnung der Canalis nervi hypoglossi aus. Sie trennt die Kopfgelenke von der Dura mater.

Zwischen dem dorsalen Atlasbogen und der Schuppe des Hinterhauptbeins erstreckt sich die Membrana atlantooccipitalis posterior. Sie entspricht einem Lig. flavum und schließt nach dorsal den Wirbelkanal zwischen Atlas und Hinterhaupt ab. Die Membran wird von der A. vertebralis, einem Venengeflecht und dem N. suboccipitalis durchbohrt.

Auch der ventrale Atlasbogen ist mit der Pars basalis des Os occipitale bindegewebig verbunden (Membrana atlantooccipitalis anterior). Diese Membran ist mit dem Lig. longitudinale anterius verwoben und erstreckt sich lateral bis zu den Kapseln der Atlantookzipitalgelenke.

Im unteren Kopfgelenk können Drehbewegungen im Sinne des Neinsagens um ca. 30° nach jeder Seite durchgeführt werden, wobei die Bewegungsachse durch die Mitte des Axiszahns verläuft. Atlas und Schädel bilden bei diesen Bewegungen eine funktionelle Einheit, wobei der Atlas als knöcherner Diskus betrachtet werden kann. Bei den Drehbewegungen, die durch die Ligg. alaria begrenzt werden, gleiten die Gelenkflächen der Articulationes atlantoaxiales laterales gegeneinander. Neben der Rotation erlaubt das untere Kopfgelenk Beuge- und Streckbewegungen von ca. 10°, wodurch der Umfang dieser Jasagebewegung des Kopfes auf etwa 20–35° erweitert wird.

Es ist ferner zu berücksichtigen, daß die Bewegungsumfänge des Kopfes durch die zusätzlichen Bewegungen der gesamten HWS wesentlich ausgiebiger werden, wodurch der Mensch die Fähigkeit gewinnt, sich mit dem Kopf im Raum zu orientieren. So können Beugung und Streckung (Ante- und Retroflexion) ein Ausmaß von 125° erreichen. Bei maximaler Anteflexion nähert sich das Kinn dem Brustbein. Die Seitneigung wird erweitert auf 45°, die Rotation auf 90°.

Die genannten Bewegungsumfänge werden von der Mittelstellung aus beschrieben und setzen eine gut bewegliche Wirbelsäule voraus, deren Bauelemente bilateralsymmetrisch angeordnet sind. Einschränkungen der Beweglichkeit entwickeln sich mit zunehmendem Alter („wohltuende Versteifung der Wirbelsäule im Alter") und infolge von Fehlbildungen oder Fehlstellungen einzelner Bauelemente der Wirbelsäule. Letztere können ihre Ursache in einem unterschiedlichen Tonus der angreifenden Muskulatur beider Körperhälften haben. Eine besonders kräftig entwickelte Atlaszacke des rechten M. levator scapulae, wie sie häufig bei Rechtshändern beobachtet wird, könnte beispielsweise den rechten Querfortsatz nach dorsal verlagern und auf diese Weise eine Rotationsstellung des Atlas begründen. Funktionelle Einschränkungen der Beweglichkeit können durch Blockierungen der Gelenke einzelner Bewegungssegmente entstehen, über deren Ursachen und Entstehungsweisen keine gesicherten Erkenntnisse vorliegen.

Muskeln

Die am Schädel und an der HWS befestigten Muskeln sind neben Schwerkraft und Fliehkraft die Motoren, welche die Bewegungen bewirken (Abb. 1). Sie besitzen auch im Ruhezustand eine gewisse Spannung (Tonus), die vom Nervensystem gesteuert wird und die Stellung der Skelettstücke und damit die Haltung von Kopf und Wirbelsäule bestimmt. Das Nervensystem seinerseits erhält über Rezeptoren wiederum Meldungen über die Stellung der Skelettelemente, die wichtige Rechengrößen für die Einstellung der Muskelspannung darstellen. Daneben spielen zentrale Einflüsse, wie emotionale Befindlichkeiten, eine nicht zu unterschätzende Rolle, die sich in Änderungen der Haltung der Muskeln ausdrücken können. Wenn jemand den Kopf hängen läßt, so ist dieses die Folge einer emotional gesteuerten Tonusverminderung der Nackenmuskulatur, durch die der Kopf der Schwerkraft folgend nach vorn kippt. Auf diese Weise wird deutlich, daß Nervensystem, Muskeln und Skelett eine funktionelle Einheit bilden. Dieser Funktionszusammenhang ist die Ursache dafür, daß Beeinträchtigungen eines Systemanteils zu Veränderungen in den übrigen Anteilen führen müssen.

Die Muskeln, die unmittelbar auf den Kopf und die HWS einwirken, sind ganz unterschiedlichen Systemen zuzuordnen.

Die Nackenmuskulatur ist ein Teil der autochthonen Rückenmuskulatur. Ihr gegenüber liegt das System der prävertebralen Muskulatur und der Scaleni (Abb. 1). Der M. trapezius und der M. sternocleidomastoideus entstammen der Branchialregion. Spinohumerale Muskeln wie der M. rhomboideus oder der M. levator scapulae stellen Armmuskeln dar, die Anschluß an das Axialskelett gewonnen haben. Im folgenden sollen die Muskeln nach topographischen Gesichtspunkten dargestellt werden.

Die oberflächlichste Schicht der im Nacken gelegenen Muskeln wird vom M. trapezius gebildet (Abb. 2). Seine Muskelplatte stellt auf jeder Seite ein Trapezoid dar, dessen langgestreckte Basis an der Wirbelsäule liegt und von der Protuberantia occipitalis externa bis zum Dornfortsatz des 12. (11.) Brustwirbels abwärts reicht.

Formmerkmale, Lagebeziehungen und Entwicklung der oberen HWS

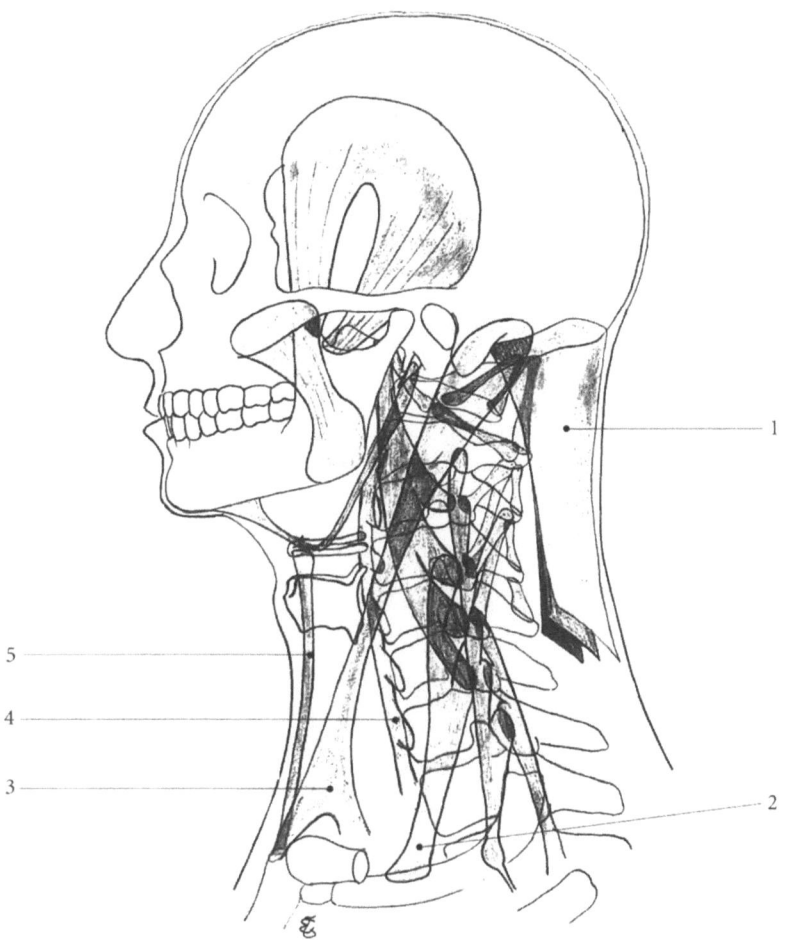

Abb. 1. Muskuläre Fixierung des Kopfes. 1 Nackenmuskeln, 2 M. scaleni, 3 M. sternocleidomastoideus, 4 prävertebrale Muskulatur, 5 infrahyale Muskulatur

Bei Rechtshändern reicht der Ursprung des rechten M. trapezius häufig einen Wirbel weiter nach kaudal als der des linken. Im Halsteil entspringt der Muskel vom Septum nuchae und im Brustteil von den Dornfortsätzen. Aufgrund des unterschiedlichen Faserverlaufs kann man 3 Muskelteile unterscheiden, die auch unterschiedliche Funktionen haben. Die Pars descendens umfaßt die vom Hinterhaupt bis zum Dornfortsatz des 6. Halswirbels entspringenden und abwärts ziehenden Fasern, die an der Clavicula inserieren. Die Pars transversa hat ihren Ursprung von den Dornfortsätzen des 7. Hals- bis 3. Brustwirbels. Die quer verlaufenden Fasern setzen hauptsächlich am Acromion an. Es handelt sich um den dicksten Anteil des Muskels, der im kontrahierten Zustand als Wulst gut tastbar ist. Die

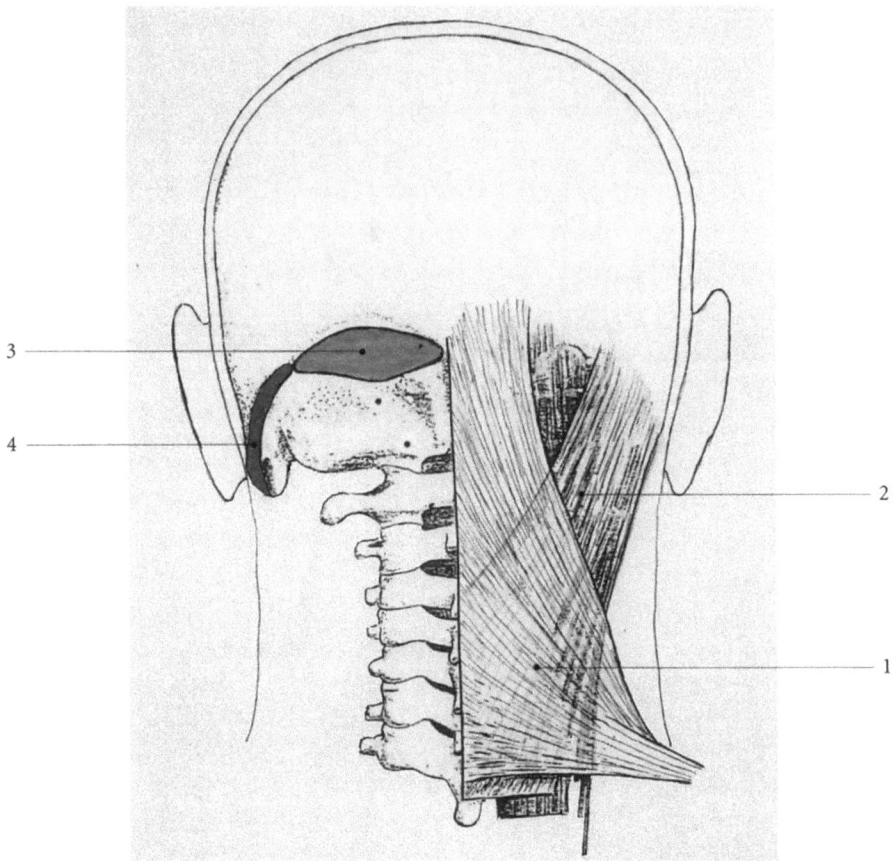

Abb. 2. Nackenmuskeln. **1** pars descendens des M. trapezius, **2** M. splenius capitis, **3** Ansatz des M. semispinalis capitis, **4** Ansatz des M. splenius capitis. Auf der Ansatzlinie dieser beiden Muskeln projizieren sich die Sell-Irritationspunkte

Pars ascendens entspringt von den Dornfortsätzen des 4.–12. (11.) Brustwirbels und endet über eine dreieckige Sehne an der Spina scapulae. Um den Dorn des 7. Halswirbels hat der Muskel ein rautenförmiges Sehnenfeld („Lindenblattsehne").

Die Wirkung der einzelnen Trapeziusanteile ist ganz unterschiedlich: Die absteigenden Fasern können den Schultergürtel heben, die aufsteigenden Fasern können ihn senken. Aufsteigende und absteigende Anteile können zusammen das Schulterblatt so drehen, daß der untere Schulterblattwinkel nach lateral wandert und der Arm seitlich über die Horizontale gehoben werden kann. Der gesamte Muskel führt die Schulter zurück. Der Nackenteil des Muskels ist sehr dünn, so daß die darunter gelegenen Nackenmuskeln getastet werden können. Interessant ist, daß bei Rechtshändern auch die rechte Pars descendens des Muskels häufig breiter und besser entwickelt ist (Eisler 1912). Es kann keinem Zweifel unterliegen, daß die

Formmerkmale, Lagebeziehungen und Entwicklung der oberen HWS

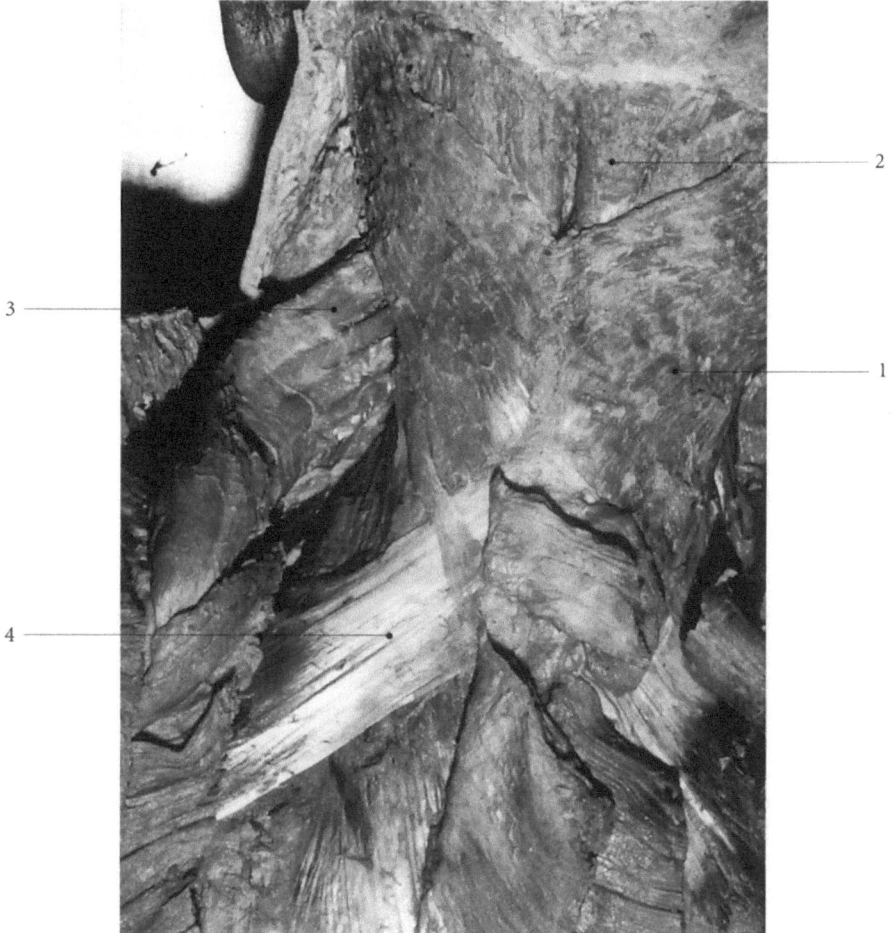

Abb. 3. Nackenmuskeln. 1 M. splenius capitis, 2 M. semispinalis capitis, 3 Atlaszacke des M. levator scapulae, 4 M. serratus posterior superior

Pars descendens des Muskels auch vom Schultergürtel aus auf die HWS und den darauf im labilen Gleichgewicht gelegenen Kopf im Sinne einer Retroflexion und Seitneigung wirken kann.

Der M. trapezius wird vom N. accessorius innerviert. Hinzu kommen für die Nackenportion Nervenfasern aus den ventralen Spinalnervenästen C1–C4.

Fast vollständig bedeckt vom M. trapezius ist eine Muskelplatte, die sich zwischen dem Schulterblatt und der Wirbelsäule ausspannt. Sie läßt sich zergliedern in den M. rhomboideus major, M. rhomboideus minor und den M. levator scapulae (Abb. 3). Die Mm. rhomboidei entspringen von den Dornfortsätzen der 2 kaudalen Halswirbel und 4 kranialen Brustwirbel. Ihre Muskelfasern verlaufen schräg abwärts zum medialen Rand des Schulterblattes. Sie können demnach das Schulterblatt heben und der Wirbelsäule nähern.

Im Zusammenhang mit der HWS ist der M. levator scapulae ungleich bedeutender. Er hat normalerweise seinen Ursprung mit 4 fleischigen Zacken von den Tubercula posteriora der Querfortsätze der 4 kranialen Halswirbel. Gelegentlich werden auch 5 Ursprungszacken beobachtet. Die vom Atlas kommende Ursprungszacke ist immer die stärkste. Der Muskel setzt an am oberen Winkel und medialen Rand des Schulterblattes bis zur Spina. Vom Hals aus kann der Muskel den Schultergürtel heben. Andererseits wird er vom Schultergürtel aus auf die obere HWS im Sinne von Retroflexion und Seitneigung wirken können. Besondere Beobachtung verdient die kräftige Ursprungszacke vom Atlasquerfortsatz (Abb. 3). Diese Zacke verläuft von kaudal, dorsal und lateral nach kranial, ventral und medial. Sie besitzt daher eine sagittale Kraftkompenente, die angesichts des langen Hebelarms, den der Atlasquerfortsatz besitzt, eine Atlasrotation bewirken kann. Da auch dieser Muskel als eigentlicher Extremitätenmuskel auf der rechten Seite bei Rechtshändern stärker ausgeprägt sein dürfte als auf der linken, ist davon auszugehen, daß der Atlas in diesem Fall über seine beiden Hebelarme unterschiedlich großen Zugkräften ausgesetzt ist. Die Mm. rhomboidei und der M. levator scapulae werden aus dem Plexus brachialis über den N. dorsalis scapulae (C4 und C5) innerviert.

Die durch die Haut gut tastbaren Längswülste der Nackenmuskulatur werden durch die autochthone Rückenmuskulatur gebildet. Im Gegensatz zu den übrigen Abschnitten der Wirbelsäule ist die Nackenmuskulatur deutlich in einzelne Muskelindividuen gegliedert, was auf die besondere Beweglichkeit von Kopf und HWS hinweist. Die oberen Nackenmuskeln, die über die Kopfgelenke hinwegziehen, sind sehr reich an Muskelspindeln. Das sind Rezeptoren, die Dehnung und Dehnungsgeschwindigkeit der Muskeln registrieren. Ein Teil der Nervenfasern, die von den Muskelspindeln der tiefen Nackenmuskeln ausgehen, enden in den Vestibulariskernen. Es kann als gesichert gelten, daß diese Rezeptoren das ZNS über die Stellung des Kopfes zum Hals informieren. Jede Positionsveränderung des Atlas oder Axis wird daher aufgrund der zahlreichen Verbindungen des Vestibularissystems im Hirnstamm zu reflektorischen Änderungen neuronaler Aktivitäten in verschiedenen Systemen führen.

In der oberflächlichen Schicht der Nackenmuskulatur liegen die Mm. splenii capitis und cervicis (Abb. 3). Diese Muskeln werden auch als spinotransversales System zusammengefaßt. Sie entspringen von Dornfortsätzen der Brust- und Halswirbel und ziehen nach kranial und lateral zu den Querfortsätzen der Halswirbel bzw. zu lateralen Anteilen des Schädels. Sie bilden eine muskuläre Binde um die tiefer gelegenen Nackenmuskeln.

Der als M. splenius cervicis bezeichnete Teil entspringt von den Dornfortsätzen des 3.-5. Brustwirbels. Er umschlingt in lateral aufsteigendem Bogen die Nackenmuskeln und setzt mit 2 kräftigen Zacken an den Querfortsätzen von Axis und Atlas an. Gelegentlich kann noch eine schwächere Zacke zum 3. Halswirbel ziehen. Dieser Muskel verbindet damit die BWS mit den Wirbeln der oberen HWS.

Der viel kräftigere und breitere M. splenius capitis (Abb. 3) verläuft zunächst medial vom vorgenannten und steigt dann über den nach medial ziehenden M. splenius cervicis hinweg zur lateralen Hälfte der Linea nuchae superior bis zum

Processus mastoideus auf. Sein Ursprung liegt am Lig. nuchae (vom 3. Halswirbel ab nach kaudal) und an den Dornfortsätzen des 7. Hals- und 1.-3. Brustwirbels.

Die Mm. splenii sind an allen Bewegungen der HWS und der Kopfgelenke beteiligt. Bei einseitiger Kontraktion ziehen und drehen sie Kopf und Hals zur gleichen Seite. Bei doppelseitiger Kontraktion bewirken sie eine Retroflexion. Beide Muskeln sind von großer Bedeutung als Stabilisatoren der HWS und des Kopfes. Eine weitere Funktion der Spleniusmuskulatur besteht darin, daß sie die tiefer liegenden Nackenmuskeln gegen die Wirbelsäule fixiert. Dadurch wird sichergestellt, daß sich der M. semispinalis bei starker Lordosierung der HWS nicht von ihr abhebt.

Die Muskeln werden aus lateralen Ästen der Rr. dorsales der Spinalnerven C1-C7 innerviert. Insbesondere der M. splenius capitis (Abb. 2) vermag Störungen in den zervikalen Bewegungssegmenten auf die Linea nuchae superior zu projizieren (Irritationspunkte nach Sell, 1970).

Unter den Mm. splenii liegt als besonders kräftiger Muskel der M. semispinalis capitis, der zum medialen Trakt der autochthonen Rückenmuskulatur gehört. Seine Muskelbündel entspringen von den Querfortsätzen der oberen Brustwirbel und der unteren 4-5 Halswirbel. Seine breitflächige Ansatzzone liegt unterhalb der Linea nuchae superior am Hinterhaupt. Der Muskel ist komplex gefiedert und weist eine Zwischensehne auf. Er wird sowohl aus medialen wie aus lateralen Ästen der dorsalen Spinalnervenäste der Segmente C1-C7 versorgt. Durch den M. semispinalis capitis wird die Segmentprojektion auf die Linea nuchae superior (Sell-Irritationspunkte) nach medial vervollständigt (Abb. 2).

Die Muskeln beider Seiten bilden ein kräftiges Verspannungssystem für die HWS und den kraniovertebralen Übergang. Beidseitige Kontraktion führt zur Retroflexion von Kopf und HWS; einseitige Kontraktion zur Seitneigung und Drehung zur gleichen Seite.

Nach Durchtrennung des M. semispinalis capitis gelangt man auf die tiefste Muskelschicht des Nackens (Abb. 4). Diese besteht aus den kurzen Nackenmuskeln, die sich zwischen Axis, Atlas und Hinterhaupt ausspannen, sowie den transversospinalen und spinalen Muskeln der HWS, die nach lateral von den Mm. longissimus cervicis und capitis begrenzt werden.

Der M. longissimus cervicis hat seinen Ursprung an den Querfortsätzen der 4-6 oberen Brustwirbel und inseriert an den Querfortsätzen des 2.-5. Halswirbels. Dieser Muskel ist aufgrund seiner Befestigung an den Processus transversi ein polysegmentaler M. intertransversarius. Der M. longissimus capitis stellt eine dünne Muskelplatte dar, die von den Querfortsätzen des 3. oberen Brust- bis zum 3. unteren Halswirbel entspringt und mit einer dünnen, platten Sehne am Processus mastoideus lateral vom M. splenius capitis inseriert. Die Mm. longissimi, die aus lateralen Ästen der zervikalen Spinalnerven innerviert werden, unterstützen die Seitneigung von HWS und Kopf. Darüber hinaus sind sie an der Retroflexion und der Rotation zur gleichen Seite beteiligt.

Der M. semispinalis cervicis (Abb. 4) ist aus Fasern aufgebaut, die aus 5-7 Segmenten polymerisiert sind. Er entspringt kaudal von den Querfortsätzen und zieht zu den Dornfortsätzen weiter kranial gelegener Halswirbel bis zum Axis, wobei er 5 oder mehr Wirbel überspringt. Er hilft bei der Streckung der HWS. Bei einseitiger Kontraktion vermag er bei der Seitneigung und Drehung mitzuwirken.

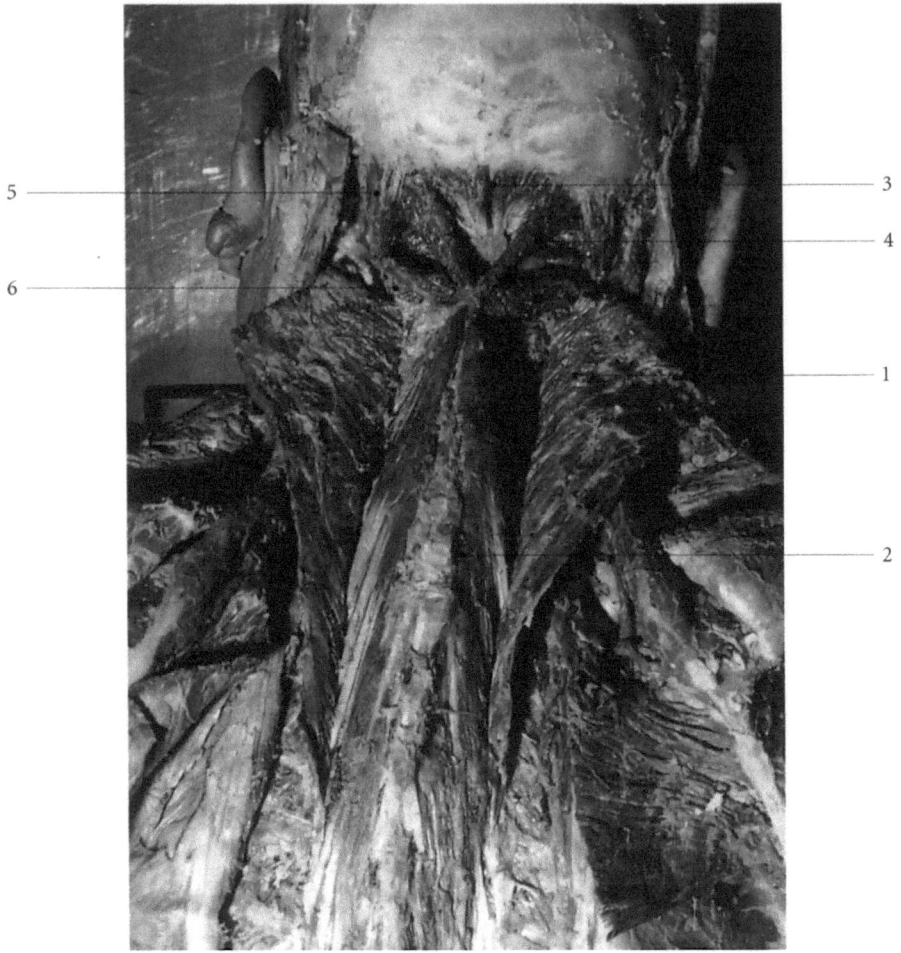

Abb. 4. Tiefe Schicht der Nackenmuskeln. 1 aufgeklappter M. semispinalis capitis, 2 M. semispinalis cervicis, 3 M. rectus capitis posterior minor, 4 M. rectus capitis posterior major, 5 M. obliquus capitis superior, M. obliquus capitis inferior

Kürzere Anteile des transversospinalen Muskelsystems werden unterhalb des M. semispinalis cervicis in Gestalt des M. multifidus und der Mm. rotatores nachweisbar. Mit zunehmender Tiefe werden die Muskeln kürzer und mehr transversal ausgerichtet. Sie dürften auch mechanorezeptive Funktionen haben. Im oberen Abschnitt der HWS verlaufen die Muskeln steiler als im unteren Abschnitt.

An kurzen, die ursprüngliche Metamerie widerspiegelnden Muskeln sind im Bereich der HWS neben den Mm. rotatores die Mm. interspinales und intertransversarii aufzuführen. Die Mm. interspinales verlaufen zwischen den Spitzen der Dornfortsätze. Segmentübergreifende Anteile dieses spinalen Systems werden als

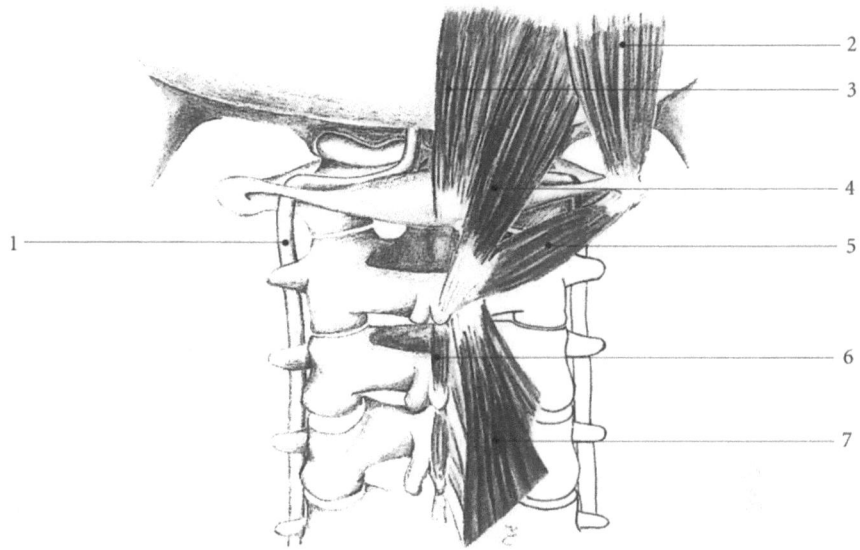

Abb. 5. Kurze Nackenmuskeln. 1 A. vertebralis, 2 M. obliquus capitis superior, 3 M. rectus capitis posterior minor, 4 M. rectus capitis posterior major, 5 M. obliquus capitis inferior, 6 M. interspinalis, 7 M. semispinalis cervicis

M. spinalis bezeichnet, der im Bereich der BWS und der HWS deutlich ausgebildet ist. Die Mm. intertransversarii posteriores cervicis verlaufen zwischen den dorsalen Höckerchen aufeinanderfolgender Halswirbelquerfortsätze, während die Mm. intertransversarii anteriores cervicis zwischen den ventralen Höckerchen ausgespannt sind. Es ist von Interesse, daß die Innervation der segmentalen Muskeln immer aus den Spinalnerven der zugehörigen Segmente erfolgt.

Die kurzen Nackenmuskeln sind im Bereich des oberen Abschnittes der HWS gelegen, wo sie sich zwischen Axis, Atlas und Hinterhaupt ausspannen (Abb. 4 und 5). Sie werden von einem filzigen, mit Fett durchsetzten Bindegewebe umgeben, in das der subokzipitale Venenplexus, Arterienäste und die beiden oberen Spinalnerven eingelagert sind.

Der M. rectus capitis posterior minor ist ein platter monosegmentaler Muskel, der am Tuberculum posterius atlantis entspringt. Seine Muskelbündel verlaufen fächerförmig zum Ansatz am medialen Drittel der Linea nuchae inferior. Der laterale Ansatzteil wird vom M. rectus capitis posterior major bedeckt, der sich als zweisegmentiger Muskel zwischen dem Dornfortsatz des Axis und dem lateralen Abschnitt der Linea nuchae inferior ausspannt.

Der M. obliquus capitis superior hat seinen Ursprung am Atlasquerfortsatz und zieht in dorsokranialer Richtung zum Hinterhauptbein, wo er seitlich der Linea nuchae inferior ansetzt. Zwischen dem Dornfortsatz des Axis und dem Querfortsatz des Atlas spannt sich der spindelförmige M. obliquus capitis inferior aus.

Die kurzen Nackenmuskeln werden von den dorsalen Ästen aus C1 und C2 innerviert. Diese Muskeln, die sich an der Drehung, Seitneigung und Retroflexion beteiligen, besitzen eine ungewöhnlich große Anzahl von Muskelspindeln. Nach Zenker (1988) werden bis zu 500 Spindeln pro Gramm Muskulatur gezählt. Es ist davon auszugehen, daß die „sensorischen Kompartimente" der tiefen Nackenmuskeln an der Registrierung von Positionsänderungen im kraniovertebralen Übergangsbereich maßgeblich beteiligt sind. Die von den Muskelspindeln und Sehnenorganen ausgehenden dickkalibrigen Nervenfasern lassen zwei Routen erkennen. Zum einen ziehen die Fasern im Rückenmark zwischen Hinterhorn und Hinterstrang ventralwärts. Ein Teil dieser Fasern zieht zu den motorischen Vorderhornzellen. Der andere Teil endigt im Nucleus cervicalis centralis, der sich über die Segmente C1–C4 erstreckt. Dieser Kern sammelt die Afferenzen aus allen Halsmuskeln und stellt Verbindungen zum Kleinhirn und zu den Vestibulariskernen her.

Zum anderen ziehen Fasern in den Hirnstamm, von denen ein Teil im Nucleus cuneatus externus endigt, der seinerseits Verbindungen zum Kleinhirn und zum Thalamus besitzt. Andere Fasern ziehen zu den Vestibulariskernen und zu den perihypoglossären Kernen. Diesen Verbindungen wird auch eine große Bedeutung für die zervikookulären Reflexe beigemessen.

Zenker (1988) hat darauf hingewiesen, daß unter den feinkalibrigen Nervenfasern in den Muskelnerven die schmerzleitenden mit 40% den größten Teil ausmachen.

Der M. sternocleidomastoideus (Abb. 1) bestimmt ganz wesentlich das Relief des Halses. Zwischen den Ursprüngen beider Muskeln sinkt die Haut oberhalb des Brustbeins zur Drosselgrube (Fossa jugularis) ein. Er ist branchialer Herkunft wie der M. trapezius und wird wie dieser vom N. accessorius versorgt. Die oberflächliche Halsfaszie bildet eine bindegewebige Scheide um den Muskel, durch die er in seiner Lage fixiert wird. Besonders deutlich springt er am Lebenden als sicht- und tastbarer Strang hervor, wenn er kontrahiert ist.

Der Muskel besitzt zwei Ursprungsköpfe, zwischen denen eine Lücke vorhanden ist, die bei geeigneten Individuen durch die Haut gesehen werden kann (Fossa supraclavicularis minor). Eine rundliche Sehne entspringt vom Manubrium sterni (Caput sternale) und eine breite, platte Sehne vom sternalen Ende der Clavicula (Caput claviculare). Die Fasern verbinden sich zu einem bandförmigen Muskel, wobei der Schlüsselbeinteil unter dem Brustbeinanteil verschwindet. Die Muskeln verlaufen nach kranial und dorsal, um am Processus mastoideus und an der Linea nuchae superior anzusetzen. Bei beidseitiger Kontraktion wird das Hinterhaupt nach unten gezogen, das Kinn gehoben und der erhobene Kopf mit der HWS nach vorn geführt. Daher wurde er von Hyrtl (1878) nicht als Kopfnicker sondern als Kopfhalter bezeichnet. Bei einseitiger Kontraktion wird das Gesicht zur Gegenseite gedreht und das Kinn gehoben. Narbige Veränderungen im Muskel, insbesondere im sternalen Kopf, können zum Schiefhals führen.

Die Mm. scaleni (Abb. 1) spannen sich aus zwischen den beiden oberen Rippen und den Querfortsätzen der Halswirbel. Der M. scalenus anterior entspringt mit 3–4 Zacken von den Tubercula anteriora des 3.–5. (2.–6.) Halswirbels. Sein Ansatz befindet sich vor dem Sulcus arteriae subclaviae an der ersten Rippe. Der M. scalenus medius entspringt in der Regel mit 7 Zacken von den vorderen Höckerchen aller Halswirbelquerfortsätze und inseriert an der 1. Rippe hinter dem Sulcus arteriae subclaviae.

Die Mm. scaleni anterius und medius bilden oberhalb der 1. Rippe eine dreieckige Lücke (Scalenuslücke) durch die der Plexus brachialis und die A. subclavia hindurchziehen. Der kleinste Vertreter der Scalenusgruppe ist der M. scalenus posterior. Er entspringt von den Tubercula posteriora der 3 unteren Halswirbelquerfortsätze und inseriert an der 2. Rippe.

Wirken die Mm. scaleni auf die HWS, so können sie diese zur Seite beugen. Ihre Hauptfunktion besteht jedoch darin, von der HWS aus auf den Thorax zu wirken. Sie heben die oberen Rippen und sind die wichtigsten Inspirationsmuskeln für die nichtforcierte Rippenatmung. Es ist nicht uninteressant, daß die obere HWS, den Atlas eingeschlossen, auf diese Weise in die Atemmotorik einbezogen ist. Hinzu kommt, daß die Skalenusmuskulatur über Bindegewebe (Membrana suprapleuralis) oder über Muskelfasern (M. scalenus minimus) mit der Pleurakuppel verbunden ist. Es ist ferner zu bedenken, daß das Diaphragma aus C3–C5 innerviert wird.

Als weitere Vertreter der prävertebralen Muskeln sind der M. rectus capitis anterior, M. rectus capitis lateralis, M. longus capitis und M. longus colli anzuführen (Abb. 1).

Der M. rectus capitis anterior entspringt an der Massa lateralis atlantis und an der Wurzel des Atlasquerfortsatzes und setzt an der Pars basilaris des Os occipitale lateral vom Tuberculum pharyngeum an. Der M. rectus capitis lateralis zieht vom vorderen Höcker des Atlasquerfortsatzes zum Os occipitale, wo er am Processus jugularis lateral vom Condylus ansetzt. Beide Muskeln werden zusammen mit den kurzen Nackenmuskeln zur subokzipitalen Muskulatur zusammengefaßt. Der M. rectus capitis anterior beteiligt sich bei doppelseitiger Kontraktion an der Anteflexion des Kopfes. Der M. rectus capitis lateralis hilft bei dessen Seitneigung. Auch für diese Muskeln gilt, daß ihre Rezeptoren das Nervensystem über die Stellung des Kopfes zum Atlas informieren.

Der M. longus capitis (Abb. 1) entspringt an den Tubercula anteriora der Querfortsätze des 3.–6. Halswirbels und setzt an der Pars basilaris des Os occipitale an. Bei beidseitiger Kontraktion des Muskels wird der Kopf anteflektiert, bei einseitiger Kontraktion beteiligt er sich an der Seitneigung des Kopfes. Der Muskel wird aus dem Plexus cervicalis innerviert.

Der M. longus colli (Abb. 1) liegt dem ventrolateralen Umfang der Wirbelkörper der HWS an. Es lassen sich 3 Anteile unterscheiden: eine Pars medialis, eine Pars craniolateralis und eine Pars caudolateralis. Während sich der mediale Anteil zwischen den Wirbelkörpern ausspannt, verbindet die Pars craniolateralis die Querfortsätze der 2.–5. Halswirbel mit dem Tuberculum anterius atlantis. Die Pars caudolateralis zieht von den Körpern des 1.–3. Brustwirbels zum Querfortsatz des 6. Halswirbels. Dieser Muskel, der aus den Plexus cervicalis und brachialis innerviert wird, bewirkt eine Beugung, Seitneigung und Drehung der HWS.

Tabellarische Zusammenstellung der Muskeln, die am Atlas befestigt sind mit segmentbezogener Innervation:

M. obliquus capitis superior	C1 (C2)	M. longus colli	C2–C6
M. obliquus capitis inferior	C1 (C2)	M. scalenus medius	C4–C8
M. rectus capitis posterior minor	C1 (C2)	M. splenius cervicis	C4–C6-8
M. rectus capitis anterior	C1 (C2)	M. levator scapulae	C3–C5
M. rectus capitis lateralis	C1 (C2)		

Tabellarische Zusammenstellung der Muskeln, die am Axis befestigt sind mit segmentbezogener Innervation:

M. obliquus capitis inferior	C1, C2	M. rotator cervicis	C2
M. rectus capitis posterior major	C1, C2	M. multifidus cervicis	C3–C6
M. intertransversarius anterior cervicis	C2	M. semispinalis cervicis	C3–C6
		M. longissimus cervicis	C4–Th2
M. intertransversarius posterior cervicis	C2	M. splenius cervicis	C4–C6-8
		M. levator scapulae	C3–C5
M. spinalis	C2–C8	M. scalenus medius	C4–C8
M. interspinalis	C2	M. longus colli	C2–C6

Berücksichtigt man ferner die Muskeln, die am Kopf ansetzen und in ihrem Verlauf die Kopfgelenke überspringen, wie der M. sternocleidomastoideus oder der M. splenius capitis, so wird deutlich, wie komplex die motorischen und sensorischen Funktionen der Muskulatur sind.

A. vertebralis

Die A. vertebralis entspringt aus der Hinterwand der A. subclavia und zieht zwischen M. scalenus anterior und M. longus colli aufwärts zum Foramen transversarium des 6. Halswirbels (Pars praevertebralis). Bei etwa 5 % der Menschen soll sie am 5. Halswirbel in das Foramen transversarium eintreten. Seltener sind Eintritte bei C7, C4 oder gar C3. Sie verläuft dann, von einem Venennetz umgeben, durch die Foramina transversaria aufwärts (Pars transversaria), wobei sie die ventralen Umfänge der aus den Zwischenwirbellöchern austretenden Spinalnerven und die angrenzenden Spinalganglien überkreuzt (Abb. 6).

Am oberen Rand des Foramen processus transversi atlantis biegt sie in der Regel rechtwinklig nach hinten um und verläuft etwa 1 cm in sagittaler Richtung, um dann in ein quer verlaufendes Segment umzubiegen, das im Sulcus arteriae vertebralis gelegen ist (Abb. 5 und 7). Hier grenzt die Arterie an die Articulatio atlantooccipitalis. Es folgt dann wieder eine sagittale Verlaufsstrecke der Pars atlantica der A. vertebralis bis zum Durchtritt durch die Membrana atlantooccipitalis posterior und die Dura. Die Arterie gelangt in den Subarachnoidalraum und tritt als Pars intracranialis durch das Foramen occipitale magnum in das Schädelinnere. Nach Lang (1981) muß der Abschnitt der A. vertebralis, der vom Niveau der Bandscheibe zwischen C2 und C3 bis zum Eintritt in das Foramen processsus transversi atlantis reicht (Pars axoatlantis) bei Drehbewegungen von Atlas und Kopf um etwa 50–67 % verlängert werden. Die Länge dieser Abschnitte beträgt nach Lang zwischen 19 und 56 mm. Sehr ausgiebige Kopfbewegungen sollen bei arthrotischen Veränderungen der Wirbelgelenke oder englumigen Arterien zu einer vertebrobasilären Insuffizienz führen können. Nystagmus und Sehstörungen können dabei auftreten. Einengungen der Arterie werden am häufigsten nach dem Duradurchtritt beobachtet. Die Weite beider Arterien ist bei etwa 90 % der Menschen unterschiedlich.

Durch die A. vertebralis werden der Halsabschnitt des Rückenmarks und die umgebende Dura versorgt. Auch die Halswirbel einschließlich Axis und Atlas und die benachbarte Muskulatur erhalten Zuflüsse aus der A. vertebralis. In der

Formmerkmale, Lagebeziehungen und Entwicklung der oberen HWS

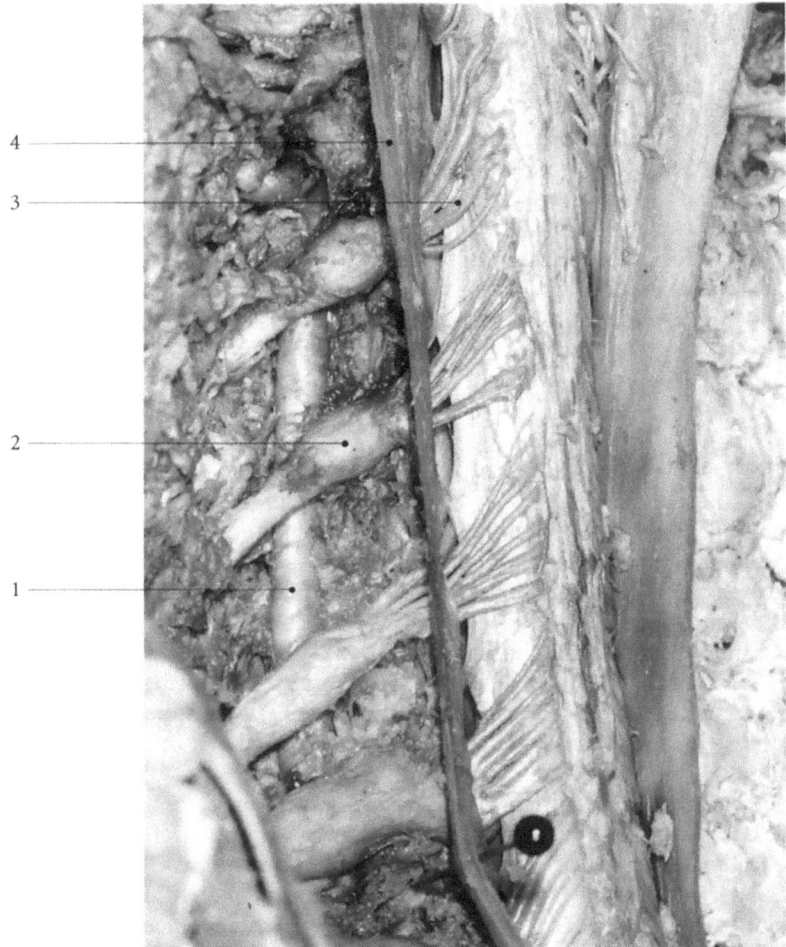

Abb. 6. Vertebrale Verlaufstrecke der A. vertebralis. 1 A. vertebralis, 2 Spinalganglion des 3. Zervikalnervs, 3 dorsale Wurzelfäden, 4 Dura mater

Nackenregion bestehen Anastomosen zur A. occipitalis und zur A. cervicalis profunda.

Venen

Innerhalb des Wirbelkanals lassen sich im Epiduralraum Venengeflechte nachweisen, die vorn und hinten jeweils aus 2 miteinander anastomosierenden Längsgefäßen bestehen (Plexus venosus vertebralis internus anterior und posterior). Aus den Wirbelkörpern treten auf deren Rückseite die Vv. basivertebrales aus, die

Anschluß an den Plexus venosus vertebralis internus anterior gewinnen. An der Rückseite der Wirbelbögen befindet sich der Plexus venosus vertebralis externus posterior, der insbesondere über die V. cervicalis profunda abfließt. Zwischen Hinterhaupt und Atlas liegt der aus weitlumigen Gefäßen aufgebaute Plexus venosus suboccipitalis, in den auch Emissarien einmünden. Ventral der Wirbelsäule befindet sich der Plexus venosus vertebralis externus anterior. Er steht in Verbindung mit der V. azygos oder hemiazygos.

Die inneren Plexus sind dichter als die äußeren. Sie bilden Flüssigkeitskissen um Dura und Liquorraum. Eine Druckerhöhung in den Venen muß demnach zu einer Verdrängung von Liquor führen. Der innere und äußere Plexus stehen über die Vv. intervertebrales in Verbindung.

Nerven

Die das Rückenmark verlassenden Nervenfasern bilden die Wurzeln für die Spinalnerven (Nn. spinales). Beim Menschen sind insgesamt 31 segmentale Spinalnervenpaare vorhanden. Das 1. tritt zwischen Os occipitale und Atlas dorsal von der Articulatio atlantooccipitalis aus (Abb. 6 und 7). Auch der 2. Spinalnerv verläßt den Wirbelkanal dorsal von der Articulatio atlantoaxialis lateralis. Alle anderen Spinalnerven ziehen ventral von den Wirbelbogengelenken durch das Foramen intervertebrale (Abb. 7). Der 8. Zervikalnerv verläßt den Wirbelkanal unterhalb des 7. Halswirbels. Unmittelbar proximal vor der Vereinigungsstelle von Vorderwurzel und Hinterwurzel zum Spinalnerv verdickt sich die hintere Wurzel zum Spinalganglion, das im Foramen intervertebrale gelegen ist (Abb. 7).

Der Spinalnerv hat nur eine kurze Verlaufsstrecke. Er teilt sich noch innerhalb des Foramen intervertebrale oder kurz danach auf in einen R. dorsalis, der die Haut und Muskulatur des Rückens versorgt, und in einen R. ventralis, der zur ventrolateralen Rumpfwand und zu den Extremitäten zieht. Innerhalb des Foramen intervertebrale ist der Spinalnerv von einem dichten Venennetz umgeben.

Als 3. Ast ist der dünne R. meningeus zu erwähnen, der rückläufig durch das Foramen intervertebrale in den Wirbelkanal gelangt und dort Bänder, Gefäße und Meningen innerviert. In ihm verlaufen neben sensiblen auch efferente sympathische Fasern. Rr. communicantes, die vom R. ventralis abgehen, sind mit dem sympathischen Grenzstrang verbunden.

Die Spinalnerven führen somatomotorische Nervenfasern, die zu den Skelettmuskeln der Körperwand und der Extremitäten ziehen, sowie somatosensible Nervenfasern, die Afferenzen aus der Haut und der Muskulatur leiten. Daneben enthalten die Spinalnerven viszeromotorische Fasern, die unter Einschaltung vegetativer Ganglien zur glatten Muskulatur der Eingeweide, zu Gefäßen, Drüsen und zum Herzen ziehen, sowie viszerosensible Fasern. Der 1. Zervikalnerv weist im Mittel nur 2 dorsale Wurzelfäden (Fila radicularia dorsalia) auf (Lang 1981). Die dorsalen Wurzeln und Spinalganglien der übrigen Zervikalnerven sind verhältnismäßig dick. Im Spinalganglion von C2 (Abb. 7) sind doppelt so viele Nervenzellen wie in dem von Th 4, was auf eine Häufung von Stellungsrezeptoren in der oberen HWS schließen läßt.

Formmerkmale, Lagebeziehungen und Entwicklung der oberen HWS

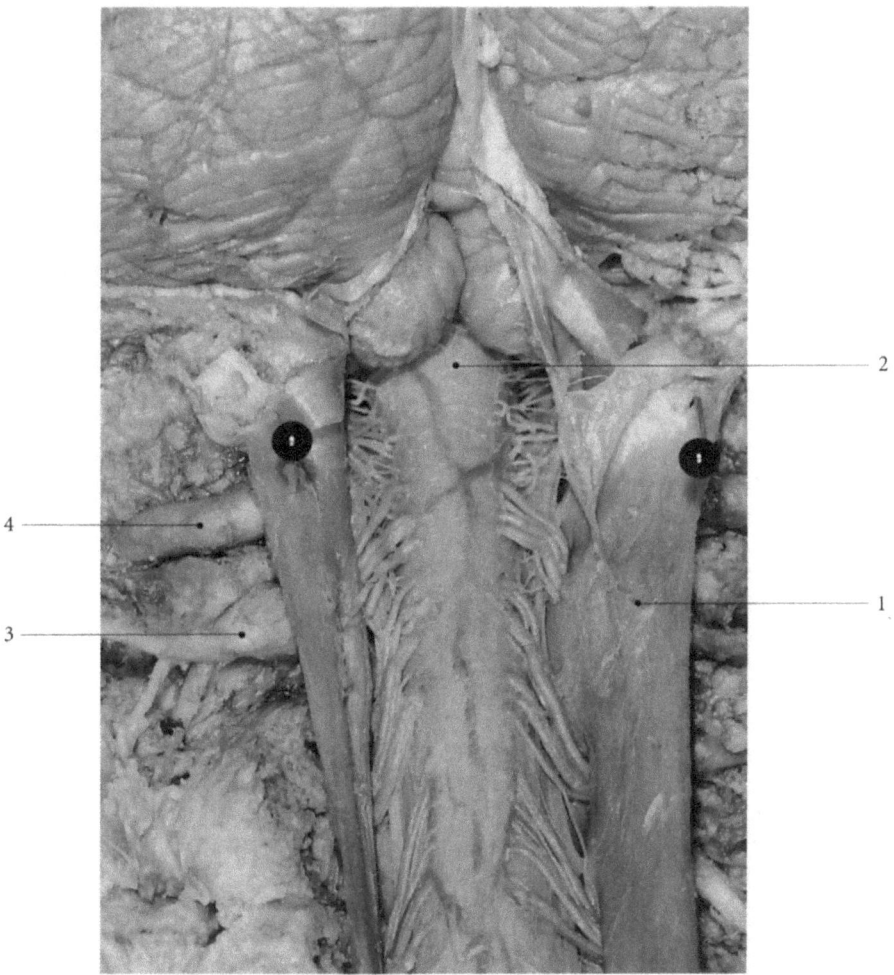

Abb. 7. Übergangsgebiet vom Hals zum Kopf. 1 Dura mater, 2 Medulla oblongata im Bereich der Cisterna cerebellomedullaris, 3 Spinalganglion des 2. Zervikalnervs, 4 A. vertebralis auf dem Atlas

Der Halsgrenzstrang umfaßt 2–4 Ganglien und ist in die Fascia colli profunda eingelagert, die vor der prävertebralen Muskulatur gelegen ist.

Das Ganglion cervicale superius stellt eine spindelförmige, abgeplattete Anschwellung dar, die in Höhe der Querfortsätze des 2.–4. Halswirbels auf dem M. longus capitis gelegen ist. In Höhe des 6. Halswirbels ist häufig ein kleines Ganglion cervicale medium nachweisbar. Das Ganglion cervicale inferius ist in der Regel mit dem 1. Brustganglion vereinigt und liegt dann als Ganglion cervicothoracicum (stellatum) auf dem Köpfchen der 1. Rippe.

Die in die Halsganglien eintretenden präganglionären Nervenfasern stammen aus dem 8. Zervikal- und den oberen thorakalen Rückenmarkssegmenten. Bei der Umschaltung dieser Fasern auf postganglionäre Neurone ist eine erstaunliche

Divergenz zu beobachten. So soll im Ganglion cervicale superius ein präganglionäres Neuron mit über 100 postganglionären Neuronen verbunden sein. Die von den Ganglien ausgehenden efferenten Äste, die größtenteils als Nervengeflechte mit den Blutgefäßen zum Kopf, Hals sowie zur oberen Extremität und zum Herzen verlaufen, können hier nicht alle aufgezählt werden. Besonders hingewiesen werden soll auf den N. vertebralis, der mit efferenten (prä- und postganglionären) Fasern zusammen mit der A. vertebralis in das Foramen processus transversus eintritt und um die Arterie den Plexus vertebralis bildet. In dieses Geflecht strahlen Nervenfasern aus dem Ganglion cervicale superius ein, die über die ersten beiden Spinalnerven verlaufen. Nach Lang (1981) können Osteophytenbildungen am Seitenbezirk der Processus uncinati sowie Dehnungen und Zerrungen den Plexus vertebralis irritieren und Spasmen der Hirngefäße auslösen. Auch der Hörsturz kann durch Spasmen der Aa. labyrinthi hervorgerufen werden. Es ist weiterhin zu berücksichtigen, daß aus dem N. vertebralis Äste zu den Gelenken und zum Bandapparat der Wirbelsäule ziehen und daß dieser Nerv auch sensorische Fasern führt.

Segmentale Innervation

Das Innervationsgebiet eines Spinalnervenpaares wird als Körpersegment bezeichnet. Am deutlichsten erscheint diese segmentale Gliederung in der Haut. Das von den Hinterwurzeln eines Spinalnervenpaares innervierte Hautgebiet wird Dermatom genannt. Myotome (im klinischen Sprachgebrauch) sind die Innervationsgebiete der Vorderwurzeln eines Spinalnervenpaares. Als Enterotome bezeichnet man die Versorgungsgebiete der einem Rückenmarksegment zugeordneten vegetativen Nervenfasern.

Die Haut des Nackens wird von kranial bis zum thorakalen Übergang von den dorsalen Ästen aus dem 2., 3. und 4. Zervikalnerv versorgt. Die segmentale Innervation der Nacken- und Halsmuskeln wurde bereits tabellarisch dargestellt.

Head hat darauf aufmerksam gemacht, daß bei Erkrankungen innerer Organe bestimmte Hautbezirke eine besondere Empfindlichkeit aufweisen (Head-Zonen). Diese Zonen sollen mit den Ausbreitungsgebieten der Schmerzfasern der Spinalnerven übereinstimmen. Das Phänomen der Head-Zonen dürfte dadurch zustandekommen, daß vegetative und animale Afferenzen im Rückenmark auf ein gemeinsames 2. Neuron projizieren (Zenker 1994).

Entwicklung der Wirbelsäule

Kenntnisse über die Entwicklung der HWS und der zervikookzipitalen Übergangsregion bilden die Voraussetzung für ein Verständnis der normalen Morphologie mit ihren Varianten und Fehlbildungen.

In der dritten Entwicklungswoche bildet sich im Verlauf der sogenannten Gastrulation das mittlere Keimblatt, das Mesoderm. Ausgehend vom Primitivknoten und Primitivstreifen schiebt es sich zwischen das dorsale Keimblatt (Ektoderm) und das ventrale Keimblatt (Entoderm). In diesem Stadium ist der auf

Formmerkmale, Lagebeziehungen und Entwicklung der oberen HWS

dem Dottersack liegende Embryo noch ganz flach und bildet eine Keimscheibe. Im Gegensatz zu Ektoderm und Entoderm, die epithelial strukturiert sind, stellt das Mesoderm einen mesenchymalen Zellverband dar. Ausgehend vom Primitivknoten entsteht in kranialer Richtung der Kopffortsatz, aus dem später die Chorda dorsalis hervorgeht (Abb. 8).

Mit der Entwicklung des Kopffortsatzes wird die Körperachse festgelegt. Es wird darüber hinaus bestimmt, ob sich ein oder zwei Individuen entwickeln werden. Die Kopffortsatzbildung ist nämlich der Vorgang der letztmalig zur Bildung eineiiger Zwillinge führen kann. Das würde dann der Fall sein, wenn sich 2 Kopffortsätze ausbilden. Zwei unvollständig getrennte Kopffortsätze führen zu Doppelbildungen, bei denen die Zwillinge im kaudalen Körperabschnitt verwachsen sind. Mit der Bildung des Kopffortsatzes werden die Polaritäten des Embryos vollständig festgelegt. Nachdem dorsal und ventral bereits determiniert waren, sind nun auch die

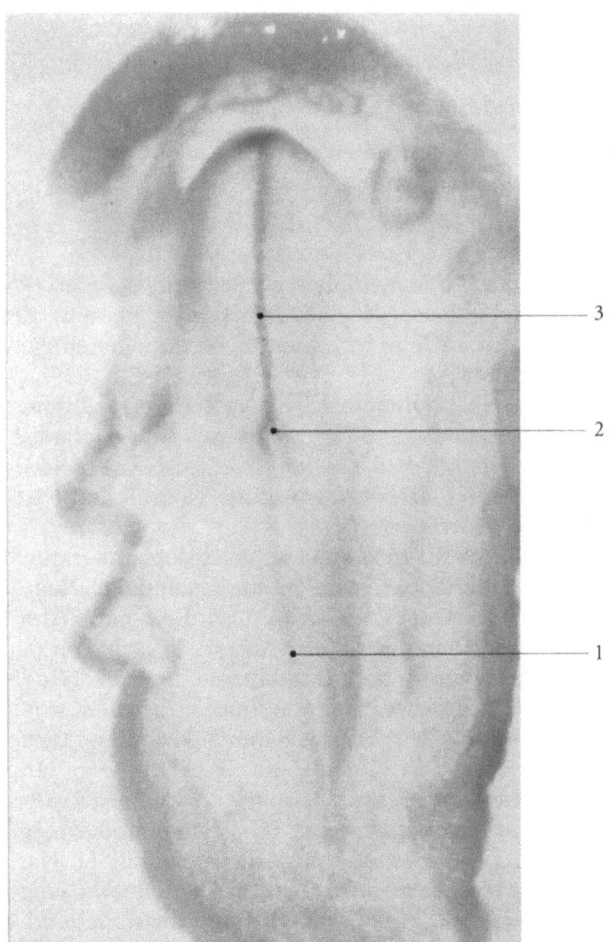

Abb. 8. Aufsicht auf einen Hühnerembryo zu Beginn des 2. Bebrütungstages. 1 Primitivstreifen, 2 Primitivknoten, 3 Kopffortsatz. Dargestellt (dunkelgrau) ist die Expression von *sonic hedgehog*. Beachte die asymmetrische Expression dieses Gens im Primitivknotenbereich. (Aufnahme: Dr. J. Wilting)

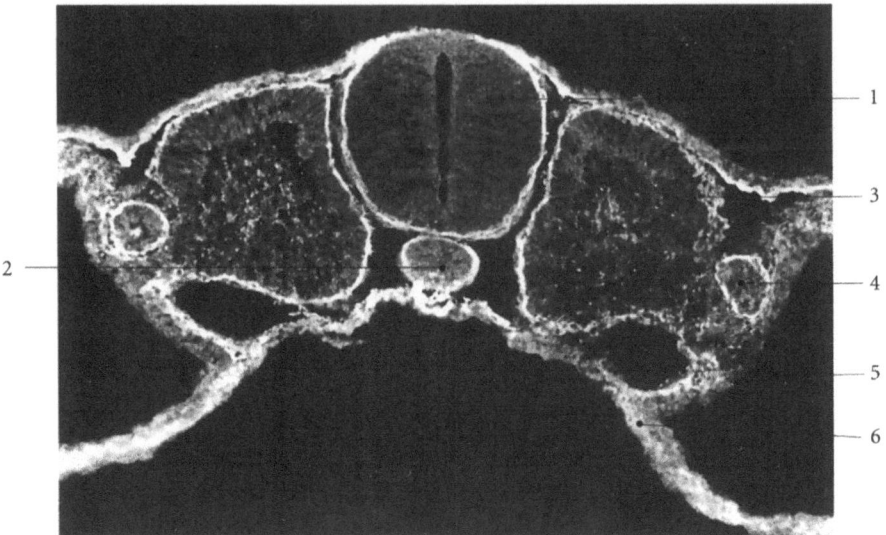

Abb. 9. Querschnitt durch einen 2 Tage alten Hühnerembryo. Es handelt sich um eine immunhistochemische Darstellung von Fibronektin. 1 Neuralrohr, 2 Chorda dorsalis, 3 Somit, 4 Wolffscher Gang, 5 Zölom, 6 Entoderm. (Aufnahme: Dr. B. Brand-Saberi)

kraniokaudale und mediolaterale Richtung etabliert. Wie Abbildung 8 zeigt, bestehen trotz der morphologisch faßbaren Bilateralität des jungen Embryos Rechtslinks-Unterschiede in bezug auf die Expression einiger Entwicklungskontrollgene (Levin et al. 1995).

Durch den Kopffortsatz wird weiterhin im Ektoderm die Neuralanlage induziert. Das neurale Ektoderm faltet sich beiderseits des Chordafortsatzes auf und bildet die Neuralfalten, die dann median verschmelzen und das Neuralrohr bilden (Abb. 9). Durch diesen Vorgang der Neurulation wird die Epidermisanlage vom Nervengewebe separiert.

Das Mesoderm wird nun epithelialisiert und in mediolateraler Richtung unterteilt. Der unmittelbar lateral an die Axialorgane, Neuralrohr und Chorda dorsalis, angrenzende Mesodermabschnitt wird als paraxiales Mesoderm oder Segmentplattenmesoderm bezeichnet (Abb. 9). Es steht mit dem lateral gelegenen Seitenplattenmesoderm über das schmale intermediäre Mesoderm in Verbindung. Innerhalb des Seitenplattenmesoderms entsteht ein Spalt, der die Leibeshöhle (Coelom) darstellt (Abb. 9). Dadurch wird dieser Mesodermabschnitt in 2 Blätter untergliedert. Das dorsale, an das Ektoderm angrenzende Blatt wird als Somatopleura bezeichnet. Aus ihr entwickeln sich Sternum und Bindegewebe der ventrolateralen Körperwand. Das dem Entoderm anliegende Blatt nennt man Splanchnopleura. Es stellt das Anlagematerial der Darmwand dar. Aus dem intermediären Mesoderm entwickeln sich Anteile des Urogenitalapparates (Abb. 9).

Das paraxiale Mesoderm wird nun fortschreitend von kranial nach kaudal in epitheliale Bläschen, die sogenannten Somiten, untergliedert (Christ u. Ordahl

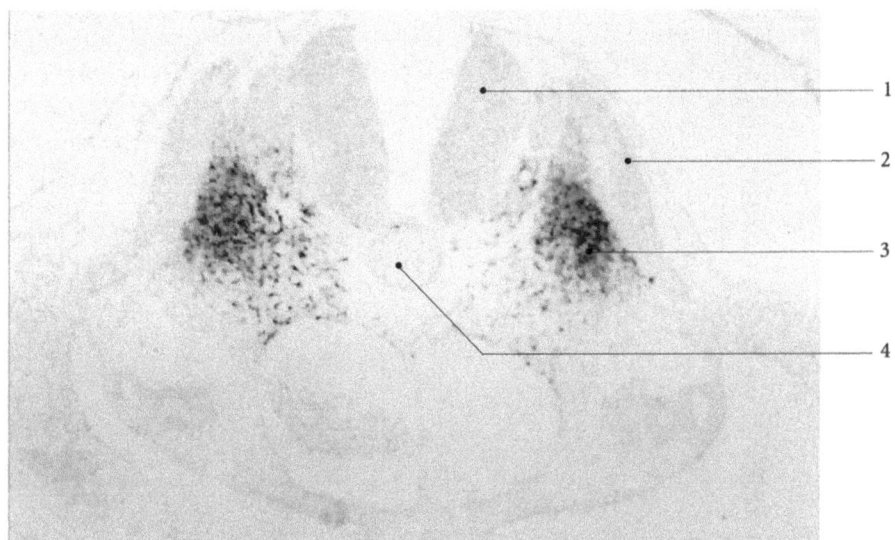

Abb. 10. Darstellung der Expression von *Pax-1* im Sklerotom eines 2tägigen Hühnerembryos. 1 Neuralrohr, 2 Dermomyotom, 3 Sklerotom, 4 Chorda dorsalis. (Aufnahme: Dr. J. Wilting)

1995). Die ersten entstehen im Hinterhauptbereich, die letzten, von denen ein Teil zurückgebildet wird, im Steißbereich. Mit dem Auftreten der Somiten wird in der embryonalen Körperwand ein Metameriemuster etabliert, das im weiteren Entwicklungsverlauf auf bleibende Strukturen, wie Wirbel, Muskeln oder Spinalnerven fortgeschrieben wird. Das Metameriemuster ist sehr früh und sehr stabil im paraxialen Mesoderm determiniert. Experimentelle Untersuchungen an Vogelembryonen haben Hinweise dafür ergeben, daß dieser Mesodermabschnitt bereits mit seiner Entstehung die Fähigkeit zur späteren segmentalen Untergliederung erwirbt. Voraussetzung für die Realisation des Metameriemusters ist die vorausgehende Epithelialisierung des paraxialen Mesoderms. Da der menschliche Embryo durch kaudale Apposition wächst, werden zuerst die okzipitalen und nacheinander dann die zervikalen, thorakalen, lumbalen, sakralen und coccygealen Somiten ausgebildet. Auch die Differenzierung der Somiten folgt einem kraniokaudalen Gradienten.

Die epithelialen Somiten verändern ihre Struktur. Aus den ventralen Abschnitten bildet sich jeweils ein mesenchymaler Zellverband, das Sklerotom (Abb. 10). Die Sklerotome stellen das Anlagematerial der Wirbelsäule dar (Abb. 11). Der nach der Entwicklung der Sklerotome epithelial verbliebene, dorsale Somitenanteil wird als Dermomyotom bezeichnet. Aus den Dermomyotomen gehen Dermis und Subkutis des Rückens sowie die Körperwand- und Extremitätenmuskulatur hervor. Dazu findet eine Segregation dieser epithelialen Lamelle in zwei Blätter statt. Das dorsal gelegene Dermatom liefert Haut, Unterhaut und Extremitätenmuskulatur; das ventral angrenzende Blatt, das Myotom, besteht aus langgestreck-

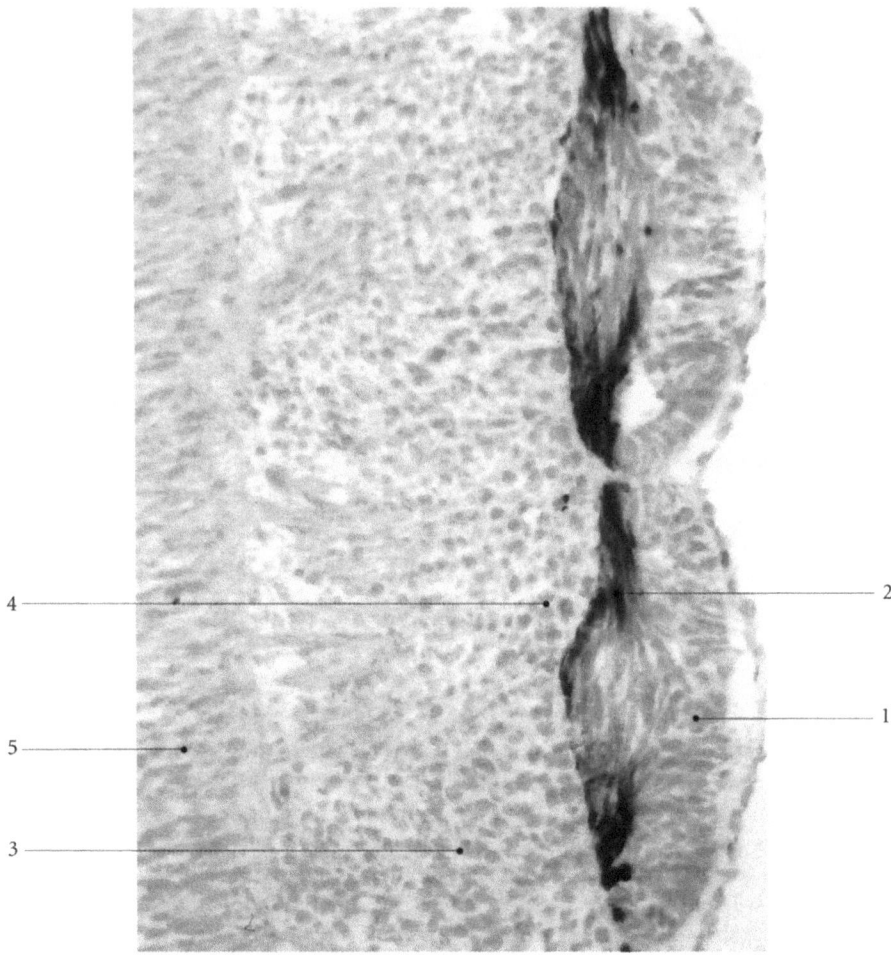

Abb. 11. Menschlicher Embryo, SSL 6 mm. Immunhistochemischer Nachweis des Muskelproteins Desmin. 1 Dermatom, 2 Myotom, 3 untere Sklerotomhälfte, 4 obere Sklerotomhälfte, 5 Neuralrohr

ten Myoblasten und stellt das Anlagematerial der autochthonen Rücken-, Brust- und Bauchmuskulatur dar (Abb. 11).

Bei der Frühentwicklung der Wirbelsäule lassen sich zwei räumlich und zeitlich verschiedene Prozesse unterscheiden. Die Entwicklung beginnt lateral, unmittelbar an das Myotom angrenzend, mit einer mesenchymalen Verdichtung in der unteren Hälfte der ursprünglichen Somitensegmente. Die Zellen der kranialen Sklerotomhälfte wirken attraktiv für die aus dem Neuralrohr auswachsenden Nervenfasern sowie für die Zellen der sogenannten Neuralleiste, die sich im Rumpfgebiet aus den dorsalen Neuralrohrabschnitten abgliedert und sich zu Zellen der Spinalganglien, des Truncus sympathicus, des intramuralen Nervensystems und zu Melanozyten differenziert. Durch die Interaktionen zwischen den kranialen Somitenhälften einerseits und den Nervenfasern und Neuralleistenzellen anderer-

Formmerkmale, Lagebeziehungen und Entwicklung der oberen HWS

seits wird das segmentale (metamere) Muster der Somiten auf das periphere Nervensystem übertragen (Abb. 12).

Die laterale Gewebsverdichtung der kaudalen Sklerotomhälfte stellt das wesentliche Anlagematerial für den Wirbelbogen (Arcus), die Bogenwurzel (Pediculus) und die Rippe (Costa) dar (Christ u. Wilting 1992).

Im axialen Anlagegebiet verschmelzen die Sklerotome zu einem segmentübergreifenden lockeren Mesenchym (Abb. 10). Unmittelbar um die Chorda dorsalis herum verdichtet sich dieses Gewebe zu der noch nicht segmental gegliederten Perichordalröhre. Es werden dann unmittelbar kranial der Segmentmitte parachordal Gewebsverdichtungen sichtbar, welche die Blasteme der Bandscheiben darstellen und die vergleichsweise locker strukturierten Wirbelkörperblasteme

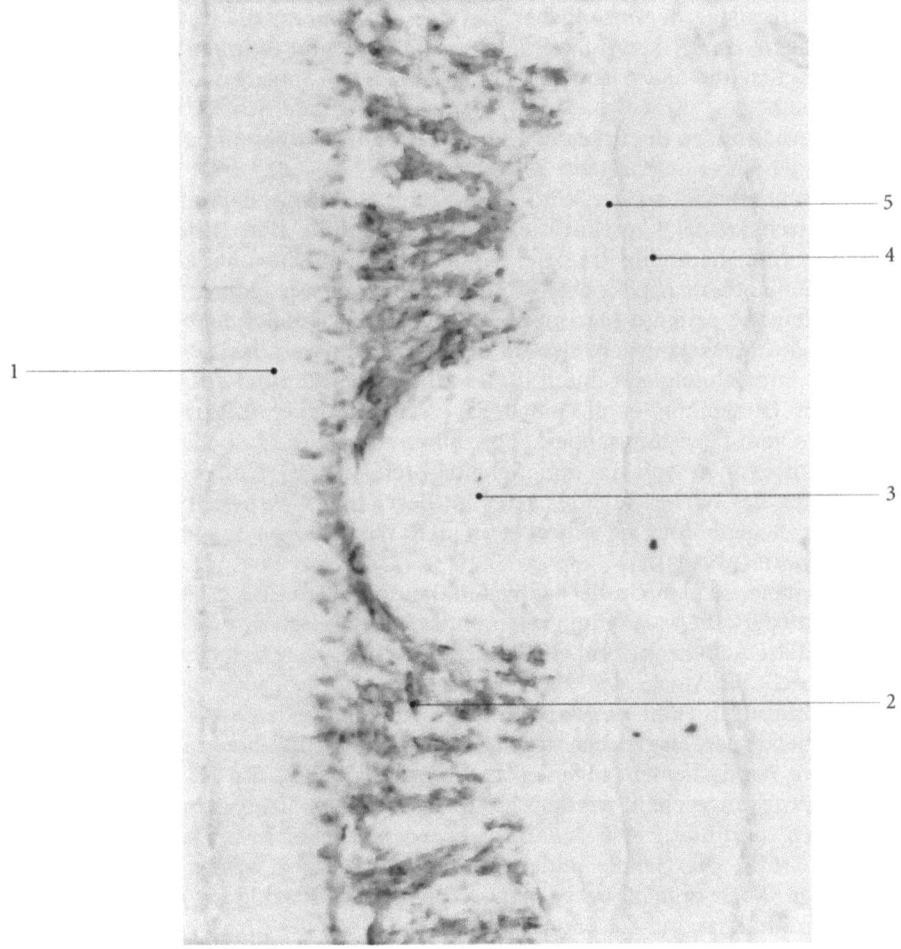

Abb. 12. 3tägiger Hühnerembryo. Darstellung der aus dem Neuralrohr austretenden Nervenfasern mit HNK-1-Antikörper. 1 Neuralrohr, 2 ventrale Wurzelfäden, 3 kaudale Sklerotomhälfte (Anlage des Wirbelbogens), 4 Dermomyotom, 5 Myotom

begrenzen. Die lateralen Blasteme, die sich zu den Bögen, Bogenwurzeln, Rippen bzw. rippenhomologen Strukturen entwickeln, gewinnen Anschluß an die Bogenanlagen (Abb. 12). An der Entwicklung der Wirbelkörper sind demnach kraniale und kaudale Sklerotomabschnitte benachbarter Somiten beteiligt. Dadurch entsteht eine Segmentverschiebung, die als sogenannte Neugliederung der Wirbelsäule bezeichnet wird. Damit ist die definitive Gliederung des Wirbelsäulenblastems abgeschlossen, und es beginnen Differenzierung und Wachstum der für die Wirbelsäule typischen Bauelemente.

Diese Entwicklungsschritte zeigen, daß jeder Wirbel aus paarigen Anlagen, den Sklerotomen, entsteht. Die Chorda dorsalis, die im Zentrum der axialen Anlagegebiete gelegen ist, wirkt „ventralisierend" auf das Blastem und ist für die Entwicklung der Wirbelkörper und Bandscheiben unentbehrlich. Die normale Ausprägung der Wirbelbögen ist abhängig von der Formentwicklung der Rückenmarkanlage, deren seitlicher und dorsaler Umfang die Leitstruktur für die Wirbelbögen darstellt. Andererseits bestehen Interaktionen zwischen den Spinalganglien und den Wirbelbögen. Das Fehlen von Spinalganglien hat Fusionen der Wirbelbögen zur Folge. So ist es nicht verwunderlich, daß zwischen den Größenverhältnissen der Spinalnervenwurzeln und der Foramina intervertebralia eine kausale Beziehung besteht.

Die Frühentwicklung der Wirbelsäule zeigt weiterhin, daß aufgrund der von kranial nach kaudal konsekutiv erfolgenden Bildung und Differenzierung der Segmente eine Hierarchie kranialer Segmente gegenüber weiter kaudal gelegenen besteht. Ein anderer Aspekt betrifft die Beziehungen der segmentalen Strukturen zueinander. Die primäre Metamerie erscheint im Wirbelsäulenblastem und den segmentalen Muskelanlagen, also im Bewegungsapparat. Das Nervensystem wird in seiner Entwicklung erst durch dieses Muster geprägt und sekundär segmental gegliedert (Rickmann et al. 1985). Es erscheint daher folgerichtig, Segmentstörungen vom Bewegungsapparat her zu betrachten und zu behandeln.

Bei Embryonen von 12 mm Scheitel-Steiß-Länge (SSL) beginnt die Verknorpelung des Wirbelsäulenblastems im Bereich des Wirbelkörpers und an der ventralen Bogenhälfte. Sie schreitet in den Wirbelbögen in dorsaler Richtung schnell voran (Abb. 13).

Die annähernd planparallel geformten Bandscheiben sind zunächst bindegewebig strukturiert. Bei 25–30 mm großen Embryonen lassen sich an der Bandscheibe eine fibrilläre Außenzone und eine knorpelige Innenzone unterscheiden (Abb. 13). Letztere stellt die Anlage des Nucleus pulposus dar. Der Durchmesser der Chorda dorsalis nimmt in Höhe der Bandscheiben ständig zu, da das Chordagewebe aus den Wirbelkörperanlagen herausgedrückt wird. Es entstehen auf diese Weise in Höhe der Bandscheiben sogenannte Chordasegmente, die als Platzhalter der Gallertkerne angesehen werden können (Abb. 14). Die Chordazellen gehen schließlich zugrunde. Die Vaskularisation der Bandscheiben beginnt bei Feten von 70 mm Größe. Die Gefäße bilden interlamelläre Netze in der Außenzone des Faserrings. Nach dem 2. Lebensjahr erfolgt eine Rückbildung der Gefäße. Bei 4jährigen Kindern sind die Bandscheiben schließlich gefäßfrei.

Die Verknöcherung der Wirbelkörper beginnt bei Feten von 6,5–7,0 cm SSL. Sie tritt zuerst in den Wirbelkörpern der unteren Brustregion auf und schreitet von dort aus in kranialer und kaudaler Richtung fort. Sie erfolgt nach dem Muster der

Formmerkmale, Lagebeziehungen und Entwicklung der oberen HWS

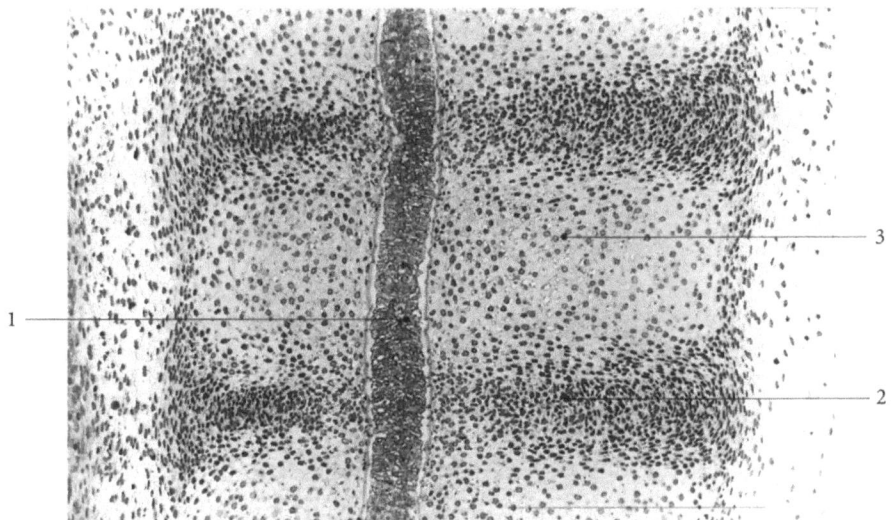

Abb. 13. Wirbelsäulenanlage eines menschlichen Embryos von 12 mm SSL. 1 Chorda dorsalis, 2 Bandscheibenanlage, 3 Wirbelkörperanlage

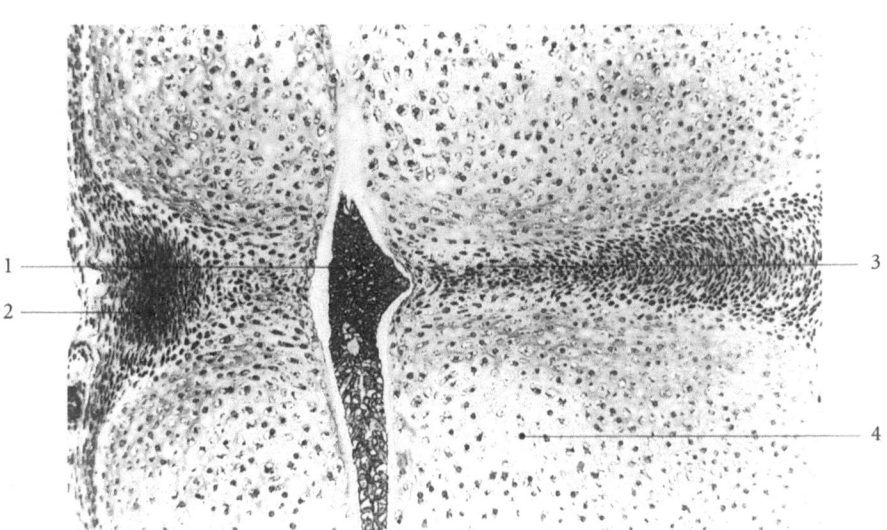

Abb. 14. Wirbelsäule eines menschlichen Embryos von 30 mm SSL. 1 Chordazellaggregat in Höhe der Bandscheibe, 2 Anulus fibrosus, 3 Nucleus pulposus, 4 knorpliger Wirbelkörper

enchondralen Osteogenese und geht von einem Knochenkern aus. Die Verknöcherung der Wirbelbögen beginnt perichondral und ist zuerst in der kranialen HWS nachweisbar. Betroffen ist zunächst der innere, dem Wirbelkanal zugewandte Bogenrand. Sie geht dann in eine enchondrale Osteogenese über.

Bei Feten von 12 cm SSL weist jeder Wirbel 3 Knochenbildungszentren auf: einen axialen Kern im Wirbelkörper und beiderseits einen Kern im vorderen Abschnitt des Wirbelbogens. Die Form der Knochenkerne unterliegt einer gewissen Variationsbreite. Manche Kerne der Wirbelkörper erscheinen paarig, wobei beide lateralen Anteile über einen mineralisierten Knorpelzapfen verbunden sind (Töndury 1958). Im Verlauf der weiteren Entwicklung vereinigen sich beide Teile zu einem einheitlichen Kern. Im axialen Röntgenbild können diese Knochenkerne sanduhrförmig erscheinen. Zum Zeitpunkt der Geburt ist der gesamte Wirbelkörper verknöchert. Lediglich die an die Bandscheiben angrenzenden Abschlußplatten bleiben hyalinknorpelig. Eine schematische Darstellung der Wirbelsäulenentwicklung zeigt Abbildung 15.

Im zervikookzipitalen Übergangsgebiet sind Besonderheiten der Somitenentwicklung zu erkennen. Der erste Okzipitalsomit, der hinter dem Ohrbläschen gelegen ist, verschwindet frühzeitig. Der Verbleib seiner Zellen ist nicht ganz klar. Die axialen Sklerotomanteile der 2.–5. Okzipitalwirbel verschmelzen zu einem segmentübergreifenden Blastem, dem Basiokzipitale. Bezogen auf die Somitenmetamerie liegt damit die Grenze zwischen Kopf und Wirbelsäule innerhalb des 5. Somiten. Das Basiokzipitale wird von der Chorda dorsalis von dorsal nach ventral schräg durchsetzt. Weiter rostral verläuft die Chorda dorsalis unterhalb der Schädelbasis, um dann hinter dem Dorsum sellae wieder in die Schädelbasis einzutreten.

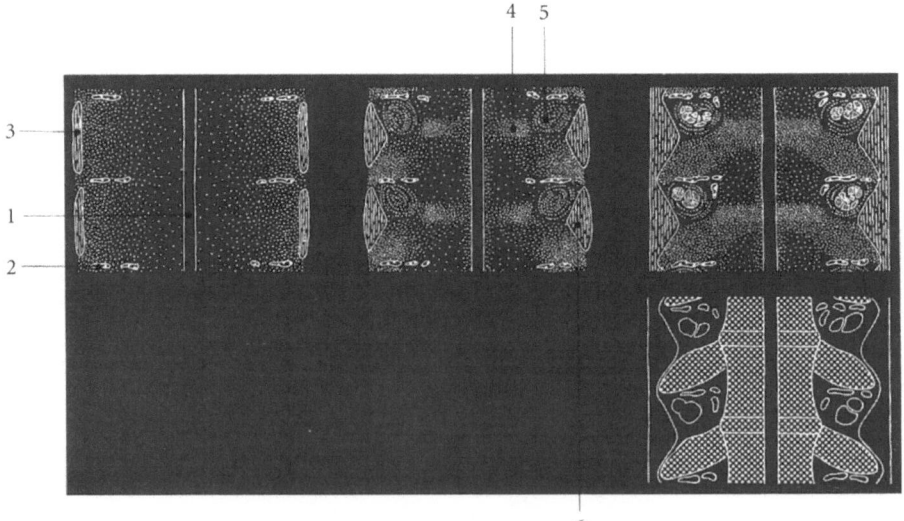

Abb. 15. Schematische Darstellung der Wirbelsäulenentwicklung. 1 Chorda dorsalis, 2 segmentale Gefäße, 3 Dermomyotom, 4 Bandscheibenanlage, 5 Spinalnerv, 6 Myotom

Formmerkmale, Lagebeziehungen und Entwicklung der oberen HWS

Kaudal angrenzend an das Basiokzipitale zieht die Chorda dorsalis durch ein zunächst selbständiges Knorpelstück, das der kranialen Sklerotomhälfte des 6. Somiten entsprechen dürfte. Es handelt sich dabei um den Proatlas, der beim Menschen im Verlauf der weiteren Entwicklung als Apex bzw. Ossiculum terminale in den Dens axis einbezogen wird. Er kann separat als Os odontoideum erhalten bleiben.

Der Hauptanteil des Dens wird aus der kaudalen Sklerotomhälfte des 6. und der kranialen Hälfte des 7. Somiten gebildet. Der Körper des Axis geht aus der kaudalen Hälfte des 7. und der kranialen des 8. Somiten hervor. Bei Embryonen von 25 mm SSL ist zwischen den Blastemen von Dens und Körper des Axis eine

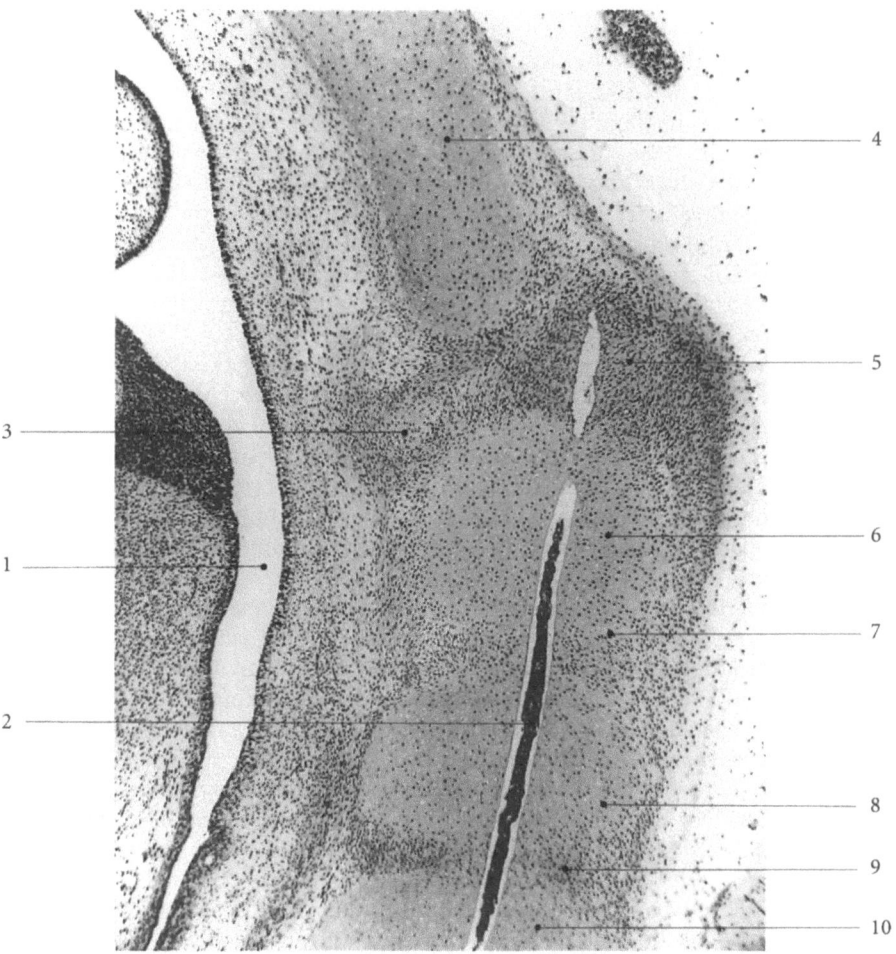

Abb. 16. Zervikookzipitale Übergangsregion eines menschlichen Embryos von 24 mm SSL. 1 Rachen, 2 Chorda dorsalis, 3 vorderer Atlasbogen, 4 Basiokzipitale, 5 Proatlas, 6 Dens axis, 7 transitorische Bandscheibe zwischen Dens axis und Axiskörper, 8 Axiskörper, 9 erste zervikale Bandscheibe, 10 Körper von C3

Bandscheibe nachweisbar. Diese Beobachtung spricht dafür, daß der Dens axis als Körper des Atlassegmentes gebildet wird und sekundär mit dem Corpus axis verschmilzt. Das aus der Spitze des Dens axis austretende Lig. apicis dentis markiert noch den Verlauf der Chorda dorsalis (Abb. 16).

Aus dem lateralen Anlagematerial des Atlassegmentes entwickeln sich die Massae laterales und der hintere Bogen. Der vordere Bogen ist bei jungen Embryonen als sog. Hypochordalspange nachweisbar, die später als knorpeliger Bogen deutlich hervortritt. Die Verknöcherung des Atlas beginnt in den Massae laterales. Vorderer und hinterer Atlasbogen verknöchern spät. Bei der Mehrzahl der Neugeborenen ist der vordere Atlasbogen röntgenologisch noch nicht nachweisbar.

Experimentelle Analysen der Wirbelsäulenentwicklung haben zweifelsfrei ergeben, daß die Somiten schon bei ihrer Entstehung hinsichtlich der regionalen Besonderheiten des Wirbelsäulenskeletts determiniert sind. Diese frühe Regionalisierung des Blastems entlang der Körperachse wird durch das Expressionsmuster bestimmter Kontrollgene (Hox-Gene) gesteuert (Kessel 1991). Veränderungen der Genexpression führen zu homeotischen Transformationen, die durch eine Kaudalisierung oder Kranialisierung regionalspezifischer Wirbelmerkmale charakterisiert sind (Kessel u. Gruss 1991). Die Assimilation des Atlas oder die Sakralisation des 5. Lendenwirbels sind Beispiele derartiger Transformationen. Die Entwicklung eines Bewegungssegmentes ist dagegen an die Expression bestimmter Pax-Gene geknüpft. Werden *Pax-1* und *Pax-9* früh abgeschaltet, so verschmelzen die benachbarten Wirbelanlagen.

Die zervikookzipitale Übergangsregion nimmt in der Organisation des Körpers eine zentrale Stellung ein. Es handelt sich um den Körperabschnitt, der am frühesten angelegt wird. Von hier aus entstehen nach kaudal durch appositionelles Wachstum die weiteren Rumpfregionen, und nach rostral entfalten sich das Endhirn und der Gesichtsschädel. Der Teil des Zentralnervensystems, der in Höhe der zervikookzipitalen Übergangsregion gelegen ist (Medulla oblongata), enthält die Schaltstellen zentraler vitaler Funktionen wie Atmung und Kreislauf. Dieser Abschnitt kann daher als das vitale Zentrum des Menschen bezeichnet werden.

Neuralleistenzellen aus der zervikookzipitalen Übergangsregion wandern in die Herzanlage ein. Sie sind z. B. an der Septierung der Ausflußbahn des Herzens beteiligt. Ein Fehlen dieser Zellen führt zu Störungen der Bildung des aortikopulmonalen Septums und zur Transposition der großen Gefäße (Kirby u. Dockman 1984).

Auch der Urogenitalapparat erhält morphogenetisch wichtiges Anlagematerial aus der zervikookzipitalen Übergangsregion. Aus dem intermediären Mesoderm dieser Region entwickelt sich der Nierengang als segmentübergreifendes Blastem. Dieser Gang wächst als Wolffscher Gang nach kaudal aus und induziert den Mesonephros. Der Endabschnitt des Ganges bildet die Ureterknospe, welche die Nachniere induziert und Harnleiter, Nierenbecken sowie die Sammelrohre bildet. Ductus epididymidis und Ductus deferens sind ebenfalls Derivate dieses Ganges.

Das gesamte intramurale Nervensystem des Magen-Darm-Traktes entwickelt sich aus Neuralleistenzellen, die der zervikookzipitalen Übergangsregion entstammen (Le Douarin 1982). Die sichtbare Verbindung dieser Region mit den Eingeweiden stellt der N. vagus dar, dessen Kerne am Boden der Rautengrube gelegen sind.

Aus den Dermomyotomen der zervikookzipitalen Somiten entwickelt sich die Zungen-, Hals- und Nackenmuskulatur. Die eigentlichen Nackenmuskeln sind Teile des M. erector spinae, die von den dorsalen Ästen der Spinalnerven versorgt werden und aus den Myotomen hervorgehen. Bei den tiefen Anteilen bleibt die ursprüngliche segmentale Anordnung der Myotome erhalten. Die oberflächlichen Anteile entwickeln sich durch Polymerisation der segmentalen Anlagen zu segmentübergreifenden Muskeln.

Das Studium der Entwicklung der zervikookzipitalen Übergangsregion liefert somit eine Reihe überraschender Befunde, welche auf die Sonderstellung dieses Körperabschnittes auch für den adulten Organismus hindeuten.

Literatur

Christ B, Wilting J (1992) From somites to vertebral column. Ann Anat 174: 23–32
Christ B, Ordahl CP (1995) Early stages of chick somite development. Anat Embryol 191: 481–396
Christ B, Jacob HJ, Seifert R (1988) Über die Entwicklung der zervikookzipitalen Übergangsregion. In: Hohmann D, Kügelgen B, Liebig M (Hrsg) Neuroorthopädie 4. Springer, Berlin Heidelberg, New York, Tokyo, S 13–22
Cihak R (1981) Die Morphologie und Entwicklung der Wirbelbogengelenke. In: Junghanns H (Hrsg) Die Wirbelsäule in Forschung und Praxis, Bd 87. Hippokrates, Stuttgart, S 13–22
Eisler P (1912) Die Muskeln des Stammes. In: von Bardeleben K (Hrsg) Handbuch der Anatomie des Menschen, Bd 2. G. Fischer, Jena, S 13–52
Grim M, Christ B (1993) Zur Innervation der langen Nackenmuskeln in bezug auf die Sellschen Irritationspunkte. Manuelle Med 31: 40–33
Gutmann G (1960) Die Wirbelblockierung und ihr röntgenologischer Nachweis. In: Junghanns H (Hrsg) Die Wirbelsäule in Forschung und Praxis, Bd 15, Hippokrates, Stuttgart, S 83–102
Hyrtl J (1878) Lehrbuch der Anatomie des Menschen mit Rücksicht auf physiologische Begründung und praktische Anwendung, 14. Aufl. Wilhelm Braumüller, Wien
Junghanns H (1977) Nomenclatura columnae vertebralis. In: Junghanns H (Hrsg) Die Wirbelsäule in Forschung und Praxis, Bd 75. Hippokrates, Stuttgart, S 1–705
Kessel M (1991) Molecular coding of axial positions by *Hox* genes. Semin Dev Biol 2: 367–373
Kessel M, Gruss P (1991) Homeotic transformations of murine vertebras and conco mitant alternation of hox codes induced by retinoic acid. Cell 67: 89–104
Kirby ML, Bockmap DE (1984) Neural crest and normal development: a new perspective. Anat Rec 209: 1–6
Krämer J (1981) Intervertebral Disk diseases. Thieme, Stuttgart
Lang J (1981) Klinische Anatomie des Kopfes. Springer, Berlin
Le Douarin N (1982) The neural crest. Cambridge University Press, Cambridge Heidelberg New York
Levin M, Johnson RL, Stern CD, Kuehn M, Tabin C (1995) A molecular pathway determining left-right asymmetry in chick embryogenesis. Cell 82: 803–814
Luschka H (1858) Die Halbgelenke des menschlichen Körpers. Reimer, Berlin
Putz R (1981) Funktionelle Anatomie der Wirbelgelenke. Normale und pathologische Anatomie, Bd 43. Thieme, Stuttgart New York
Rickmann M, Fawcett J, Keynes RJ (1985) The migration of neural crest cells and the growth of motor axons through the ventral half of the chick somite. J Embryol Exp Morphol 90: 437–453
Sell K (1970) Diagnostik und Therapie der Chirotherapie. Landarzt 46: 1146–1153
Töndury G (1958) Entwicklungsgeschichte und Fehlbildungen der Wirbelsäule. In: Junghanns H (Hrsg) Die Wirbelsäule in Forschung und Praxis, Bd 7. Hippokrates, Stuttgart, S 1–196

Zenker W (1988) Anatomische Überlegungen zum Thema Nackenschmerz. Schweiz Rundschau Med 77: 333–339

Zenker W (1994) Feinbau von Rückenmark und Spinalganglien. In: Benninghoff A, Anatomie (Hrsg) D. Drenckhahn u. W. Zenker), 15. Aufl., Bd 2. Urban & Schwarzenberg, München, S 434–470

Mechanismen von Schmerz und Nozizeption der Wirbelsäule

W. Jänig

Bei Schmerzen, die von der Wirbelsäule ausgehen, sind folgende Komponenten zu beachten:
1. die Biomechanik der Wirbelsäule auf Grund ihres anatomischen Aufbaus, ihrer Gelenke, ihres Bandapparates und ihrer Skelettmuskulatur,
2. die afferente Innervation der verschiedenen Strukturen der Wirbelsäule und ihre Funktionen,
3. die efferente Innervation der Skelettmuskulatur der Wirbelsäule und ihre Funktionen,
4. die sensorischen Merkmale der Schmerzen (Projektionen, Übertragungen).

Die komplizierte Biomechanik der Wirbelsäule unter statischen und dynamischen Bedingungen reflektiert sich in den Mustern der Impulsaktivität der primär afferenten Neurone, die diese Strukturen innervieren, und der α- und γ-Motoneurone, die die Skelettmuskulatur der Wirbelsäule innervieren. Schmerzen, die mit der Wirbelsäule assoziiert sind, werden durch die Aktivität in den unmyelinisierten und dünn myelinisierten spinalen Afferenzen ausgelöst. Dicke myelinisierte Afferenzen von den tiefen somatischen Geweben und Motoneurone können indirekt an der Entstehung der Schmerzen beteiligt sein, und zwar durch die zentrale Modulation nozizeptiver Impulsübertragung; die Efferenzen durch Ausbildung von Reflexen bei Erregung nozizeptiver Afferenzen, die vermutlich wie positive Rückkopplungen wirken und die Erregung nozizeptiver Afferenzen von der Skelettmuskulatur, den Sehnen und anderen tiefen somatischen Strukturen direkt oder indirekt (z.B. über Ischämie) verstärken. Schmerzen dürfen nicht mit den Aktivitäten in den afferenten, zentralen und efferenten Neuronen gleichgesetzt werden. Sie sind das Ergebnis der zentralen Informationsverarbeitung, an denen die Strukturen des Endhirns beteiligt sind, und bestehen aus der sensorisch-diskriminativen, der kognitiven, der affektiven und der (somato-, vegetativ-motorischen) Komponente (Jänig 1993a, Schaible u. Schmidt 1995).

Die meisten Schmerzen, die mit der Wirbelsäule assoziiert sind, werden durch Erregung von tiefen somatischen Afferenzen von der Wirbelsäule und durch die reversiblen sekundären zentralen Veränderungen ausgelöst. Gezielte Unterbrechung dieser afferenten Impulsaktivität durch physikalische, pharmakologische oder andere Maßnahmen beseitigt in der Regel die Schmerzen und die Sekundärfolgen. Deshalb fokussieren diagnostische und therapeutische Maßnahmen vor allem auf die primär afferenten Neurone. Der vorliegende Beitrag ist eine Art

Fokusartikel über Mechanismen von Schmerzen, die mit der Wirbelsäule assoziiert sind. Er beschreibt folgende Punkte:
1. die makroskopische Innervation der Strukturen der Wirbelsäule und der Rückenmuskulatur,
2. das Entladungsverhalten primär afferenter Neurone mit unmyelinisierten und dünnen myelinisierten Axonen aus dem tiefen somatischen Bereich unter physiologischen und pathophysiologischen Bedingungen,
3. die zentrale Verarbeitung nozizeptiver Information auf Rückenmarkebene,
4. Merkmale übertragener sensorischer, vegetativer und skeleto-motorischer Phänomene. Ausführliche Darstellungen über periphere und zentrale Mechanismen tiefer somatischer Schmerzen, die Lehrbuch- oder Übersichtscharakter haben, finden sich bei Jänig (1993a, 1995), Mense (1993a, b), Schaible u. Grubb (1993), Schmidt et al. (1993) und Schaible u. Schmidt (1995).

Topographie der afferenten Innervation der Wirbelsäule

Nach Struktur und afferenter Innervation kann man die Wirbelsäule grob in ein dorsales und ein ventrales Kompartiment einteilen (Bogduk 1983). Die Grenze zwischen beiden Kompartimenten ist die koronare Ebene durch die Foramina intervertebralia und lateral die Processus transversi und die Ligg. intertransversaria (s. dicke unterbrochene Linie in Abb. 1). Abbildung 1 stellt schematisch die Innervation für die thorakolumbale Wirbelsäule dar, wobei die Verhältnisse für die Rr. dorsales der Spinalnerven auch für die zervikale Wirbelsäule gelten. Abbildung 2 stellt die Innervation des ventralen Kompartimentes der zervikalen Wirbelsäule dar (Bogduk et al. 1988).

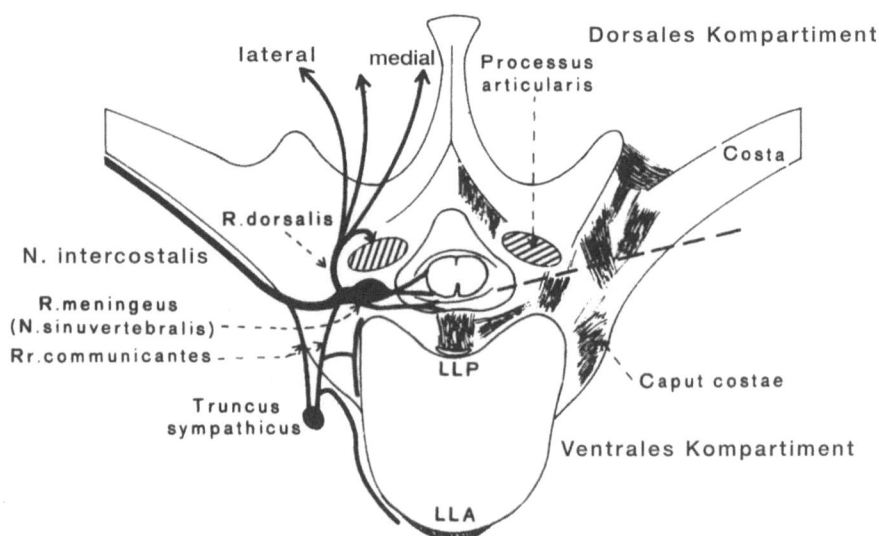

Abb. 1. Schema zur Innervation der Wirbelsäule. **LLP, LLA:** Ligg. longitudinale posterius, anterius. (Nach Bogduk 1983 und Stilwell 1956)

Das dorsale Kompartiment enthält die Wirbelbögen, die Wirbelgelenke und ihre Kapseln, die verschiedenen Ligamente und die autochthone Rückenmuskulatur. Dieses Kompartiment wird durch den R. dorsalis des Spinalnervs innerviert. Der mediale und der intermediäre Ast des R. dorsalis versorgen Skelettmuskulatur, interspinale Ligamente, Gelenkkapseln und Faszien; der laterale Ast versorgt außerdem die Rückenhaut (Einzelheiten s. Stilwell 1956; Rickenbacher et al. 1981; Bogduk 1983). Die Wirbelgelenke zwischen den Gelenkfortsätzen (zygapophyseale Gelenke) werden je durch einen Ast, der sich vom medialen Teil des nächst rostralen und des nächst kaudalen R. dorsalis abspaltet, innerviert (Abb. 1).

Das ventrale Kompartiment enthält u. a. die ventrale Dura, die Wirbelkörper, die Zwischenwirbelscheiben und die Ligg. longitudinalia posterius et anterius (LLP und LLA in Abb. 1). Dieses ventrale Kompartiment wird einerseits durch die Nn. sinuvertebrales (Rr. meningei) (Abb. 1, 2) innerviert, welche ihre Ursprünge vom R. ventralis des Spinalnervs distal vom Hinterwurzelganglion haben und durch die Foramina intervertebralia wieder zurück in den Wirbelkanal ziehen. Hier innervieren sie den ventralen Teil der Dura mater (die dorsale Dura mater ist nicht innerviert), das Lig. longitudinale posterius, den dorsalen Teil der Zwischenwirbelscheiben und Blutgefäße. Im Lumbal- und Thorakalbereich werden laterale

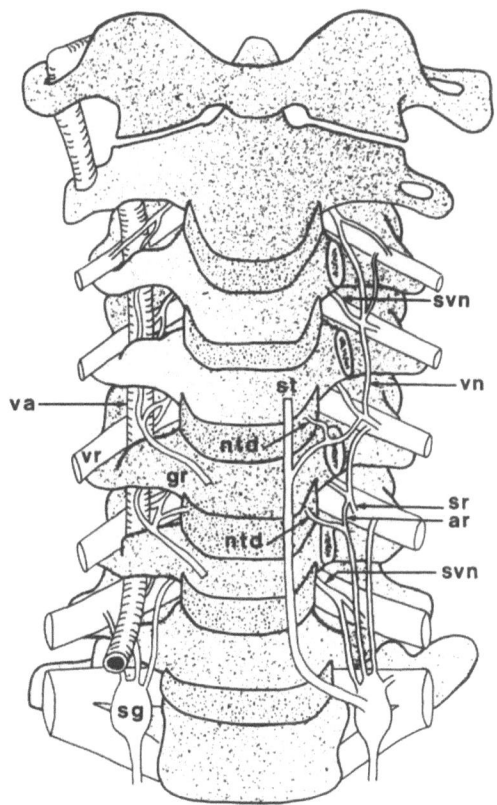

Abb. 2. Ansicht der zervikalen Wirbelsäule von ventral. *Rechte Seite der Wirbelsäule:* Die rechte A. vertebralis (va) läuft durch die Foramina transversaria und ventral der ventralen Rami (vr) der Spinalnerven C_3 bis C_7; sie wird begleitet vom N. vertebralis (vn), der gebildet wird von den Rr. communicantes grisei (gr) aus dem Zervikalsympathikus (st) und dem Ganglion stellatum (sg). *Linke Seite der Wirbelsäule:* Die ventralen Anteile der Querfortsätze und die A. vertebralis sind entfernt worden, um den N. vertebralis (vn) und die Ursprünge der Nn. sinuvertebrales (svn) C_3 bis C_7 sichtbar zu machen. Jeder Nerv hat eine somatische Wurzel (sr) vom R. ventralis des Spinalnervs und eine „vegetative" Wurzel (ar) vom Anteil des N. vertebralis. Nervenäste, die die Bandscheiben C_{4-5} und C_{5-6} innervieren und vom N. vertebralis ihren Ursprung haben, sind angezeigt (ntd, „nerve to disc"). (Mit Genehmigung nach Bogduk et al. 1988)

und ventrale Strukturen des ventralen Kompartimentes (Annuli fibrosi, Corpora vertebrae, Lig. anterius, andere Ligamente etc.) zusätzlich durch Nervenäste innerviert, die vom Grenzstrang und seinen Rami (grisei) abgehen (Abb. 1) und die auch vom R. ventralis des Spinalnervs abgehen (Stilwell 1956; Bogduk 1983). Im Zervikalbereich sind die Verhältnisse ähnlich: Hier läuft die Innervation über die Nn. sinuvertebrales, die je eine somatische Wurzel vom R. ventralis des Spinalnervs und eine „vegetative" Wurzel aus dem Ganglion stellatum oder von einem grauen Ramus (N. vertebralis) erhalten. Die Zwischenwirbelscheiben werden durch spezielle Äste der grauen Rami oder des N. vertebralis innerviert.

Die Nervenäste zum ventralen Kompartiment, die ihre Ursprünge vom Grenzstrang und seinen Rami haben, enthalten sympathische postganglionäre und afferente Axone. Für die Betrachtungen in diesem Beitrag sind die afferenten Axone wichtig.

Die Innervation der Wirbelsäule und ihrer autochthonen Skelettmuskulatur durch den R. dorsalis, den R. meningeus und über die Grenzstränge ist segmental angeordnet. Nerven eines Segmentes mögen dabei auch angrenzende Strukturen benachbarter Segmente versorgen.

Klinische Daten

Die meisten Schmerzen und begleitenden Veränderungen (übertragene Phänomene, Muskelspasmen etc) der Wirbelsäule können ihre Ursprünge in Läsionen der Zwischenwirbelscheiben, in Irritationen der Spinalnerven, in Veränderungen an den Wirbeln, ihrem Bandapparat und den Zwischenwirbelgelenken haben, wenn man absieht von Schmerzen bei funktionellen Veränderungen, die auf Fehlregulationen der Rückenmuskulatur beruhen, und bei biomechanischen Besonderheiten (z. B. Lumbalisation des 1. Sakralwirbels). Mit gezielten Blockaden durch Lokalanästhetika, gezielten elektrischen Reizungen und gezielten adäquaten Reizungen der Innervation (z. B. osmotisch durch Injektionen hypertoner Kochsalzlösung; mechanisch durch Druckerhöhung mit Injektionen kleiner Volumina physiologischer Kochsalzlösung oder von Kontrastmedium in die betroffene Zwischenwirbelscheibe oder in das betroffene Gelenk) können die Schmerzen selektiv beseitigt, provoziert oder verstärkt werden. Dies beruht auf der Blockade der Impulsaktivität oder der Aktivierung nozizeptiver Afferenzen. Diese Prozeduren wurden in den letzten Jahren systematisch in der Diagnose von Schmerzen, die ihre Ursprünge in Bereich der Wirbelsäule haben, von Bogduk und Mitarbeitern und einigen anderen Gruppen entwickelt und propagiert. Dabei wurde in der Regel doppelt blind vorgegangen und das Plazeboproblem untersucht und beachtet (Barnsley et al. 1993a, b; Lord et al. 1995). Aus diesen systematischen klinischen Untersuchungen entstanden strenge Kriterien für die Diagnose und Therapie von Schmerzen, die ihre Ursprünge in den Intervertebralgelenken und in den Zwischenwirbelscheiben haben (Bogduk 1980). Das soll an 2 Beispielen erläutert werden:

1. Selektive Blockade der medialen Äste der Rr. dorsales, die die Intervertebralgelenke zwischen den Wirbeln C1 und Th1 innervieren (Abb. 1), bei Patienten mit chronischen Nackenschmerzen erzeugt eine temporäre Abnahme der Schmerzen

in den Fällen, in denen diese Gelenke der Ursprung der Schmerzen sind. Dabei können mit hoher Wahrscheinlichkeit die Segmenthöhen der Gelenke identifiziert werden (Abb. 3 oberer Teil; Bogduk u. Marsland 1988). Die Sicherheit der Identifikation der befallenen Gelenke durch diese Methode korreliert mit der Sicherheit der Identifikation durch *erfahrene* Manualtherapeuten (Jull et al. 1988). Die segmentalen Verteilungen der Schmerzen, die von den Patienten berichtet werden (Abb. 3 unten), entsprechen den segmentalen Verteilungen der Schmerzen, die bei gesunden Kontrollpersonen bei Reizung der Gelenkafferenzen durch Erhöhung des intraartikulären Druckes hervorgerufen werden können (Aprill et al. 1990; Dwyer et al. 1990). Darüber hinaus können die Schmerzen bei den Patienten durch Erhöhung des intraartikulären Druckes verstärkt werden.

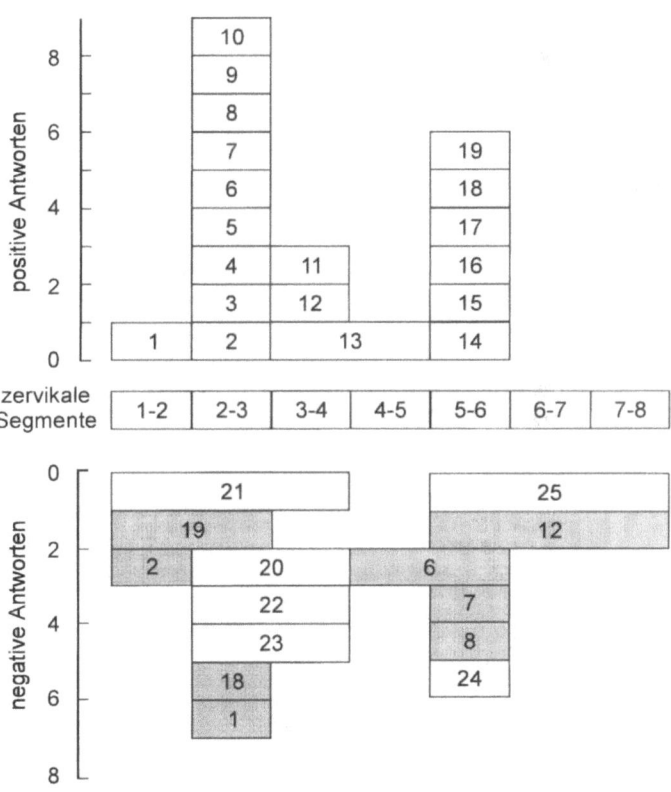

Abb. 3. Positive und negative Antworten von 25 Patienten mit Schmerzen der zervikalen Wirbelsäule bei Blockade der Innervation der Intervertebralgelenke (zygapophyseale Gelenke). Die medialen Äste der Rr. dorsales rostral und kaudal des jeweiligen Gelenkes wurden mit einem Lokalanästhetikum blockiert. Die Antworten sind gegen die segmentale Höhe des Gelenkes oder der Gelenke dargestellt. Die *schraffierten Flächen* geben negative Antworten (keine Abnahme der Schmerzen) für Gelenke von Patienten an, bei denen die Blockade der Innervation eines individuellen Gelenkes zur Schmerzfreiheit oder signifikanten Schmerzlinderung führte. Rechtecke, die mehr als ein Segment überstreichen, geben an, daß mehrere Segmente getestet worden sind. (Mod. Nach Bogduk u. Marsland 1988)

2. Schmerzen im Bereich von Hals- und Lendenwirbelsäule, die ihre Ursprünge in den Intervertebralgelenken oder Zwischenwirbelscheiben haben, können durch gezielte Blockaden und Reizungen der betroffenen Afferenzen nach ihrem Ursprung mit hoher Sicherheit erkannt werden. Schmerzen, die ihren Ursprung in den Gelenken haben, nehmen bei Blockade des entsprechenden medialen Astes des R. dorsalis ab und bei Erhöhung des intraartikulären Druckes zu; Schmerzen, die ihren Ursprung in den Annuli fibrosi der Zwischenwirbelscheiben haben, nehmen bei Druckerhöhung in den Disci zu und bei Injektion von einem Lokalanästhetikum in die Disci ab (Bogduk u. Aprill 1993; Schwarzer et al. 1994 a, b).

Die klinischen Untersuchungen von Bogduk und Mitarbeitern und anderen zeigen, daß therapeutische Strategien bei Rückenschmerzen an einer klaren Diagnostik auf der Basis der Anatomie orientiert werden müssen. Diese Schmerzen werden peripher durch Erregung primär afferenter nozizeptiver Neurone ausgelöst.

Reaktion tiefer somatischer afferenter Neurone auf physiologische und pathophysiologische Reize

Wie nahezu alle Gewebe werden auch die Strukturen der Wirbelsäule von afferenten Neuronen innerviert, die Ereignisse in ihrer Aktivität kodieren, welche vorhandene oder drohende Gewebeschäden anzeigen. Diese afferenten Neurone werden als „nozizeptiv" bezeichnet. Die Reize, die zu ihrer Erregung führen, sind mechanisch, thermisch und chemisch. Sie reichen von kurzen Reizen, die noch keinen Schaden anrichten, bis zu Reizen, die Gewebeschäden verursachen. Vermutlich werden die Wirbelsäulenstrukturen auch durch dünne Afferenzen innerviert, die normalerweise stumm sind und nur unter pathophysiologischen Bedingungen aktiviert (rekrutiert) werden können [wie z.B. wiederholte Extremreize, bei Verletzungen und Entzündungen; s. Abschnitt Entladungen afferenter Neurone unter physiologischen Bedingungen (Schmidt et al. 1993; Michaelis et al. 1996)].

Das primär afferente nozizeptive Neuron als „Interface" zwischen Peripherie und Gehirn

Primär afferente nozizeptive Neurone haben spezifische Transduktionsmechanismen, die sie befähigen, auf noxische physikalische Reize (mechanisch, thermisch) und chemische Reize (z.B. auf exogene und endogene algogene Substanzen wie Bradykinin und Histamin) in der Peripherie spezifisch zu reagieren (Abb. 4). Die Reize werden durch die Rezeptorpotentiale und in den Frequenzen der Aktionspotentiale der afferenten Axone kodiert und auf diese Weise nach zentral gemeldet. Die zentralen Endigungen der nozizeptiven Neurone setzen an ihren Synapsen mit Sekundärneuronen (z.B. im Hinterhorn) Neurotransmitter frei (erregende Aminosäuren wie z.B. Glutamat und Aspartat; Neuropeptide wie z.B. Substanz P, „calcitonin gene-related peptide", CGRP), die mit

Mechanismen von Schmerz und Nozizeption der Wirbelsäule

den entsprechenden Rezeptoren für diese Transmitter reagieren und zur Erregung der zentralen Neurone führen. Die Zellkörper der primär afferenten Neurone, die in den Spinalganglien oder im Trigeminalganglion liegen, synthetisieren Rezeptorproteine, Kanalproteine und Neurotransmitter; in den Axonen werden diese zu den Endigungen der Axone transportiert.

Diese klassische Sicht ist etwas statisch und mag implizieren, daß das nozizeptive Neuron ein *passives* Gebilde ist, welches der Übertragung nozizeptiver Impulse zum Zentralnervensystem dient. Diese Population von afferenten Neuronen hat aber unter biologischen und pathobiologischen Bedingungen je nach Gewebe eine ganze Reihe anderer Funktionen. Sie zeigt darüber hinaus eine außergewöhnliche Plastizität bei Veränderungen der peripheren Gewebe, die zum Verständnis der Pathophysiologie der peripheren Nozizeption und von Schmerzen, die nach peripheren Traumen mit Nervenläsionen und bei Entzündungen auftreten, wichtig sind.

Abbildung 4 stellt die verschiedenen Funktionen schematisch dar, die primär afferente Neurone mit nozizeptiven Funktionen haben können. Die vielfältigen Funktionen zeigen, daß diese Neurone ein *aktives Interface* zwischen Peripherie und Zentralnervensystem sind, und das gilt auch für die afferenten nozizeptiven Neurone, die die Wirbelsäule innervieren (Jänig 1995):

- Konventionelle Funktionen: Rezeption und Kodierung physikalischer und chemischer Ereignisse durch zentripetale Impulse.
- „Efferente Funktionen": Freisetzung von Neuropeptiden [wie z.B. Substanz P und CGRP (Chahl 1991; Holzer 1988)] in den Zielgeweben bei Erregung und Erzeugung einer präkapillären Vasodilatation mit Erhöhung des Blutflusses und einer postkapillären (venolären) Plasmaextravasation (mit Gewebeschwellung). Diese „efferenten" Funktionen werden auch mit dem Begriff *„neurogene Entzündung"* bezeichnet.

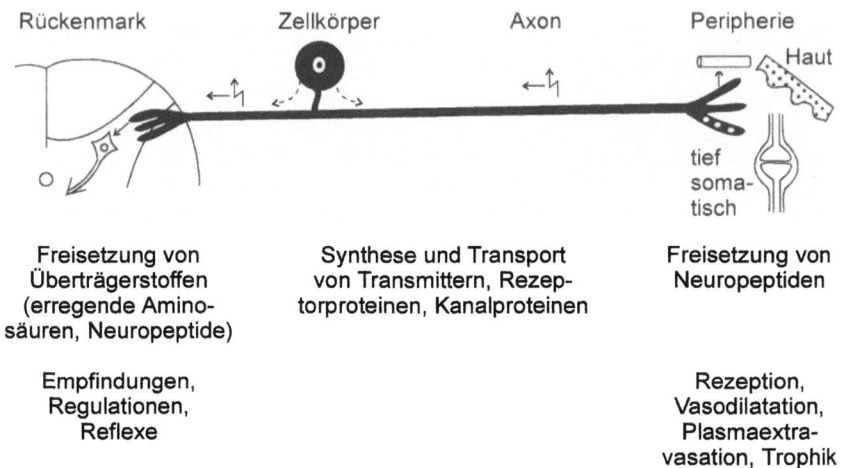

Abb. 4. Periphere und zentrale Funktionen des primär afferenten nozizeptiven Neurons. Durchgezogene Pfeile: Erregung; gepunktete Pfeile: axoplasmatische Transporte. (Nach Jänig 1995)

- Nozizeptive Afferenzen mögen auch „trophische Funktionen" haben zur Aufrechterhaltung der Struktur der Gewebe.
- Afferente Neurone transportieren retrograd (vom Zielgewebe zum Zellkörper und zum Hinterhorn) neurotrophe Substanzen in ihren Axonen. Diese Substanzen sind vermutlich wichtig für die Aufrechterhaltung der Spezifität synaptischer Verbindungen zwischen den afferenten Neuronen und den Neuronen im Rückenmark (Lewin u. McMahon 1993).

Die übergeordnete Funktion dieser verschiedenen Funktionen afferenter nozizeptiver Neuronen ist die *Protektion und Aufrechterhaltung der Struktur der peripheren Gewebe*. Ihre Erregung erzeugt z. B. Schmerzen und protektive (somato-motorische und vegetative) Reflexe durch ihre zentralen Effekte sowie Vasodilatation und Plasmaextravasation durch ihre peripheren Effekte. Die peripheren Wirkungen der Afferenzen fördern wahrscheinlich Reparaturprozesse, die nach Verletzungen einsetzen.

Entladungen afferenter Neurone unter physiologischen Bedingungen

Dünne Afferenzen von der Gelenkkapsel

Die Gelenkkapsel des Kniegelenkes wird durch viele dünne (überwiegend unmyelinisierte) mechanosensible Afferenzen innerviert. Die Charakterisierung dieser Afferenzen anhand ihrer Antworten auf natürliche passive nichtnoxische und noxische Bewegungen (Flexion, Extension, Rotation) führte zur Unterscheidung von 4 Typen (Schaible u. Grubb 1993; Schmidt et al. 1993):
1. Afferenzen, die nur durch noxische Bewegungen aktiviert werden,
2. Afferenzen, die maximal durch noxische Bewegungen und schwach durch nichtnoxische Reize aktiviert werden,
3. Afferenzen, die maximal durch nichtnoxische Reize aktiviert werden.
4. Afferenzen, die nicht durch passive noxische und nichtnoxische Bewegungen aktiviert werden und extrem hohe mechanische Schwellen haben (sog. stumme oder mechanoinsensible Afferenzen).

Diese letzte Gruppe von Afferenzen ist interessant. Sie wurde zum ersten Mal für die Gelenkkapsel beschrieben (Schaible u. Schmidt 1988; Schmidt et al. 1993). Sie scheint nur unter pathophysiologischen Bedingungen aktiviert zu werden und ist in der Zwischenzeit in praktisch allen Geweben gefunden worden, in denen nach ihnen gesucht worden ist (Michaelis et al. 1996).

Zukünftige experimentelle Untersuchungen werden zeigen müssen, ob diese verschiedenen Klassen von Afferenzen funktionelle Entitäten sind, oder ob es sich um Variationen einer homogenen Klasse von Afferenzen handelt, deren Antwortcharakteristika auch von der Lage in der Gelenkkapsel abhängen. Funktionell sind diese Afferenzen sicherlich in Nozizeption, Schmerz, tiefe Druckempfindungen, motorische Reaktionen sowie neurogene Entzündungsprozesse eingebunden. In diesem Sinne mag ihre Erregung peripher und zentral Schutzfunktionen auslösen, wenn Gelenkbewegungen ihren normalen physiologischen Arbeitsbereich überschreiten.

Dünne Afferenzen von Skelettmuskulatur und Sehnen

Dünne myelinisierte und unmyelinisierte Afferenzen von Skelettmuskel und Sehne sind auf noxische und nichtnoxische mechanische Druckreize, Dehnung, dynamische Muskelkontraktionen, chemische Reize und z. T. auf thermische nichtnoxische Reize erregbar. Es wurden 4 Typen von Erregungsmustern unterschieden:
1. Afferenzen, die im wesentlichen nur durch noxische Druckreize erregt werden,
2. Afferenzen, die durch nichtnoxische und noxische Druckreize erregt werden,
3. Afferenzen, die durch nichtnoxische und noxische Druckreize, durch Dehnung und durch Kontraktion erregt werden,
4. eine kleine Gruppe von Afferenzen, die graduiert durch nichtnoxische thermische Reize und durch noxische Druckreize erregt werden.
5. Darüber hinaus ist nicht ausgeschlossen, daß es auch dünne Afferenzen von der Skelettmuskulatur und den Sehnen gibt, die normalerweise durch mechanische Reize nicht aktiviert werden können und stumm sind. Etwa 10 % der unmyelisierten Afferenzen aus der Skelettmuskulatur werden unter Ischämie durch isovolumetrische Kontraktionen erregt, jedoch nicht durch Ischämie allein und nicht oder kaum durch Kontraktionen allein. Diese Afferenzen sind vermutlich auch hochschwellig mechanosensibel und deshalb nozizeptiv (Mense 1986, 1993 a).

Die 4 Erregungsmuster, die bei natürlicher Reizung gemessen worden sind, deuten darauf hin, daß es funktionell 4 verschiedene Typen von Rezeptoren mit dünnen Afferenzen vom Skelettmuskel gibt: nozizeptive (und hierunter mögen auch die stummen Afferenzen subsummiert werden), niederschwellige mechanosensible, kontraktionssensible und thermosensible Afferenzen (Mense 1986). Es wird angenommen, daß diese Afferenzen verschiedenen Funktionen dienen: Nozizeption und Schmerz, Ergozeption und Anpassung von Kreislauf und Atmung bei Arbeit, Propriozeption, Thermorezeption (Mense 1986). Diese funktionelle Interpretation ist hypothetisch. Es ist ebenso vorstellbar, daß es sich bei diesen dünnen Afferenzen vom Skelettmuskel um die Variationen eines Typs handelt. Es ist möglich, daß das ZNS für diese aufgeführten Globalfunktionen nicht notwendigerweise diese differenzierten funktionellen Strukturen primär afferenter Neurone mit dünnen Axonen von Skelettmuskulatur und Sehne benötigt, sondern daß die Information in diesen afferenten Neuronen relativ einheitlich ist und je nach funktionellem Kontext (Nozizeption, Ergozeption, Kreislaufanpassung, Propriozeption, Thermoregulation) zentral verschieden benutzt wird. Mit anderen Worten: Obwohl es sinnvoll erschiene, funktionell verschiedene dünne Afferenzen vom Skelettmuskel zu haben, ist dieser Gedanke doch nicht zwingend und erscheint experimentell auch nicht zwingend belegt. So ist es bisher auch nicht geglückt, funktionell verschiedene dünne Muskelafferenzen mit anderen Merkmalen zu korrelieren (Morphologie, Neuropeptidgehalt, zentrale Projektionen, pharmakologische Eigenschaften).

Afferenzen im Grenzstrang

Die anatomischen Untersuchungen von Bogduk (1983), Bogduk et al. (1988) und Stilwell (1956) zeigen, daß die ventralen und lateralen Anteile der Wirbelsäule im ventralen Kompartiment (Abb. 1) über den Grenzstrang und die weißen Rami afferent innerviert sein können. Tatsächlich wurde bei Katzen in den Rr. albi lumbales dünne myelinisierte und unmyelinisierte mechanosensible Afferenzen gefunden, deren rezeptive Felder auf Wirbelkörpern, Zwischenwirbelscheiben, im Lig. longitudinale anterius und in den Ligg. transversaria liegen. Die rezeptiven Felder dieser Afferenzen waren wie beim Kniegelenk der Katze eng umschrieben und praktisch immer mit Blutgefäßen assoziiert. Diese Afferenzen verhielten sich in ihrem Reiz-Antwort-Verhalten ähnlich wie andere spinale mechanosensible und chemosensible polymodale nozizeptive Afferenzen (Bahns et al. 1986).

Entladungen afferenter Neurone unter pathophysiologischen Bedingungen

Funktionelle und strukturelle Veränderungen im Bereich der Wirbelsäule bei Traumen, Entzündungen und skeletomuskulären Fehlregulationen führen zu Veränderungen des Entladungsverhaltens der dünnen myelinisierten und unmyelinisierten Afferenzen, die die Strukturen der Wirbelsäule innervieren. Funktionelle Störungen werden vermutlich durch neuronale Fehlregulationen einzelner Muskeln und Muskelgruppen erzeugt, die dann die physiologischen Wechselwirkungen zwischen aktiven und passiven Bewegungen und Statik stören. Diese funktionellen Störungen führen wahrscheinlich zu chronischen Reizungen der dünnen Afferenzen von Skelettmuskulatur, Sehnen und Gelenkkapseln und sensibilisieren diese Afferenzen. Strukturelle Veränderungen im Bereich der Wirbelsäule (wie z. B. Bandscheibenschäden, allgemeine degenerative Veränderungen, Kompressionen von Spinalnerven etc.) können Läsionen von afferenten Axonen (in Nerven, Perineuralafferenzen) erzeugen. Folgen dieser Unterbrechung sind Degeneration und Regeneration der afferenten Axone und ektope Impulsbildung und damit abnorme Impulsaktivitäten zum Rückenmark.

Sensibilisierung nozizeptiver afferenter Neurone

Nozizeptoren werden durch wiederholte thermische, mechanische und chemische Reize, die das Gewebe schädigen oder zu schädigen drohen, sensibilisiert. Sensibilisierung besteht aus folgenden Komponenten:
1. Entwicklung von Spontanaktivität,
2. Erniedrigung der Erregungsschwelle für natürliche Reizung,
3. Erhöhung der Zahl der Impulsentladungen auf adäquate (mechanische) noxische und nichtnoxische Reizung,
4. Rekrutierung von Afferenzen, die eine extrem hohe Schwelle haben und normalerweise durch mechanische Reize nicht aktiviert werden können (sog. stumme mechanoinsensible Afferenzen).

Sensibilisierung von peripheren nozizeptiven Afferenzen und Rekrutierung normalerweise stummer Afferenzen ist der hauptsächliche periphere Mechanismus in der Entstehung von Schmerzen bei akuten und chronischen Entzündungen und bei chronischen Reizungen. Die Spontanaktivität in diesen Afferenzen ist die Basis des Spontanschmerzes; die Erniedrigung der Erregungsschwelle und die verstärkten Antworten auf mechanische Reizung sind korreliert mit tiefer Hyperalgesie und Allodynie (Section 1 in Wall u. Melzack 1994).

Folgende Komponenten sind vermutlich an der Sensibilisierung von Nozizeptoren beteiligt:
• Freisetzung von Stoffen aus den zerstörten Gewebszellen und dem Blut (H^+-Ionen, K^+-Ionen, Bradykinin, Serotonin, Prostaglandine),
• Freisetzung von Neuropeptiden (vor allem Substanz P und CGRP, „calcitonin gene-related peptide") aus den peripheren Terminalen der nozizeptiven Neurone, von Histamin und anderen Substanzen aus den Mastzellen etc.

Der häufigste Kontext, in dem Sensibilisierung von Nozizeptoren auftritt, ist die Entzündung. Am Anfang der Entzündung ist die Sensibilisierung der Nozizeptoren ein integraler Teil, der mit vaskulären Prozessen (präkapilläre Vasodilatation und postkapilläre Plasmaextravasation) assoziiert ist (neurogene Entzündung). Die zellulären und subzellulären (molekularen) Mechanismen der Sensibilisierung nozizeptiver Neurone sind nur z. T. aufgeklärt (Jänig 1993a; Schaible u. Schmidt 1995).

Betrachtet man die nozizeptiven und stummen Afferenzen aus dieser Sicht der Sensibilisierung, so wird klar, daß dieses periphere System außerordentlich plastisch ist. Die Übergänge zwischen Physiologie und Pathophysiologie sind fließend.

Ektope Impulsebildung in afferenten Neuronen nach Läsionen

Afferente nozizeptive Neurone haben normalerweise keine oder selten niederfrequente Spontanaktivität (< 0,5 Impulse/s). Diese Neurone können ektop Impulse bilden, wenn sie verletzt werden (z. B. nach mechanischen, thermischen oder chemischen Nervenverletzungen mit Durchtrennung von Axonen). Solch eine ektope Impulsbildung findet an der Verletzungsstelle des Axons, im Spinalganglion am Zellkörper oder vielleicht auch proximal der Verletzungsstelle im Verlauf des verletzten Nervs statt. Sie besteht aus spontanen Impulsen und mechanisch, thermisch oder anderweitig evozierten Impulsen (Mechanosensibilität, Thermosensibilität verletzter Axone). Die ektope Impulsbildung kann einige Stunden nach der Verletzung beginnen (Michaelis et al. 1995) und über Tage, Wochen, Monate und Jahre anhalten, wenn das peripher verletzte Axon nicht mehr zu seinem Zielorgan wieder auswachsen (regenerieren) kann. Die verletzten afferenten Neurone können abnorme Chemosensibilität an ihrer Verletzungsstelle, im Verlauf des Nervs oder am Zellkörper entwickeln und z. B. durch Noradrenalin und Reizung sympathischer Neurone erregt werden (sympathisch-afferente Kopplung). Weiterhin kann die Erregung durch Ephapsen (enge Kontakte zwischen Axonprofilen ohne dazwischenliegendes Schwann-Zellzytoplasma in Neuromen) oder andere Mechanismen von einem afferenten Axon auf ein anderes überspringen. Die ektopen Impulse, die nach Verletzung des afferenten Neurons entstehen können, sind Folge morphologischer und biochemischer Veränderungen des Neurons, die als der Versuch, eine Reparation zu erreichen, aufgefaßt werden müssen. Das afferente Neuron verändert seine Membraneigenschaften, verändert die Konzentration von Ionenkanälen, seine konduktilen Eigenschaften, exprimiert Adrenozeptoren in seinen Membranen usw. Diese Veränderungen des primär afferenten Neurons nach Traumen mit Nervenverletzungen ist die periphere Basis von *neuropathischen Schmerzen* (Jänig 1988; Jänig u. McLachlan 1994; s. Section 1 in Wall u. Melzack 1994).

Wie wichtig diese peripheren Prozesse in der Entstehung von Rückenschmerzen sind, ist unbekannt. Es ist jedoch vorstellbar, daß Kompressionen von Spinalnerven in den Foramina intervertebralia (z. B. durch einen Bandscheibenvorfall) Axone in Spinalnerven und perineurale Afferenzen unterbricht. Dies führt zu Degeneration, Regeneration (Sprossung) und ektoper Impulsbildung (spontan, auf mechanische Reizung) dieser Afferenzen. Diese Prozesse würden dann zur Folge haben, daß auch Schmerzen, die mit der Wirbelsäule assoziiert sind, in die Kategorie der neuropathischen Schmerzen fallen können.

Zentrale Verarbeitung nozizeptiver Information aus dem tiefen somatischen Bereich

Hinterhorn des Rückenmarkes

Organisation, synaptische Eingänge und Projektionen

Die graue Substanz des Rückenmarkes ist nach zytologischen Kriterien in Schichten organisiert, die von dorsal kommend mit römischen Ziffern bezeichnet werden (Abb. 5) (Willis u. Coggeshall 1991). Lamina I ist die dorsalste Schicht und wird auch als Lamina marginalis bezeichnet, Lamina II als Substantia gelatinosa Rolandi und Laminae III und IV als Nucleus proprius. Funktionell verschiedene

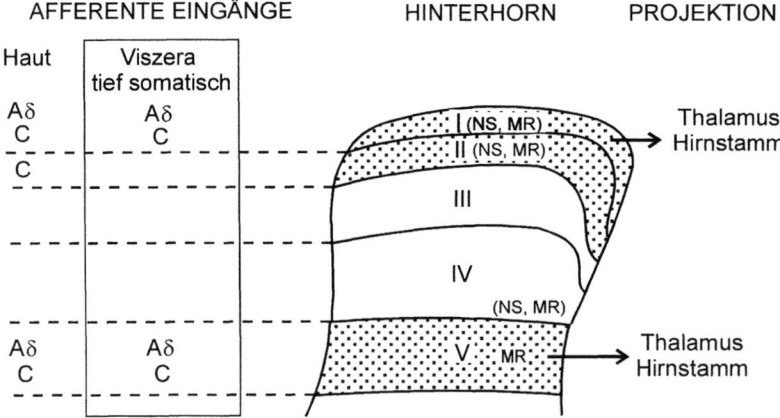

Abb. 5. Projektion nozizeptiver afferenter Neurone von Haut, tiefen somatischen Geweben und Eingeweiden zum Hinterhorn und Projektion von Hinterhornneuronen in Laminae I und V zum Hirnstamm (Tractus spinomesencephalis, spinotegmentalis, spinoreticularis) und zum Thalamus (Tractus spinothalamicus). Das Hinterhorn ist in 5 Schichten organisiert (Lamina I, Lamina marginalis; Lamina II, Substantia gelatinosa rolandi; Laminae III und IV, Nucleus proprius). Aδ: dünne myelinisierte Afferenzen; C: unmyelinisierte Afferenzen; NS: nozizeptivspezifische Neurone; MR: multirezeptive Neurone. (Mod. nach Jänig 1993)

afferente Neurone projizieren in geordneter Form in die Schichten I bis V des Hinterhorns. Dünne myelinisierte nozizeptive (Aδ-)Afferenzen aus der Haut projizieren in Lamina I und Lamina V, unmyelinisierte kutane nozizeptive Afferenzen in Laminae I und II. Nichtnozizeptive kutane Afferenzen projizieren in Laminae I und II (thermorezeptiv), III und IV (mechanorezeptiv) und tiefere Schichten des Rückenmarks. Dünne tiefe somatische Afferenzen und spinale viszerale Afferenzen projizieren in die Laminae I und V und tiefer.

Es gibt im Hinterhorn neben funktionell anderen Neuronen 2 Typen von Neuronen, die nozizeptive Information kodieren:
- Spezifisch-nozizeptive Neurone (NS) in den Laminae I, II und V, die nur durch noxische Reize der Haut erregt werden. Nozizeptiv-spezifische Neurone, die nur von Afferenzen aus dem tiefen somatischen Bereich erregt werden, sind ganz selten. Die Informationsverarbeitung in der Lamina II ist für die Haut spezialisiert.
- Multirezeptive Neurone (MR) in den Laminae I, V und tiefer, die durch noxische und nichtnoxische Reize erregt werden. Diese Neurone werden auch als „wide dynamic range"-Neurone oder Konvergenzneurone bezeichnet.

Die spezifisch-nozizeptiven Neurone kodieren in ihrer Aktivität das Vorhandensein und den Ort noxischer Ereignisse, jedoch weniger die Intensität der Ereignisse; die multirezeptiven Neurone kodieren vermutlich vorwiegend die Intensität der Ereignisse. Nozizeptiv-spezifische Neurone sind normalerweise vermutlich stumm wie kutane nozizeptive Afferenzen. Viele multirezeptiven Hinterhornneurone weisen vermutlich beim wachen Tier und Menschen Ruheaktivität auf. Spezifisch-nozizeptive Neurone sind erheblich seltener als multirezeptive Neurone (Price 1988; Willis u. Coggeshall 1991; Section 1 in Wall u. Melzack 1994).

Tiefe somatische Afferenzen, die schädigende Reize in ihrer Aktivität kodieren, projizieren auf Hinterhornneurone in den Laminae I und V und tiefer (Abb. 5). Die meisten dieser Neurone erhalten konvergente synaptische Eingänge von Afferenzen aus allen 3 Körperdomänen: Haut, tiefer somatischer Bereich und Viszera. Hinterhornneurone, die ausschließlich durch tiefe somatische oder viszerale Afferenzen erregt werden, sind extrem selten. Es ist unklar, auf welche Weise Ereignisse im tiefen somatischen Bereich, die zu Schmerzen und den begleitenden Veränderungen führen, kodiert werden. Die große Klasse von Konvergenzneuronen („wide dynamic range"-Neuronen) ist vermutlich unterdifferenziert; verschiedene Gruppen dieser Neurone signalisierten je nach funktionellem Kontext verschiedene Ereignisse, die in der Peripherie stattfinden.

Die spezifisch-nozizeptiven und die multirezeptiven Neurone sind entweder Interneurone, die zu anderen Neuronen im Rückenmark projizieren (propriospinale Neurone), oder Neurone, die durch den (kontralateralen und in geringerem Maße ipsilateralen) ventrolateralen Funikulus zum Thalamus und zu verschiedenen Strukturen des Hirnstammes als Tractus spinothalamicus, Tractus spinomesencephalis, -tectalis und -reticularis projizieren. Die spinothalamischen Neurone projizieren zu den sensorischen Thalamuskernen (Ventrobasalkerne und Nucleus centralis lateralis des Thalamus); Durchtrennung des Tractus spinothalamicus erzeugt eine Analgesie in kontralateralen Körperbereichen unterhalb der Durchtrennungsstelle, außerdem fallen die Kalt- und Warmempfindungen aus.

Die Projektionsgebiete der aszendierenden Systeme im Hirnstamm (Mittelhirn, Pons und Medulla oblongata) enthalten die Kerngebiete, von denen die Übertragung der nozizeptiven Information im Rückenmark durch deszendierende Systeme kontrolliert wird (zentrales Höhlengrau, Formatio reticularis mesencephali, Nucleus raphe magnus und andere). Außerdem sind diese Kerngebiete im Hirnstamm mit neuronalen Zentren verknüpft, die für die Steigerung der Atmung, die Erzeugung vegetativer Reaktionen und die Erhöhung des Wachzustandes wichtig sind.

Die afferente nozizeptive Information wird im Rückenmark nicht nur umgeschaltet auf Neurone, die zu supraspinalen Hirnbereichen projizieren, sondern auch auf Neurone, die eingebunden sind in somatomotorische und vegetative (sympathische) Reflexbögen. Diese propriospinalen Reflexbögen sind die neuronale Basis für viele somato-motorische und vegetative Reaktionen bei noxischen Reizen, z.B. Flexorreflexe, Fluchtreflexe, Reflexe in Vasokonstriktor- oder Sudomotoneuronen.

Kontrolle nozizeptiver Impulsübertragung durch deszendierende Systeme

Die Übertragung der nozizeptiven Information im Hinterhorn zu den supraspinalen Zentren und zu den propriospinalen vegetativen und somatomotorischen Reflexen unterliegt vielfältigen neuronalen Kontrollen, an denen lokale neuronale Mechanismen und die deszendierenden Kontrollsysteme vom Hirnstamm (z.B. über das periaquäduktale Höhlengrau und den Nucleus raphe magnus) beteiligt sind. Die Zentren im Hirnstamm, in denen die deszendierende Kontrollen ihren Ursprung haben, stehen wiederum unter dem Einfluß von Neocortex und limbischem System. Diese neuronalen Kontrollen sind meistens inhibitorisch. Sie bewirken, daß die nozizeptive afferente Information aus der Peripherie nicht einfach „durchgeschaltet" wird zu den Hirnzentren, die nozizeptive Informationen verarbeiten, sondern im Kontext des Verhaltens des Organismus verändert wird. Außer der Einbindung in somatomotorische und vegetative Reflexe haben die inhibitorischen Kontrollen folgende Funktionen für die tiefe somatische Nozizeption:

- Erhaltung der Spezifität der sensorischen Kanäle und damit auch der Spezifität der Übertragung nozizeptiver Information zum Thalamus. Zwischen den verschiedenen Kanälen des somato-sensorischen Systems gibt es Überlappungen und Interaktionen, die durch die neuronalen Hemmungen, vereinfacht gesagt, beseitigt werden.
- Erhaltung der topischen (räumlichen) Ordnung der Übertragung der Information aus der Peripherie.

An diesen Kontrollmechanismen sind monoaminerge (serotonerge und noradrenerge) und andere deszendierende Systeme beteiligt, die über spinale peptiderge (z.B. enkephalinerge) und andere Interneurone die nozizeptive Impulsübertragung hemmen können und so physiologisch eine endogene Analgesie erzeugen (z.B. bei Streß)(Section 1 in Wall u. Melzack 1994). Wenn diese lokalen und supraspinalen Hemmechanismen gestört sind und nicht funktionieren, können die verschiedensten sensorischen Veränderungen eintreten.

Sensibilisierung von Rückenmarkneuronen und ihre Mechanismen: Hyperalgesie und Allodynie

Die Informationsverarbeitung im spinalen nozizeptiven System ist vermutlich bei subakuten und chronischen Schmerzen durch den kontinuierlichen afferenten Impulseinstrom in sensibilisierten nozizeptiven Afferenzen oder in afferenten Neuronen, die durch Traumen verletzt worden sind und ektop Impulse erzeugen (z. B. nach Nervenverletzung), verändert. Die zentralen Veränderungen als Folge der Veränderungen in den nozizeptiven Neuronen sind Ausdruck der Plastizität des zentralen nozizeptiven Systems. Die Sequenz der Ereignisse ist folgende:
1. Sensibilisierung peripherer nozizeptiver Neurone,
2. Sensibilisierung zentraler Neurone im Hinterhorn mit veränderter Informationsverarbeitung der abnormen nozizeptiven Impulsaktivität aus der Peripherie,
3. Abnahme der zentralen Sensibilisierung nach Abnahme der Impulsaktivität in den sensibilisierten peripheren nozizeptiven Neuronen.

Eine Hyperalgesie ist charakterisiert durch eine Erniedrigung der Reizschwelle zur Erzeugung von Schmerzen und einer verstärkten Schmerzempfindung bei Reizen, die normalerweise auch Schmerzen auslösen. In Abhängigkeit von der Art der Reize spricht man von mechanischer Hyperalgesie und thermischer (Kalt-, Warm-) Hyperalgesie. Werden die Schmerzen eindeutig durch Erregung von Rezeptoren ausgelöst, die normalerweise andere nichtschmerzhafte Empfindungen auslösen (niederschwellige Mechanorezeptoren von Haarfollikeln, Meissner-Körperchen und Pacini-Körperchen, Kaltrezeptoren, Warmrezeptoren), so spricht man von Allodynie (Mechano-, Kälte-, Warmallodynie). Die Grenzen zwischen Hyperalgesie und Allodynie sind manchmal fließend. Ob das Konzept der Allodynie auf den tiefen somatischen Bereich übertragbar ist, ist unklar, erscheint aber wahrscheinlich (Merskey u. Bogduk 1994).

Die zentralen Terminale der nozizeptiven Afferenzen im Hinterhorn setzen bei Erregung nicht nur den Transmitter Glutamat frei, sondern auch Neuropeptide (z. B. die Substanz P, „calcitonin gene-related peptide"). Über die Membranprozesse, die bei der Sensibilisierung der Hinterhornneurone ablaufen, bestehen folgende Vorstellungen: phasische Aktivierung der nozizeptiven Neurone setzt Glutamat aus den zentralen Endigungen der afferenten Neurone frei. Dies erzeugt durch Öffnung bestimmter glutamatrezeptorgesteuerter Ionenkanäle vom nicht-NMDA-Typ schnelle erregende postsynaptische Potentiale in den Hinterhornneuronen. Bei kontinuierlicher Aktivierung der nozizeptiven Afferenzen werden zusätzlich Neuropeptide freigesetzt. Diese erzeugen langanhaltende postsynaptische Potentiale und vermutlich andere Veränderungen an den Neuronen, welche wiederum die Öffnung anderer glutamatrezeptorgesteuerten Ionenkanäle, die normalerweise gar nicht aktiviert werden und eine stärkere Depolarisation für ihre Öffnung benötigen, fördern [sogenannte NMDA(N-Methyl-D-Aspartat)-rezeptorgesteuerte Kanäle]. Hierdurch werden die Depolarisationen der Neurone und ihre Aktivität über längere Zeit erhöht; die Neurone antworten jetzt verstärkt auf normale periphere Reize, und ihre rezeptiven Felder nehmen an Größe zu. Man glaubt, daß dieses ein Mechanismus der zentralen Sensibilisierung ist.

Ein anderer Mechanismus der zentralen Sensibilisierung ist wahrscheinlich die Abnahme der lokalen Hemmprozesse im Hinterhorn, die über inhibitorische Interneurone ausgeübt wird. Diese Neurone sollen bei kontinuierlicher Erregung der nozizeptiven afferenten Neurone durch Überladung mit Kalzium, welches durch die NMDA-rezeptorgesteuerten Kanäle nach intrazellulär fließt, in ihrer Funktion eingeschränkt sein oder sogar funktionslos werden. Der Ausfall dieser lokalen Hemmprozesse im Hinterhorn erhöht damit die Erregbarkeit der Neurone im Rückenmark, die die nozizeptiven Informationen von den primär afferenten Neuronen zum Hirnstamm und sensorischen Thalamus übertragen (Schaible u. Schmidt 1995; Willis 1993; Section 1 in Wall u. Melzack 1994).

Diese Mechanismen der zentralen Sensibilisierung mögen die neuronale Grundlage der sekundären Hyperalgesie (Allodynie) sein: Reizung von niederschwelligen Mechanorezeptoren erregt jetzt konvergente und spezifisch-nozizeptive Hinterhornneurone sehr stark und führt so zum Schmerz. Dieses Modell ist experimentell an der Nozizeption der Haut entwickelt worden und sagt voraus, daß Blockade der Spontanaktivität der sensibilisierten nozizeptiven afferenten Neurone (z. B. durch Leitungsblockade) zur Abnahme von Spontanschmerz, Hyperalgesie und Allodynie führt.

Nach Untersuchungen von Mense und Mitarbeitern und Schaible und Mitarbeitern (Mense 1993 a, b; Mense u. Schaible 1993; Schaible u. Grubb 1993) ist dieses Modell im Prinzip auch auf den tiefen somatischen Bereich anwendbar und kann die Mechanismen der tiefen Hyperalgesie und der Übertragung tiefer somatischer Schmerzen z. T. erklären. Diese Autoren haben zeigen können, daß Aktivierung dünner nozizeptiver Afferenzen von der Skelettmuskulatur oder von der Gelenkkapsel Neurone im Hinterhorn sensibilisiert: Hinterhornneurone, die normalerweise kaum oder überhaupt nicht vom Gelenk oder Skelettmuskel aktivierbar sind (z. B. durch Rotation, Flexionen oder Druckreize), können bei kontinuierlicher Aktivierung tiefer somatischer nozizeptiver Afferenzen (z. B. durch einen experimentellen Entzündungsreiz) jetzt durch diese Reize aktiviert werden, entwickeln neue rezeptive Felder oder vergrößern ihre rezeptiven Felder. Diese zentralen Veränderungen sind reversibel und können auch durch zentrale pharmakologische Interventionen (z. B. an den Glutamatrezeptoren) beeinflußt werden. Die zeitliche Entwicklung der neuronalen Veränderungen im Rückenmark entspricht in etwa der zeitlichen Entwicklung von tiefer primärer und sekundärer (übertragener) Hyperalgesie.

Aus diesen Betrachtungen ergibt sich, daß die Veränderungen des Entladungsverhaltens spinaler Neurone bei Entzündungen und anderen Prozessen im tiefen somatischen Bereich auf drei Prozesse zurückzuführen sind (Abb. 6):
1. Sensibilisierung primär afferenter nozizeptiver Neurone,
2. Sensibilisierung spinaler Neurone,
3. Veränderung der neuronalen inhibitorischen deszendieren Kontrolle.

Folgendes muß betont werden: Der Auslöser für die Veränderungen der Verarbeitung nozizeptiver Information auf spinaler Ebene und für die Veränderung der deszendierenden inhibitorischen Kontrolle ist der kontinuierliche afferente Einstrom in den sensibilisierten afferenten nozizeptiven Neuronen. Dieses ist Ausdruck der Plastizität des peripheren und zentralen nozizeptiven Systems unter

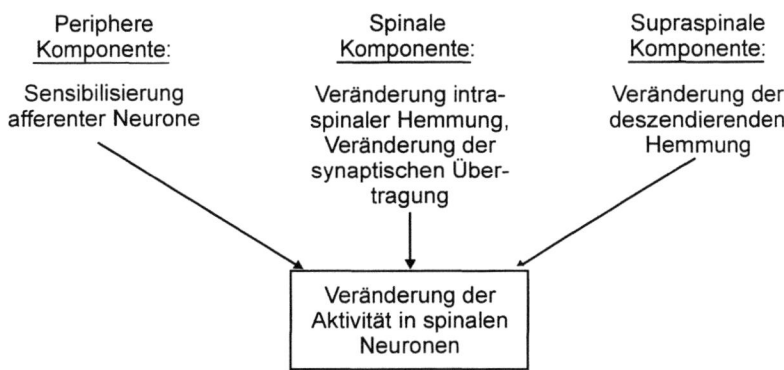

Abb. 6. Komponenten, die zur Veränderung des Entladungsverhaltens spinaler Neurone bei Entzündungen im tiefen somatischen Bereich (Gelenk, Skelettmuskel) beitragen. (Nach Schaible u. Grubb 1993)

verschiedenen Bedingungen. Kausale Therapien müssen deshalb primär auf die peripheren nozizeptiven Neurone abzielen.

Übertragene sensorische, vegetative und skeletomotorische Phänomene

Schädigende Prozesse im tiefen somatischen Bereich und im Eingeweidebereich können zu übertragenen Schmerzen und übertragenen reflektorischen (vegetativen, skeletomotorischen) Reaktionen in den tiefen somatischen Bereichen (Skelettmuskel, Gelenke, Faszien, Periost) und in der Körperoberfläche (Haut, Subkutis) führen. Die Organization dieser sensorischen und reflektorischen übertragenen neuronalen Prozesse hängt ab
1. von der segmentalen Organisation spinaler afferenter Eingänge aus Viszera, tiefen somatischen Strukturen und Haut,
2. von der segmentalen Organisation der Motoneurone und sympathischen präganglionären Neurone,
3. von der Verarbeitung nozizeptiver afferenter Information aus allen drei Körperdomänen im Rückenmark.

Übertragene Schmerzen

Schmerzen, die von der *Körperoberfläche (Haut)* ausgelöst werden, sind sehr gut lokalisierbar (Abb. 7). Das liegt an der genauen Repräsentation der Körperoberfläche im neuronalen Raum (primär afferente Neurone, Rückenmark, thalamokortikales System). Es gibt keinen übertragenen Hautschmerz.
Schmerzen, die von *tiefen somatischen Strukturen (Skelettmuskulatur, Sehnen, Faszien, Periost)* ausgelöst werden, sind räumlich weniger gut oder nur sehr unge-

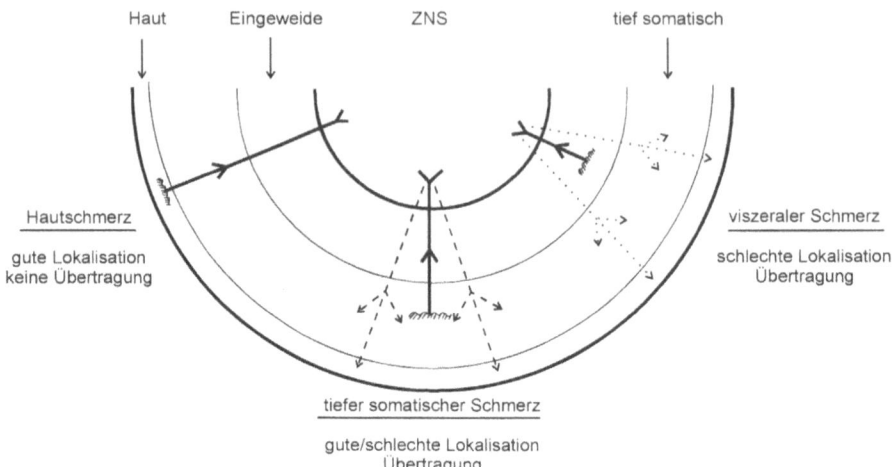

Abb. 7. Lokalisation und Übertragung tiefer somatischer und viszeraler Schmerzen in den tiefen somatischen Bereich und in die Körperoberfläche. Durchgezogene radiale Linien: Afferenzen; unterbrochene Linien mit Pfeilen: Übertragungen. (Nach Ruch 1979)

nau lokalisierbar im Vergleich zum Hautschmerz. Dabei scheint es Unterschiede zwischen oberflächlich liegenden Geweben und tief liegenden Geweben zu geben: Schmerzen von oberflächlich liegenden Geweben (z. B. Faszien, Sehnen) sind in der Regel räumlich besser zu lokalisieren als Schmerzen von tiefer liegenden Geweben (Kellgren 1938, 1939; Lewis 1942). Die Schmerzen aus den tiefen somatischen Geweben werden in die Haut und in tiefe somatische Gewebe übertragen (Abb. 7). Diese übertragenen Schmerzen äußern sich in Spontanschmerz und Druckhyperalgesie. Die räumliche Ausdehnung dieser Schmerzen ist durch die segmentale Organisation der Innervation von Haut und tiefen somatischen Geweben bestimmt. Sie ist besonders deutlich im Rumpfbereich ausgeprägt, aber auch an den Extremitäten nachweisbar. Übertragungszonen in den Dermatomen und Übertragungszonen in den Myotomen und Sklerotomen der tiefen somatischen Gewebe sind also bedingt durch die segmentale Organisation der Afferenzen und die Art der konvergenten Informationsverarbeitung in den Neuronen des Rückenmarkes. Dabei muß beachtet werden, 1. daß die Übertragung nicht in strengem Sinne segmental ist, sondern auch in benachbarte Dermatome, Myotome und Sklerotome stattfindet und 2. daß die Myotome und Sklerotome bei weitem nicht so regelmäßig angeordnet sind wie die Dermatome (Kellgren 1938, 1939; Lewis u. Kellgren 1939; Lewis 1942). Bei Übertragungen in die Haut werden häufig nicht die ganzen Dermatome erfaßt, sondern nur Teile. Das gleiche gilt vermutlich auch für die Übertragung in den tiefen somatischen Bereich. Neuere Untersuchungen am Menschen zeigen, daß die Übertragung vom tiefen somatischen Bereich in den tiefen somatischen Bereich stärker ist und länger anhält als die Übertragung in die Haut (Vecchiet et al. 1993b). Die Mechanismen der Übertragung sind ausführlich von Mense (1993c) diskutiert worden. Hier liefert nach wie vor die Konvergenz-Projektions-Theorie von Ruch (1979) die beste Erklärung.

Viszerale Schmerzen werden nicht nur in die Haut und Subkutis übertragen, sondern auch in den tiefen somatischen Bereich. Diese Übertragung besteht aus Spontanschmerz und Hyperalgesie und ist klinisch experimentell und tierexperimentell gut belegt (Abb. 7). Die Phenomenologie und die möglichen neuronalen Mechanismen dieser Übertragung sind anderweitig beschrieben worden (Jänig 1993, 1995; s. Vecchiet et al. 1993 a).

Übertragene reflektorische und skeletomotorische Phänomene

Die übertragenen Schmerzen sind mit spinalen reflektorischen autonomen und skeletomotorischen Prozessen korreliert. Hyperhidrosis (Aktivierung der Sudomotoneurone), Piloerektion („Gänsehaut", Aktivierung der Pilomotoneurone) und Veränderung des Blutflusses durch die Haut (Veränderung der Aktivität in kutanen Vasokonstriktorneuronen?) können in den entsprechenden Hautzonen beobachtet werden. Besonders in den dorsalen Hautzonen am Rumpf kann eine Veränderung der Konsistenz von Haut und Subkutis beobachtet werden. Sie besteht aus Einziehungen und verminderter Verschieblichkeit der Haut sowie Verdickungen, Zunahme der Konsistenz und Abnahme der Elastizität des subkutanen Gewebes (Travell u. Simons 1983). Die Mechanismen für diese Veränderungen sind unklar. Wegen ihrer segmentalen Anordnung ist es jedoch sicherlich nicht falsch anzunehmen, daß die postganglionären sympathischen Neurone und/oder die afferente Innervation eine Rolle spielen. Es ist vorstellbar, daß die betroffenen Gewebe durch Konstriktion der nutritiven Blutgefäße chronisch mit Blut unterversorgt werden und daß dieser Prozeß von einer Erhöhung der Permeabilität der Kapillaren und Venolen begleitet wird. Es ist aber ebenso nicht ausgeschlossen, daß ganz andere Prozesse eine Rolle spielen, die mit dem axonalen Transport in der afferenten und efferenten Innervation verknüpft sind (Jänig 1993, 1995).

Häufig wird in den entsprechenden Myotomen eine Vermehrung der Spannung einzelner Muskeln oder in Abschnitten einzelner Muskeln beobachtet. Diese Veränderungen werden reflektorisch erzeugt und sind in der manuellen und physiotherapeutischen Medizin wichtig. Inwieweit primär die Aktivierung von γ- oder α-Motoneuronen in diesem reflektorischen Geschehen eine Rolle spielt, ist unklar. Neurophysiologische Untersuchungen haben gezeigt, daß die meisten α-Motoneurone zu Flexoren und Extensoren der Katzenhinterextremität klassische Flexor-Reflex-Antworten bei noxischer Reizung dünner Muskelafferenzen zeigen. Die meisten γ-Motoneurone der Flexor- und Extensormuskeln werden auf algogene Muskelreizung erregt (Kniffki et al. 1981). Diese Erregung könnte bei chronischer Irritation dünner tiefer somatischer Afferenzen und u. U. auch spinaler viszeraler Afferenzen über die γ-Schleife und sekundäre Erregung von Ia- und II-Afferenzen von den Muskelspindeln zur Erhöhung des Muskeltonus führen. Experimentell konnte dieser hypothetische Mechanismus bisher nicht nachgeahmt werden (weiteres s. Schmidt 1981; Mense 1993 a).

Veränderungen, die man an der Skelettmuskulatur beobachten und palpieren kann, werden in der klinischen Literatur durch eine Vielfalt von Begriffen beschrieben und sind bei Travell u. Simons (1983) abgehandelt worden. Es wird angenommen, daß die Verspannung einzelner Skelettmuskeln oder Gruppen von

Skelettmuskeln oder von Teilen eines Skelettmuskels die Ursache für eine ganze Kette von segmentalen sensorischen, reflektorischen autonomen und reflektorischen somatomotorischen Phänomenen sein kann. Im Zentrum dieser Betrachtungsweise und der daraus folgenden physikalischen/manuellen Therapien stehen die sogenannten „Trigger-Punkte" in der Skelettmuskulatur, von denen das Geschehen ausgeht. Chronische Muskelverspannungen bilden „primäre Triggerpunkte". Dies führt zur kontinuierlichen Erregung von dünnen myelinisierten und unmyelinisierten Afferenzen der Muskulatur und Sehnen (Mense 1993a). Diese spinale afferente Aktivität ist der Ausgangspunkt für positive skeletomotorische Rückkopplungskreise im gleichen Myotom und in benachbarten Myotomen und für die Etablierung „sekundärer Triggerpunkte" (Jänig 1995).

Zusammenfassung

1. Schmerzen der Wirbelsäule sind eine Funktion
   a) der Anatomie und Biomechanik des Bewegungssegmentes,
   b) der afferenten und efferenten Innervation dieses Segmentes,
   c) der Aktivierung von dünn myelinisierten und unmyelinisierten Afferenzen des tiefen somatischen Gewebes,
   d) der zentralen Verarbeitung nozizeptiver Information und
   e) der Regulation der Skelettmuskulatur.
2. Das dorsale Kompartiment des Bewegungssegmentes wird durch den R. dorsalis des Spinalnervs innerviert, das ventrale Kompartiment durch den R. meningeus und durch Äste des Truncus sympathicus und der Rr. grisei. Betroffene Afferenzen von Intervertebralgelenken und Zwischenwirbelscheiben können beim Menschen lokalisiert werden durch selektive diagnostische Blockaden und Reizungen.
3. Dünn myelinisierte und unmyelinisierte Afferenzen der Wirbelsäule kodieren noxische Ereignisse. Diese Afferenzen werden aktiviert und sensibilisiert bei funktionellen pathophysiologischen, strukturellen und entzündlichen Veränderungen der Wirbelsäule. Sensibilisierte Afferenzen entwickeln Spontanaktivität, entladen vermehrt auf Reizung und erniedrigen ihre Schwelle zur Aktivierung. Normalerweise stumme Afferenzen werden rekrutiert und aktiviert.
4. Die Erregung der tiefen somatischen Afferenzen konvergiert mit der Erregung kutaner und viszeraler Afferenzen auf nozizeptiv-spezifische und multirezeptive spinale Neurone der Laminae I, V und tieferen Laminae des Hinterhorns. Diese Neurone projizieren einerseits über den Vorderseitenstrang zum Thalamus und zum Hirnstamm und sind an der Erzeugung tiefer somatischer Schmerzen und der Aktivierung neuronaler Systeme im Hirnstamm, die die nozizeptive Impulsübertragung im Rückenmark hemmend kontrollieren, beteiligt. Andererseits sind lokale Neurone an der spinalen Verarbeitung nozizeptiver Information und an der Vermittlung spinaler sympathischer und skeleto-motorischer Reflexe beteiligt.
5. Aktivität in sensibilisierten afferenten nozizeptiven Neuronen sensibilisiert Hinterhornneurone. Die Neurone vergrößern ihre rezeptiven Felder oder bilden

neue aus; sie entladen vermehrt auf periphere noxische Reizung und werden durch Reize aktiviert, die normalerweise keinen Effekt haben. Die Mechanismen der Sensibilisierung bestehen aus einer Veränderung der synaptischen Übertragung und der lokalen Hemmechanismen.

6. Noxische Ereignisse im tiefen somatischen Bereich werden in den tiefen somatischen Bereich und in die Körperoberfläche übertragen. Das äußert sich in Spontanschmerz und Hyperalgesie in den Übertragungszonen. Der Mechanismus dieser Übertragung wird durch die Projektions-Konvergenz-Theorie nach Ruch erklärt. Eine Hauptkomponente der Übertragung ist die Sensibilisierung der Hinterhornneurone.

Literatur

Aprill C, Dwyer C, Bogduk N (1990) Cervical zygapophyseal joint pain patterns II: a clinical evaluation. Spine 15: 458-461

Bahns E, Ernsberger U, Jänig W, Nelke A (1986) Discharge properties of mechanosensitive afferents supplying the retroperitoneal space. Pflügers Arch 407: 519-525

Barnsley L, Lord S, Bogduk N (1993a) Comparative local anaesthetic blocks in the diagnosis of cervical zygapophysial joint pain. Pain 55: 99-106

Barnsley L, Lord S, Wallis B, Bogduk N (1993b) False-positive rates of cervical zygapophysial joint blocks. Clin J Pain 9: 124-130

Bogduk N (1980) Lumbar dorsal ramus syndrome. Med J Aust 15: 537-541

Bogduk N (1983) The innervation of the lumbar spine. Spine 8: 286-93

Bogduk N, Aprill C (1993) On the nature of neck pain, discography and cervical zygapophysial joint pain. Pain 54: 213-217

Bogduk N, Marsland A (1988) The cervical zygapophysial joints as a source of neck pain. Spine 13: 610-617

Bogduk N, Windsor M, Inglis A (1988) The innervation of the cervical intervertebral discs. Spine 13: 2-8

Chahl LA (1991) Antidromic vasodilatation and neurogenic inflammation. In: Bell C (Hrsg) Novel peripheral neurotransmitters. Pergamon, New York, pp 161-192

Dwyer A, Aprill C, Bogduk N (1990) Cervical zygapophyseal joint pain patterns I: a study in normal volunteers. Spine 15: 453-457

Grigg P, Schaible H-G, Schmidt RF (1986) Mechanical sensitivity of group III and IV afferents from posterior articular nerve in normal and inflamed cat knee. J Neurophysiol 55: 635-643

Holzer P (1988) Local effector functions of capsaicin-sensitive sensory nerve endings: involvement of tachykinins, calcitonin gene-related peptide and other neuropeptides. Neuroscience 24: 739-768

Jänig W (1988) Pathophysiology of nerve following mechanical injury. In: Dubner R, Gebhart GF, Bond MR (eds) Proceedings of the Vth World Congress on Pain. Pain research and clinical management, vol 3. Elsevier (biomedical division), Amsterdam, pp 89-108

Jänig W (1993a) Biologische und pathobiologische Schmerzmechanismen. In: Zenz M, Jurna I (Hrsg) Lehrbuch der Schmerztherapie. Wissenschaftliche Verlagsgesellschaft, Stuttgart, S 15-33

Jänig W (1993b) Spinal visceral afferents, sympathetic nervous system and referred pain. In: Vecchiet L, Albe-Fessard D, Lindblom U, Giamberardino MA (eds) New trends in referred pain and hyperalgesia. Elsevier, Amsterdam, 83-92

Jänig W (1995) Neurobiologische Grundlagen von reflexiv orientierten Therapien in der Naturheilkunde. Teil 1: Schmerz und sympathisches Nervensystem. Teil 2: Neuronale Rückkopplungsmechanismen. In: Bühring M, Kremer FH (Hrsg) Naturheilverfahren. Springer, Berlin Heidelberg New York Tokyo, S 1-59 (1), 1-40 (2)

Jänig W, McLachlan EM (1994) The role of modifications in noradrenergic peripheral pathway after nerve lesions in the generation of pain. In: Fields HL, Liebeskind JC (eds) Pharmacological approaches to the treatment of pain: new concepts and critical issues. Progress in pain research and management, vol. 1. IASP Press, Seattle, pp 101-128

Jull G, Bogduk N, Marsland A (1988) The accuracy of manual diagnosis for cervical zygapophysial joint pain syndromes. Med J Aust 148: 233-236

Kellgren JH (1938) Observation of referred pain arising from muscle. Clin Sci 3: 175-190

Kellgren JH (1939) On the distribution of pain arising from deep somatic structures of segmental pain areas. Clin Sci 4: 35-46

Kniffki K-D, Schomburg ED, Steffens H (1981) Synaptic effects from chemically activated fine muscle afferents upon γ-motoneurones in decerebrate and spinal cats. Brain Res 206: 361-370

Lewin GR, McMahon SB (1993) Muscle afferents innervating skin form somatotopically appropriate connections in the adult rat dorsal horn. Eur J Neurosci 5: 1083-1092

Lewis T (1942) Pain. Macmillan, London Basingstoke

Lewis T, Kellgren JH (1939) Observations relating to referred pain, viscero-motor reflexes and other associated phenomena. Clin Sci 4: 47-71

Lord M, Barnsley L, Bogduk N (1995) The utility of comparative local anesthetic blocks versus placebo-controlled blocks for the diagnosis of cervical zygapophysial joint pain. Clin J Pain 11: 208-213

Mense S (1986) Slowly conducting afferent fibers from deep tissues: neurobiological properties and central nervous actions. Prog Sensory Physiol 6: 139-219

Mense S (1993a) Nociception from skeletal muscle in relation to clinical muscle pain. Pain 54: 241-289

Mense S (1993b) Peripheral mechanisms of muscle nociception and local muscle pain. J Musculoskeletal Pain 1: 133-170

Mense S (1993c) Neurobiologische Mechanismen der Übertragung von Muskelschmerz. Der Schmerz 7: 241-249

Mense S, Schaible H-G (1993) General pain physiology. In: Olesen J, Tfelt-Hansen P, Welch KMA (Hrsg) The headaches. Raven, New York, pp 69-77

Merskey H, Bogduk N (eds) (1994) Classification of chronic pain: descriptions of chronic pain syndromes and definition of pain terms, 2. Edn. IASP Press, Seattle

Michaelis M, Blenk K-H, Jänig W, Vogel C (1995) Spontaneous activity and mechanosensitivity in axotomized sensory nerve fibers a few hours after peripheral nerve lesion in the rat. J Neurophysiol 74: 1020-1027

Michaelis M, Häbler H-J, Jänig W (1996) Silent afferents: a further class of nociceptors? Clin Exp Pharmacol Physiol 23: 14-20

Price DD (1988) Psychological and neural mechanisms of pain. Raven, New York

Rickenbacher J, Landolt AM, Theiler K (1981) Rücken. In: Lanz T, Wachsmuth W (Hrsg) Praktische Anatomie, Band II/7. Springer, Berlin Heidelberg New York, S 1-406

Ruch TC (1979) Pathophysiology of pain. In: Ruch TC, Patton HD (eds) Physiology and biophysics: the brain and neural function. Saunders, Philadephia, pp 272-324

Schaible H-G, Grubb BD (1993) Afferent and spinal mechanisms of joint pain. Pain 55: 5-54

Schaible H-G, Schmidt RF (1988) Time course of mechanosensitivity changes in articular afferents during a developing experimental arthritis. J Neurophysiol 60: 2180-2195

Schaible H-G, Schmidt RF (1995) Nozizeption und Schmerz. In: Schmidt RF, Thews G (Hrsg) Physiologie des Menschen, 26. Aufl. Springer, Berlin Heidelberg New York Tokyo, S 236-250

Schmidt RF (1981) Schmerzauslösende Substanzen. Z Physiol Med 2: 73-89

Schmidt RF, Schaible H-G, Meßlinger K, Heppelmann B, Hanesch U, Pawlak M (1993) Silent and active nociceptors: structure, functions and clinical implications. In: Gebhart GF, Hammond DL, Jensen TS (eds) Proceedings of the 7th World Congress on Pain. Progress in pain research and management, vol 2. IASP Press, Seattle, pp 213-250

Schwarzer AC, Aprill CN, Derby R, Fortin J, Kine G, Bogduk N (1994a) The relative contributions of the disc and zygapophyseal joint in chronic low back pain. Spine 19: 801–806

Schwarzer AC, Aprill CN, Derby R, Fortin J, Kine G, Bogduk N (1994b) Clinical features of patients with pain stemming from the lumbar zygapophysial joints. Spine 19: 1132–1137

Stilwell DL (1956) The nerve supply of the vertebral column and its associated structures in the monkey. Anat Rec 125: 139–169

Travell J, Simons DG (1983) Myofascial pain and dysfunction. The trigger point manual. Williams & Wilkins, Baltimore London

Vecchiet L, Albe-Fessard D, Lindblom U, Giamberardino MA (Hrsg) (1993a) New trends in referred pain and hyperalgesia. Elsevier, Amsterdam

Vecchiet L, Dragani L, de Bigontina P, Obletter G, Giamberardino MA (1993b) Experimental referred pain and hyperalgesia from muscle in humans. In: Vecchiet L, Albe-Fessard D, Lindblom U, Giamberardino MA (eds) New trends in referred pain and hyperalgesia. Elsevier, Amsterdam, pp 239–249

Wall PD, Melzack R (1994) Textbook of Pain. Churchill Livingstone, Edinburgh

Willis WD (1993) Central plastic responses to pain. In: Gebhart GF, Hammond DL, Jensen TS (eds) Proceedings of the 7th World Congress on Pain. Progress in pain research and management, vol 2. IASP Press, Seattle, pp 301–324

Willis WD, Coggeshall RE (1991) Sensory mechanisms of the spinal cord. Plenum, New York London

Weichteilverletzungen der oberen HWS: Unfallmechanismen und physikalisch-biomechanische Aspekte aus rechtsmedizinischer Sicht

K.-S. Saternus

Weichteilverletzungen überwiegen am okzipitozervikalen Übergang (C0/2) selbst bei tödlichen Traumata weit gegenüber knöchernen. Auch bei der Non-contact-Verletzung sind sie bestimmend, wenngleich Unterharnscheidt (1986, 1992, 1993) zeigen konnte, daß subtotale Schädelabrisse als Folge der Traktion durch Massenkräfte möglich sind.

Unabhängig von der Impulsrichtung erweist sich die C0/2-Region als bevorzugt bei direkter und indirekter Gewalt gegen den Hals (Saternus 1979). Die Impulsrichtung bestimmt aber den Typus der Verletzung, also die Verletzungsform. Für die Betrachtung dieses Zusammenhangs soll auf die breit akzeptierte NASA-Definition nach Unterharnscheidt (1992, 1993) zurückgegriffen und besonders die Beanspruchung in der Sagittalebene, also der Gx-Vektor, berücksichtigt werden. Auf physikalische Definitionen im Zusammenhang mit der Unfallmechanik ist Walz (1994) in einem Übersichtsartikel eingegangen, so daß an dieser Stelle auf eine erneute Wiedergabe verzichtet werden soll. Abweichend davon soll aber nicht von HWS-Belastung, sondern mit Pauwels (1965) und Kummer (1983) von physiologischer oder unphysiologischer Beanspruchung gesprochen werden.

Unter dem Blickwinkel der Richtung der Krafteinleitung (Gx-Vektor) werden einerseits die Weichteilverletzungen des Halses in verschiedenen topographischen Schichten und andererseits halsferne Verletzungen betrachtet.

Dieser Ansatz ist an sich nicht neu; so haben bereits Gay u. Abbott (1953) auf eine LWS-Becken-Beteiligung bei der Heckkollision (-Gx-Vektor) aufmerksam gemacht.

In der vorliegenden Darstellung werden systematisch die halsfernen Verletzungen unterschiedlichen Richtungen der Krafteinleitung zugeordnet.

Betont wird die Untersuchung des ganzen Menschen.

Zum -Gx-Vektor (sog. typisches Schleudertrauma)

Der äußere Gurt

Diesem Mechanismus wird im Schrifttum am häufigsten die Heckkollision zugeordnet. Allerdings sind andere Traumaformen mit hoher ventraler Zugbeanspruchung ebenfalls nicht selten.

Ungewöhnlich sind dabei Folgeverletzungen der Haut in Form quergestellter Dehnungsrisse am Vorderhals. Bei rechtsmedizinischen Untersuchungen kommen solche praktisch nur nach Abknickung (Luxationsfraktur) der HWS vor.

Ohne eine Grenzwertdiskussion führen zu wollen, findet sich die typische muskuläre Beteiligung auch bei Unfallabläufen mit geringer kinetischer Energie, wobei für den -Gx-Vektor durchaus die Manifestation in der Nackenmuskulatur (Hartspann, EMG) typisch ist.

Aber auch auf den ventralen Muskelgurt ist schon früh in diesem Zusammenhang der Blick gerichtet worden. Obwohl sich der Mund passiv bei dorsaler Kopf- und HWS-Extension öffnet, der Gurt somit entlastet wird, konnte Erdmann (1973) den schmerzhaften Mundboden nach Schleudertraumata als diagnostisches Kriterium herausarbeiten.

Dieser Befund ist palpabel und somit reproduzierbar.

In die Untersuchung des Mundbodens sollten wegen des beschriebenen Mechanismus der M. temporalis, vom äußeren Gehörgang aus die Kiefergelenke miteinbezogen werden. Dasselbe gilt für die Insertion des M. sternocleidomastoideus am Mastoid.

Periostzeichen

Informativer als die Untersuchung des Mastoids ist die der unteren Insertion des vorderen und seitlichen Gurts der Halsmuskulatur, eben des Periostzeichens (Saternus 1994).

Dabei handelt es sich um eine typische subperiostale Insertionseinblutung, meist in den Mm. sternocleidomastoidei und scaleni an der Fossa jugularis und dem oberen hinteren Rand der Clavicula. Hingegen liegen die Insertionen der Mm. sternohyoidei und sternothyroidei soweit retrosternal, daß sie palpatorisch nicht erreicht werden können.

Über das Periostzeichen läßt sich gezielt durch Auslösung eines Druckschmerzes bei der Palpation eine Ausdehnung der Verletzung festlegen.

Zwar können die Muskeln des Vorderhalses einen Hartspann aufweisen, sie müssen es aber nicht.

Die Prüfung des Periostzeichens erlaubt indirekt einen Hinweis auf die Kopf-Hals-Stellung zum Zeitpunkt des Unfallereignisses. So werden nach Wolff (1993) in der rechtlichen Beurteilung häufig Schleudertraumata unter niedriger Kollisionsgeschwindigkeit bei rotiertem Kopf und Hals geltend gemacht.

Unterharnscheidt (1992) hat diesen Mechanismus näher beschrieben. Danach kommt es zunächst aus dieser Kopfhaltung heraus zur Kompression und erst dann zur Auslenkung (Quetschkommodeneffekt). D.h. also, daß bei Drehung des Kopfs der kontralaterale M. sternocleidomastoideus sowie die Mm. scaleni vorgespannt werden, auf der ipsilateralen Seite hingegen die Muskulatur entlastet ist. Das Trauma führt somit zur unphysiologischen Beanspruchung der vorgespannten Muskeln und der in Endstellung befindlichen Gelenke.

Die Untersuchung des Periostzeichens erlaubt somit eine Verifizierung der Angabe des Verletzten.

Der tiefe Gurt

Traumatologisch lassen sich Halsweichteile mit Kehlkopf und Zungenbein, die großen Gefäße und die prävertebrale Muskulatur als der tiefere vordere Halsgurt zusammenfassen.

Es ist ein Verdienst von Tamaska u. Hinz (1969), nachgewiesen zu haben, daß beim -Gx-Trauma Zungenbein und Kehlkopf gegen die HWS angestemmt werden. Typisch sind Schildknorpeloberhornfrakturen und Kapselzerreißungen zwischen Körper und großem Horn des Zungenbeins (Saternus 1994), wobei Verletzungen des Kehlskeletts nach eigenen früheren Untersuchungen (Saternus 1979) besonders häufig (fast 10 % der Fälle) bei submentaler Krafteinleitung (Kinnaufprall) wegen der Extremauslenkung von Kopf und HWS aufgetreten waren.

Auch die Verletzung der Kehlkopfringknorpelgelenke waren nicht selten (2,5 % unter 141 Kinnanprellverletzungen).

Als eine sinnvolle schonende Untersuchung muß die phoniatrische des Kehlkopfs angesehen werden, wie sie von Hülse (1993) propagiert wird.

Häufiger als knöcherne Verletzungen des Kehlkopfgerüsts sind auch hier die Weichteilverletzungen (Maxeiner 1986; Oehmichen et al. 1987). Insbesondere die posttraumatischen Einblutungen in die Mm. postici können z. T. ein beträchtliches Ausmaß erreichen.

Ein hervorstechendes Merkmal sind somit Schluckbeschwerden nach einem Schleudertrauma.

Prädilektionsstellen dafür sind das lockere Bindegewebe des Retropharynx sowie die Faszie der prävertebralen Muskulatur (Clemens u. Burow 1972).

Nach eigenen früheren Untersuchungen (Saternus 1983) ist das retropharyngeale bzw. prävertebrale Hämatom ein recht verläßlicher Hinweis auf das Vorliegen einer begleitenden Weichteilverletzung der HWS. Die differentialdiagnostische Abklärung von Schluckbeschwerden führt also weiter bei der mosaikartigen Zusammenfügung feiner diagnostischer Details zur Sicherung der Diagnose HWS-Distorsion.

Die C 0/2-Verletzung

In allen klinischen und postmortalen Untersuchungen wird die traumatologische Sonderstellung der C 0/2-Region im Vergleich mit der HWS (C 2/Th 1) hervorgehoben.

In einer kürzlich mitgeteilten Untersuchung aus der eigenen Arbeitsgruppe (Saternus u. Eckardt 1995) an 51 tödlichen Traumata war die Inzidenz der Kopfgelenkverletzung mit 32 % höher als die sämtlicher Wirbelbogengelenke (28 %). Ein Blick soll nur auf die leichten Gelenkverletzungen geworfen werden, die als Kapseleinblutungen und/oder Unterblutungen der Menisken vorlagen. Diese Verletzungen ließen sich bei den häufigen Mischbewegungen nicht einem bestimmten Vektor zuordnen.

Wie bei den Wirbelbogengelenken dürften die Unterblutungen und vermutlich auch ödematösen Meniskusverquellungen als morphologisches Substrat der Gelenkblockierung anzusehen sein (Emminger 1955; Zukschwerdt et al. 1960; Saternus 1979, 1993, 1994).

Betrachtet man in einem größeren Kollektiv tödlicher Traumata [n = -Gx (201); +Gx (60); Gy (108); Gz (83)] die C0/2-Region, so heben sich einzelne Strukturen heraus (Saternus 1979). Nach der NASA-Klassifikation steht der Vektor Gy für seitliche, der Vektor Gz für Beanspruchung in der Körperlängsachse.

Ventral besonders häufig verletzt waren die Membrana atlanto occipitalis anterior (15%) und das Lig. apicis dentis (12%), während die Membrana atlanto axialis anterior nur in 6% aller Fälle verletzt gewesen ist.

Vergleicht man damit die Häufigkeit der Verletzung dorsaler Strukturen, so fällt ein hoher Anteil (24%) an Verletzungen der Membrana atlanto occipitalis posterior auf. Dabei handelte es sich jedoch ganz überwiegend um Begleitverletzungen von Schädelfrakturen. Traktionsverletzungen sind hingegen selten. Vielmehr entspricht es dem +Gx-Vektor, daß bei ventralflektierender Krafteinleitung die kräftige Membrana atlanto occipitalis posterior wenigstens funktionell intakt bleibt, der hintere Atlasbogen ventralflektierend mitgenommen wird, während die Membrana atlanto axialis posterior, die wesentlich schwächer dimensioniert ist, breit zerreißt. Ihre Verletzungshäufigkeit betrug in diesem Kollektiv 15%. Übertragen auf weniger energiereiche Traumata als im eigenen Kollektiv sind Verletzungen an diesen Prädilektionsstellen durchaus klinisch zu erwarten. Dazu ist in früheren Mitteilungen (Saternus 1993, 1994) das Spektrum dieser Verletzungen, so speziell der Membrana atlanto axialis posterior, der eine herausgehobene traumatologische Bedeutung zukommt, illustriert worden.

Halsferne Verletzungen (-Gx)

Das Kleinfingerzeichen (Handablösphänomen)

Heckauffahrunfälle, also das -Gx-Trauma, bedürfen nicht des Überraschungseffekts zur Auslösung eines Schleudertraumas, eine früher vielfach vertretene Position (Erdmann 1973). Auf einen unvermeidbaren Heckauffahrunfall stellt sich der Pkw-Insasse durch Erhöhung des Muskeltonus, Anstellen des Kopfs an die Kopfstütze ein, in Fahrerposition auch durch festes Umgreifen des Lenkrads.

Unter starker Zugbeanspruchung reißen die Hände vom Lenkrad ab. Die Hand öffnet sich in Richtung auf den 5. Finger, der bei dem schrittweisen Öffnen der Finger fest mit der ulnar-palmaren Außenseite dem Lenkrad anliegt. Teile dieses Widerlagers können dabei auch die oberen Anteile von Metakarpale 5 sein. Dieser 5. Strahl wird somit auf Biegung beansprucht.

Lokal kann es zu subperiostalen Unterblutungen bis zu breit erkennbaren Hämatomen kommen.

Es handelt sich also um das Hypomochlion der fest geschlossenen Hand. Entsprechend besteht ein Aufklappschmerz der überdehnten Gelenkkapseln auf der radialen Seite der Kleinfingergelenke.

Das Sternokostalzeichen

Vielfache Untersuchungen haben gezeigt, daß auch beim erwarteten Unfall (+/-Gx-Vektor) von mehr als 5 km/h Massenkräfte so groß sind, daß sie mit der Gegenkraft der haltenden Arme nicht mehr kompensiert werden können.

Die Hand löst sich also beim -Gx-Vektor unter dem Bild des Kleinfingerzeichens vom Lenkrad ab.

Der Rumpf wird in die Lehne gedrückt, und ebenfalls passiv (Massenkräfte) gehen die Arme nach hinten. Dabei entsteht eine weitere charakteristische Begleitverletzung.

Sie gilt nicht nur für die Fahrerposition wie das Kleinfingerzeichen. Durch das Anpressen des Rückens gegen die Sitzlehne – verstärkt durch die Traktion über den Schultergürtel – wird die vordere Brustwand stark auf Zug beansprucht.

Dabei kommt es zur ventralen Klafftendenz der Sternoklavikulargelenke. Diese Sternoklavikulargelenke sind anatomisch straff geführt mit kräftiger Bandsicherung. Durch die doppelte Gurtung mit der 1. Rippe besteht in Höhe der oberen Thoraxapertur eine recht druck-, aber auch zugfeste Struktur.

Das gilt nicht in gleicher Weise für die ebenso in den Zugmaxima liegenden Sternokostalgelenke. Hier finden sich bevorzugt Verletzungen.

Daß diese Zugbeanspruchung nicht vollständig gleichmäßig ist, ergibt sich aus der vorderen und hinteren Thoraxkonfiguration, der Sitzposition, der Sitzform und der Richtung des Vektors -Gx.

Entsprechend läßt sich ein reproduzierbarer Schmerz meist nur in einzelnen Sternokostalgelenken auslösen, womit sich die leicht überprüfbaren Begleitverletzungen zur -Gx-Beanspruchung in einer Fünferregel zusammenfassen lassen:

1. Mundbodenschmerz,
2. Periostzeichen (sternoklavikulär),
3. Schluckbeschwerden,
4. Kleinfingerzeichen (Abduktionsschmerz),
5. Sternokostalgelenkzeichen.

Zum +Gx-Vektor

Unfallmechanismus

Wurde bisher die Heckkollision untersucht, so soll jetzt die Frontalkollision (+Gx-Vektor) betrachtet werden. Auch dafür gilt die allgemeine Form einer nicht auf den Straßenverkehr festgelegten äußeren Bedingung.

Halsferne Verletzungen (+Gx)

Die Gurtmarke
Typische Gurtmarken sind in der klinischen wie in der forensischen Traumatologie ein geläufiger Befund. Meist zeichnet sich beim Dreipunktegurt der Schräg-, seltener auch der Bauchgurt ab.

Bei kleinem +Gx-Vektor ist das Vollbild einer Gurtmarke nicht zu erwarten, es findet sich aber dennoch sehr häufig ein charakteristischer Befund. So liegt oft isoliert über dem Schlüsselbein eine leichte Rötung oder feine Schürfung, liegt ein eben erfaßbares Ödem vor. Nicht selten finden sich dort kleinere Blutungen.

Zweite Prädilektionsstelle für derartige Verletzungen ist der seitliche Hals-Schulter-Übergang.

Ist die Überdehnungsverletzung der Halshaut bei -Gx-Trauma eine Rarität, so sind feine, quer zum Gurtverlauf angeordnete Rißblutungen in der Haut über diesen Prädilektionsstellen ein durchaus geläufiger Befund.

Jede auch noch so unbedeutende Marke muß im Interesse der Ansprüche des Patienten gezielt erfaßt und nach Möglichkeiten fotografisch dokumentiert werden.

Fuß, Wade, Hüfte und Sakroiliakalgelenke

Das +Gx-Trauma führt zur Ventralverlagerung des Beckens, ist häufig von stärkstem Bremsbemühen begleitet. In Abbildung 1 findet sich der Abdruck des Bremspedals unter der Sohle eines Pkw-Fahrers mit Abrutschen über die Innenkante. Dabei ist der Umfang des Krafteinsatzes unmittelbar an der Tiefe der Schürfung in der Sohle ablesbar. Es handelte sich um einen 70jährigen Mann, der eine tödliche Dosis eines Pflanzenschutzmittels eingenommen, sein Fahrzeug in suizidaler Absicht gegen den Sockel einer Autobahnüberbrückung gelenkt und dennoch, den Zusammenstoß vor Augen, in Angst und sicher auch Verzweiflung massiv gebremst hat.

In nichtsuizidaler Situation wird eher, aber nicht unbedingt mit geringerem Krafteinsatz gebremst. D.h., es findet eine exzentrische Krafteinleitung vor der Kollision und fortgesetzt mit der Kollision über das rechte Bein statt.

Spontan- und Druckschmerz sind entsprechend einseitig, nämlich am Außenrand der rechten Fußsohle, zu erwarten. Bei Abrutschen des Fußes vom Pedal besteht ein Aufklappschmerz im oberen Sprunggelenk auf der kontralateralen Seite.

Als Extrem einer Bremsverletzung und Einstauchung der Beine nach vorn unten sind in der rechtsmedizinischen Praxis Achillessehnenrupturen bekannt.

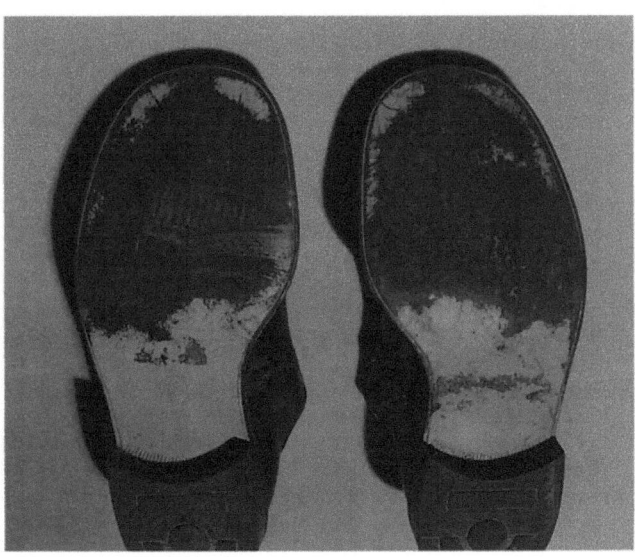

Abb. 1. Abdruck des Bremspedals unter der Sohle eines Pkw-Fahrers nach +Gx-Trauma

Um Minorformen erfassen zu können, bedarf es der Palpation der oberen und unteren Insertionen sowie der Wadenmuskulatur selbst.

Nächste Etage wäre das Hüftgelenk, oberste wären die Sakroiliakalgelenke und die Symphyse.

Insbesondere der schrittweise Seitenvergleich liefert mit einfacher klinischer Untersuchung in jeder Praxis verläßliche Daten zur Sicherung eines sonst oft nur als zu subjektiv abgewerteten Beschwerdebilds.

Hand, Arm und Schultergürtel

Unter der +Gx-Beanspruchung ist der Abstützversuch am Lenkrad typisch. Bei Überschreiten der kritischen Größe löst sich die Hand in umgekehrter Reihenfolge zum -Gx-Ablauf. Öffnete sich bei letzterem zuerst der Daumen-Zeigefinger-Griff, wird über die volare Fläche des Daumens mit dem Metacarpale 1 beim +Gx-Vektor die Kraft eingeleitet. D. h., der Daumen wird rückwärtig überstreckt.

Weiter fortgeleitet wird die Kraft dabei über den Unterarm mit der Membrana interossea, Ellbogen, Schulter- und Sternoklavikulargelenk, bei letzterem unter Beanspruchung der kaudalen Kapselportionen.

Diese Abstützverletzung ist klinisch bekannt (Voigt 1968; persönliche Mitteilung). Allerdings wird im Schrifttum nicht deutlich, wer als Erstbeschreiber anzusehen ist.

Mit der vorliegenden Zusammenstellung der halsfernen Begleitverletzungen sollte gezeigt werden, daß es traumatologische Gründe erforderlich machen, den ganzen Menschen zu untersuchen. Denn das Trauma wird nicht nur ganzheitlich erlebt, wie es Zenner (1993) aus psychosomatischer Sicht dargelegt hat, sondern es betrifft über kinetische Ketten diagnostizierbar den ganzen Menschen.

Literatur

Clemens HJ, Burow K (1972) Experimentelle Untersuchungen zur Verletzungsmechanik der Halswirbelsäule beim Frontal- und Heckaufprall. Arch Orthop Unfall-Chir 74: 116–145

Emminger E (1955) Die Gelenkdisci an der Wirbelsäule (eine mögliche Erklärung wirbelsäulenabhängiger Schmerzzustände). Hefte Unfallheilkd 48: 142–148

Erdmann H (1973) Schleuderverletzung der Halswirbelsäule. Erkennung und Begutachtung. Die Wirbelsäule in Forschung und Praxis, Bd 56. Hippokrates, Stuttgart

Gay JR, Abbott KH (1953) Common whiplash injuries of the neck. JAMA 152: 1698–1704

Hülse M (1993) Zervikale Gleichgewichtsstörungen – Zervikale Phoniationsstörungen. In: Thomalske G, Schmitt E, Gross M (Hrsg) Schmerzkonferenz 3.3. G. Fischer, Stuttgart Jena New York, S 1–14

Kummer B (1983) Welchen Beitrag leisten die Wirbelbogengelenke zur Tragfunktion der Wirbelsäule? In: Hackenbroch MM, Refior HJ, Jäger M (Hrsg) Biomechanik der Wirbelsäule. Thieme, Stuttgart, S 19–24

Maxeiner H (1986) Rechtsmedizinisch bedeutsame Kehlkopfbefunde (Prospektive autoptische Studie). Habil-Schrift, Universität Berlin

Oehmichen M, Karres-Balting U, Saternus KS (1987) Reaktive Veränderungen bei Weichteilblutungen im Kehlkopfinneren. Beitr Gerichtl Med 45: 73–78

Pauwels F (1965) Gesammelte Abhandlungen zur funktionellen Anatomie des Bewegungsapparates. Springer, Berlin Heidelberg New York

Saternus KS (1979) Die Verletzungen von Halswirbelsäule und von Halsweichteilen. Die Wirbelsäule in Forschung und Praxis, Bd 84. Hippokrates, Stuttgart

Saternus KS (1983) Dynamik versus Morphologie der HWS: Bedeutung und Wertigkeit von röntgenologischen Veränderungen; pathologische Bewegungsmuster: Versteifung, Hypermobilität, Kneifzangenmechanismus. In: Hohmann D, Kügelgen B, Liebig K, Schirmer M (Hrsg) Neuroorthopädie 1. Springer, Berlin Heidelberg New York Tokyo, S 119–126

Saternus KS (1993) Pathomorphologie dieses Verletzungstyps. In: Moorahrend U (Hrsg) Die Beschleunigungsverletzung der Halswirbelsäule. G. Fischer, Stuttgart Jena New York, S 51–65

Saternus KS (1994) Das sog. Schleudertrauma der Halswirbelsäule – Rechtsmedizinische Aspekte. In: Hierholzer G, Heitemeyer U (Hrsg) Traumatologie aktuell. Schleudertrauma der Halswirbelsäule. Thieme, Stuttgart, S 35–46

Saternus KS, Eckardt U (1995) Knorpelverletzungen der Kopf- und Wirbelbogengelenke. Aktuel Traumatol 2: 43–50

Tamaska L, Hinz P (1969) Kehlkopfverletzungen bei Schleudertraumen der Halswirbelsäule. Zbl Verkehrs-Med 15: 98–104

Unterharnscheidt F (1986) Pathological and neuropathological findings in rhesus monkeys subjected to -Gx and +Gx indirect impact acceleration. In: Sances A, Thomas DJ, Ewing CL, Larson SJ, Unterharnscheidt F (Hrsg) Mechanisms of head and spine trauma. Aloray Goshen, New York, pp 565–664

Unterharnscheidt F (1992) Pathologie des Nervensystems. In: Doerr W, Seifert G, Uehlinger E (Hrsg) Spezielle pathologische Anatomie, Bd 13/VII. Springer, Berlin Heidelberg New York Tokyo

Unterharnscheidt F (1993) Pathologie des Nervensystems. Traumatologie von Hirn und Rückenmark. Traumatische Schäden des Gehirns (forensische Pathologie). In: Doerr, W, Seifert G, Uehlinger E (Hrsg) Spezielle pathologische Anatomie, Bd 13, VI B. Springer, Berlin Heidelberg New York Tokyo

Walz F (1994) Halswirbelsäulenverletzungen – Biomechanische Erkenntnisse aus der Unfallforschung. In: Weller S, Hierholzer G (Hrsg) Traumatologie aktuell. Schleudertrauma der Halswirbelsäule. Thieme, Stuttgart New York, S 12–20

Wolff HD (1993) Funktionen der Halswirbelsäule und des Kopfgelenkbereichs aus gelenkmechanischer, muskulärer und neurophysiologischer Sicht. In: Thomalske G, Schmitt E, Gross M (Hrsg) Schmerzkonferenz 4.3. G. Fischer, Stuttgart Jena New York, S 53–66

Zenner P (1993) Verhaltens- und Funktionsanalyse der Chronifizierung nach Verletzung. In: Moorahrend U (Hrsg) Die Beschleunigungsverletzung der Halswirbelsäule. G. Fischer, Stuttgart Jena New York, S 157–162

Zukschwerdt L, Emminger E, Biedermann F, Zettel H (1960) Wirbelgelenk und Bandscheibe, 2. Aufl. Hippokrates, Stuttgart

Klinische Symptomatik

Klinische Erstuntersuchung und therapeutische Erstmaßnahmen

P. Weber

Die Qualität der klinischen Erstuntersuchung hat sich als wichtiger prognostischer Faktor bei der HWS-Distorsion erwiesen. Die Aufgabe der Erstuntersuchung ist eine zweifache: zum einen die Erstellung der korrekten Diagnose als Voraussetzung für eine adäquate Therapie und zum anderen die sorgfältige Dokumentation des Unfallherganges und des Erstbefundes für evtl. spätere gutachterliche Fragestellungen.

Manualmedizinisch werden eine Struktur- und eine Aktualitätsdiagnose unterschieden. Strukturdiagnose bedeutet hier insbesondere den Ausschluß operationspflichtiger Verletzungen. Sorgfältig muß nach Hinweisen für eine Mitbeteiligung neuraler Strukturen gesucht werden, da diese eine fachneurologische Abklärung und den Einsatz zusätzlicher bildgebender Verfahren erfordern. Gemeinsam mit der Aktualitätsdiagnose ist die Strukturdiagnose die Basis für eine angemessene Therapie des Verletzten.

Vorgeschichte

Für die Anamnese muß zunächst das Unfallgeschehen selbst sorgfältig erfragt und dokumentiert werden. Eine Aussage wie: „wurde in einen Auffahrunfall verwickelt" ist wenig aussagekräftig. Während die Bestimmung der wahrscheinlichen Krafteinleitung Aufgabe des Experten ist, soll dokumentiert werden, ob es sich um eine Heck-, Frontal-, oder Seitenkollision handelte und ob ein Alleinunfall vorlag. Handelte es sich um eine Einfachkollision oder um eine Mehrfachkollision bzw. einen Überschlag? Bei sehr kurz aufeinanderfolgenden Kollisionen muß wie beim Überschlag aufgrund des komplexen Unfallmechanismus mit schweren Verletzungen gerechnet werden.

Wichtige Angaben zur Abschätzung der Krafteinleitung sind auch Konstruktion und Stellung der Rückenlehne des Sitzes sowie der Kopfstützen. Bei sehr flach eingestellter Rückenlehne kann es bei einer Frontalkollision zu einem Submarining kommen, eine zu niedrig eingestellte Kopfstütze kann bei einer Heckkollision als Hypomochlion wirken. Ein angelegter Gurt kann bei einer Frontalkollision theoretisch verletzungsverstärkend auf die HWS wirken, nach allgemeiner Meinung wird dies aber durch die Verhinderung oder Minderung einer Kopfkontaktverletzung mehr als aufgewogen. Eine wesentliche zusätzliche verletzungsmindernde Wirkung hat hier ein Airbag.

Eine große Bedeutung kommt der Frage zu, ob es sich tatsächlich um einen Unfallmechanismus im Sinne einer Non contact injury, also einer Beschleunigungsverletzung im engeren Sinne, gehandelt hat, oder um eine Kontaktverletzung. Bei einer Kontaktverletzung kann es aufgrund des komplexen Unfallmechanismus auch bei geringen Geschwindigkeiten zu schweren Verletzungen kommen. Aufgrund der sehr guten Innenpolsterung der meisten Kraftfahrzeuge finden sich offene Wunden als Ausdruck einer stattgehabten Kontaktverletzung eher selten. Auch nach Ansicht von Gerichtsmedizinern (Walz 1993) ist daher davon auszugehen, daß dieser Mechanismus oft verkannt wird. Es sollte daher im Rahmen der klinischen Untersuchung gezielt nach einem Kopfschwartenhämatom palpiert und nach Symptomen einer evtl. Kommotio gefragt werden.

Weitere Kriterien sind die Kopfstellung zum Zeitpunkt der Kollision und die Frage, ob die Kollision erwartet wurde, d.h., ob eine entsprechend erhöhte Vorinnervation der Muskulatur vorlag. Bestand ein Vorschaden?

Da die Dauer eines evtl. beschwerdefreien Intervalls zwischen Unfallereignis und Auftreten von Beschwerden gutachterlich mit für die Beurteilung des Schweregrades einer HWS-Distorsion herangezogen wird, sollte dieses dokumentiert werden, ebenso wie der Zeitpunkt der Erstuntersuchung.

Untersuchung

Bei der klinischen Untersuchung kann unterschieden werden zwischen der Erhebung des Lokalbefundes und einer neurologischen Prüfung unter der Fragestellung einer evtl. Beteiligung neuraler Strukturen.

Klinisch-orthopädische und manualmedizinische Untersuchung

Beim Lokalbefund ist zunächst auf Haltungsprovisorien zu achten, also Stellungsrelation Kopf, HWS, Rumpf. Gelegentlich zu beobachten ist eine bei elevierter Schulter auf den Kopf aufgelegte Hand im Sinne einer „Plexusentlastungshaltung" bei radikulärer Läsion; beschrieben wird ein beidhändiges Stützen des Kopfes bei Densfraktur. Nach Kontusionsmarken auch an Thorax und Schädel sollte gesucht werden, insbesondere sorgfältige Palpation auf evtl. Kopfschwartenhämatom als Ausdruck einer stattgehabten Kontaktverletzung, Suche nach evtl. Begleitverletzungen.

Die aktive Beweglichkeit der Halswirbelsäule sollte geprüft werden, in Abhängigkeit von der klinischen Aktualität evtl. vorsichtig geführt auch die passive Beweglichkeit.

Ob eine weitergehende manualmedizinische Diagnostik möglich ist, richtet sich nach dem Aktualitätsbefund. Meist wird erst zu einem späteren Zeitpunkt eine palpatorische Segmentlokalisation anhand reflektorischer Zeichen und zu einem noch späteren Zeitpunkt eine segmentale Bewegungsprüfung mit der Fragestellung Hypomobilität, Hypermobilität, Instabilität möglich sein. Es sei bereits hier darauf hingewiesen, daß abhängig vom Aktualitätsbefund nach längstens einer Woche eine Befundkontrolle gefordert wird. Wesentlich für eine am Aktualitätsbefund orientierte Therapie ist der palpatorische Gewebsbefund, wobei in diesem Stadium die Palpation auf Gewebekonsistenz zielführender ist als die auf Schmerz. Beim Mechanismus der Heckkollision sollte hier insbesondere den ventralen Strukturen mit z. B. M. sternocleidomastoideus, Skalenusmuskeln, Sternoklavikulargelenk und den ventralen Gelenken der oberen Rippen Aufmerksamkeit geschenkt werden.

Klinisch-neurologische Untersuchung

Häufig geklagte Beschwerden nach HWS-Distorsion sind Kopf- und Gesichtsschmerzen, Ausstrahlungsschmerzen zu Schulter und Arm, Schwindelgefühl und Gleichgewichtsstörungen, Sehstörungen, Hörstörungen, Schluckstörungen sowie neuropsychiatrische Symptome. Bei all diesen Symptomen muß eine Läsion neuraler Strukturen zumindest differentialdiagnostisch erwogen werden. Diskutierte Mechanismen sind hier Relativbewegungen von Schädel und Schädelinhalt, insbesondere im Sinne von Rotationsbeschleunigungen, wie auch vaskuläre Phänomene insbesondere über das A. vertebralis-A. basilaris-System. Weiter wird von neurologischer Seite darauf hingewiesen, daß es auch bei geringfügigen Traumen zu Intimaverletzungen mit nachfolgenden thrombembolischen Komplikationen auch in entfernteren Gebieten kommen kann. Nach Thoden (1993) finden sich Literaturangaben mit über 70% auffälligen EEG-Befunden und bis zu 62,5% pathologischen ENG-Befunden nach HWS-Distorsionen. Als Konsequenz muß im Rahmen der Erstuntersuchung nicht nur nach einem peripheren neurologischen Defizit gesucht werden, sondern es sollten routinemäßig auch Tests auf Koordination und auf Funktion der kaudalen Hirnnerven miteingebaut werden.

Bei der Diagnose eines peripheren neurologischen Defizites bildet das Erkennen eines Querschnittsyndromes keine Schwierigkeiten. Das radikuläre Defizit ist gekennzeichnet durch seine Minussymptomatik mit Minderung von Sensibilität, Kraft und Muskeleigenreflex. Bezüglich der Sensibilität empfiehlt sich wegen der geringeren Dermatomüberlappung die vergleichende Prüfung auf Minderung des Schmerzempfindens, z.B. indem mittels zweier Zahnstocher gleichzeitig links und rechts im entsprechenden Dermatom geprüft wird. Schwere Paresen der Grade 0–III finden sich in erster Linie bei schweren und oft mehrsegmentalen Verletzungen und damit im klinischen Bereich. In der Praxis kann die Differenzierung zwischen einer Parese vom Grad IV und einer schmerzreflektorischen Hemmung Schwierigkeiten bereiten. Als zusätzliches differentialdiagnostisches Kriterium können hier sog. „tension tests" eingesetzt werden, beispielsweise der „upper limb tension test" nach Elvy mit seinen Modifikationen (Butler 1991). Orthopädische Provokationstests mit axialer oder foraminaler Kompression können als weiteres Kriterium im Prinzip hilfreich sein, sollten aber – wenn überhaupt in diesem Stadium – mit großem klinischem Fingerspitzengefühl angewandt werden (Frisch 1995).

Differentialdiagnostisch sollte neben dem pseudoradikulären Schmerzsyndrom auch an ein Thoracic-outlet-Kompressionssyndrom gedacht werden. Gerade bei Beteiligung der ventralen Strukturen mit Aktivierung von Triggerpunkten u. a. im Bereich der Skalenusmuskulatur kann ein solches funktionelles Thoracic-outlet-

Kompressionssyndrom im Sinne eines Double-crush-Phänomens die Symptomatik verstärken. Als orthopädischer Suchtest wird hier neuerdings die Probe nach Roos gegenüber dem klassischen Adson-Manöver favorisiert. Gegen das Adson-Manöver als Suchtest spricht einerseits, daß eine Beeinträchtigung der großen Gefäße nur bei etwa 2 % der Patienten mit Thoracic-outlet-Kompressionssyndrom vorliegt, und andererseits, daß auch viele asymptomatische Personen einen positiven Adson-Test bieten. Bei der Probe nach Roos wird der Schultergürtel aktiv in Retraktion und Depression gebracht und anschließend mit den Händen auf Schulterhöhe die Faust langsam geöffnet und geschlossen, was im Normalfall 3 min lang möglich sein sollte (Winkel et al. 1992). Bei bestehendem Verdacht auf eine Double-crush-Symptomatik empfiehlt sich eine manualmedizinische Probebehandlung auch bei negativer orthopädischer Testung.

Zur Prüfung auf Koordination kann zunächst einfach das Gangbild des Patienten beobachtet werden, die Bedingungen können dann durch Gehen auf den Hacken, durch Gehen auf einer Linie und durch Schließen der Augen erschwert werden. Es kann dann direkt der Test nach Romberg angeschlossen werden, wobei der Patient mit geschlossenen Füßen und Armen in Vorhalte steht. Beurteilt wird eine evtl. Standunsicherheit oder Fallneigung. Im Zweifelsfalle muß der Untersucher den Patienten auffangen können! Eine Verstärkung der Standunsicherheit bei Schluß der Augen wird differentialdiagnostisch als Hinterstrangzeichen gewertet. Weiter gehören zur Koordinationsprüfung die Testung auf Diadochokinese, wobei beidseits die Unterarme möglichst schnell in Pro- und Supination gebracht werden, sowie ein Test auf Dysmetrie und Intentionstremor, wozu sich z. B. der Finger-zu-Finger- oder Finger-zu-Nase-Test eignet.

Für die Beurteilung der kaudalen Hirnnerven sollte der Funktion des N. hypoglossus besondere Aufmerksamkeit gewidmet werden. Neben dem klassischen Abweichen der Zunge zur gelähmten Seite beim Herausstrecken sollte insbesondere die schnelle Zungenbewegung nach links und rechts, die Fähigkeit mit der Zunge zu schnalzen oder ein Röhrchen zu bilden geprüft werden.

Die Indikation zur fachneurologischen Zusatzuntersuchung ergibt sich bei Auffälligkeiten der orientierenden neurologischen Prüfung, sowie bei Klagen über die Symptome Schwindel und Gleichgewichtsstörung, Hörstörung und Schluckstörung. Beim Schwindel sind differentialdiagnostisch ein peripherer und ein zentraler vestibulärer Schwindel, ein zervikaler Schwindel bzw. eine vertebrobasiläre Störung abzugrenzen, bei der Hörstörung eine periphere und zentrale sowie bei der Schluckstörung eine muskuläre Dysfunktion von einer Läsion kaudaler Hirnnerven (Thoden 1993). Bei der Schluckstörung sollte auch an die Möglichkeit eines retropharyngealen Hämatomes gedacht werden.

Untersuchung mit bildgebenden Verfahren

Die radiologische Untersuchung gehört zum Standard der klinischen Erstuntersuchung. Gefordert werden konventionelle Röntgenaufnahmen der HWS in vier Ebenen sowie Röntgenfunktionsaufnahmen (Interdisziplinärer Konsens 1993). Bei den konventionellen Röntgenaufnahmen muß auf eine ausreichende Darstellung der Übergangsregionen geachtet werden, insbesondere auch auf eine ausreichende

Darstellung von HWK 7 und des Bandscheibenzwischenraumes HWK 7/BWK 1. Viele übersehene Verletzungen finden sich in Übergangsbereichen bzw. am Plattenrand. Ggf. sollten zusätzliche Spezialaufnahmen gefertigt werden.

Funktionsaufnahmen in Flexion und Extension sollen zu dem Zeitpunkt gefertigt werden, an dem es aufgrund des Aktualitätsbefundes sinnvoll erscheint (Interdisziplinärer Konsens 1993). Die Aufnahmen sollen als vom Arzt selbst passiv gehaltene durchgeführt werden. Als Instabilitätszeichen gelten
1. eine Reduktion der Überdeckung der Intervertebralgelenke um mehr als 50 %,
2. ein Auseinanderklaffen der Dornfortsätze im Bereich der spinolaminären Linie,
3. eine Verschiebung eines Wirbels gegenüber seinem Nachbarn um mehr als 2 mm oberhalb von HWK 4 bzw. um mehr als 4 mm unterhalb von HWR 4 oder die Neigung eines Wirbels gegenüber seinem Nachbarn um mehr als 11° (Zöllner 1993).

Ein Gutteil des Informationsgehaltes von Funktionsaufnahmen geht verloren, wenn diese nicht metrisch ausgewertet werden. Die beispielsweise von Penning (1976) angegebenen Normwerte beziehen sich auf passiv gehaltene Aufnahmen, denen bei dieser Indikation eindeutig der Vorzug zu geben ist.

Als zusätzliche bildgebende Verfahren sind im Rahmen der Erstuntersuchung die Computertomographie und die Magnetresonanztomographie (MRT) zu diskutieren. Ein Computertomogramm sollte veranlaßt werden bei Vorliegen einer radikulären Symptomatik oder evtl. auch zur besseren Darstellung der Situation vor geplanter Operation, ein MRT sollte durchgeführt werden bei Verdacht auf eine medulläre Symptomatik (Zöllner 1993).

Therapeutische Erstmaßnahmen

Die folgenden Hinweise zu therapeutischen Erstmaßnahmen beziehen sich auf leichtergradige HWS-Distorsionen wie sie für die Praxis relevant sind. Vieles in der physikalischen Medizin ist Erfahrungsmedizin, im folgenden sollen schlaglichtartig einige Erfahrungswerte und der Stand der Diskussion aufgezeigt werden. Nach HWS-Distorsion wird eine Akutphase, in der Schmerz und schmerzhafte Bewegungseinschränkung vorherrschen, von einer subakuten und chronischen Phase, in der die Bewegungsverminderung im Vordergrund steht und der Schmerz eher ein Begleitsymptom darstellt, unterschieden (Dvořák 1993).

Ziel therapeutischer Erstmaßnahmen ist daher vorwiegend die Schmerzreduktion. Der Versuch einer Ruhigstellung mit Schaumstoffkrawatte wird zunehmend kritisch beurteilt (Interdisziplinärer Konsens 1993). Beispielsweise sprachen sich die Referenten des 6. Neuroorthopädiesymposiums 1994 in Bayreuth übereinstimmend gegen das Anlegen einer Schanz-Krawatte nach HWS-Distorsion aus (Kongreßbericht 1994). Falls eine äußere Ruhigstellung unbedingt erforderlich ist, sollte einer stabilen Zervikalrahmenstütze der Vorzug gegeben werden. Auch diese sollte möglichst schnell abtrainiert werden.

Bei der Verordnung von Analgetika sollten Monosubstanzen bevorzugt werden. Beginn mit einem peripher wirksamen Analgetikum, entsprechend Stufenschema, bei Bedarf zusätzliche Verordnung eines schwach wirksamen, zentral angreifenden.

Die Gabe von Myotonolytika wird kontrovers beurteilt. Wenn sie gegeben werden, möglichst kurzfristig, diskutiert wird die Begünstigung abnormer Erlebnisverarbeitung durch diese Psychopharmaka (Interdisziplinärer Konsens 1993).

Bezüglich der Anwendung von Wärme und Kälte liegen sehr widersprüchliche Aussagen vor. Die Autoren des Interdisziplinären Konsens (1993) lehnen die Applikation von Wärme generell ab und empfehlen stattdessen die Applikation von Eis. Andere Autoren raten zur äußersten Vorsicht mit Eis, benutzen allenfalls eine Eisstäbchenmassage zur Detonisierung der Schulter-Nacken-Muskulatur und bevorzugen im übrigen die Anwendung von Wärme ab etwa der 1. Woche nach dem Unfall, abhängig vom Aktualitätsbefund (Senn 1993). Bei deutlichen muskulären Befunden insbesondere in der ventralen Halsmuskulatur bewährt sich auch im Akutstadium ein kurzes Abtupfen mit der heißen Rolle.

Wenn Kopfschmerz im Vordergrund des Aktualitätsbefundes steht, hat sich der Einsatz der manuellen Lymphdrainage bewährt.

Aus dem Bereich der manuellen Therapie können, orientiert am Aktualitätsbefund, sehr vorsichtige axiale Traktionen im Sinne einer Schmerztherapie durchgeführt werden (Interdisziplinärer Konsens 1993), bevorzugt im Schlingentisch. Die Indikation zur gelenkspezifischen Behandlung mit passiver Mobilisation oder mit Muskelenergietechniken ergibt sich erst im weiteren Verlauf (Dvorák 1993).

Wenn der muskuläre Befund im Vordergrund steht, kann aus dem Bereich der Elektrotherapie Interferenzstrom oder Ultraschall angewandt werden. Zur gezielten Triggerpunktbehandlung wird insbesondere die Hochvolttherapie empfohlen. Insgesamt spielt die Elektrotherapie bei den meisten Autoren eine eher untergeordnete Rolle. Eine Sonderstellung nimmt die absteigende Galvanisation ein, die bei zum Arm ausstrahlenden Schmerzen eine sehr wirkungsvolle Therapiemöglichkeit darstellt.

Zusätzliche Möglichkeiten bieten die therapeutische Lokalanästhesie und die Akupunktur. Beide Verfahren werden im Interdisziplinären Konsensus (1993) ohne weitere Begründung abgelehnt.

Abhängig vom Aktualitätsbefund sollte der Verunfallte baldmöglichst in ein aktives Übungsprogramm miteinbezogen werden, zunächst in Form von Stabilisationsübungen.

Übertherapie gilt als ein Prädiktor für eine Beschwerdechronifizierung nach HWS-Distorsion. Die Forderung von Ludolph (1993), daß heute die Halskrawatte beim sog. Schleudertrauma der HWS das sein solle, was in den 50er Jahren der Eisbeutel beim Schädel-Hirn-Trauma war, bedeutet sicher für manchen Patienten eine Untertherapie. Gemäß Strukturanalyse und Aktualitätsbefund sollte dem Patienten aus den zur Verfügung stehenden Möglichkeiten weder eine Über-, noch eine Untertherapie, sondern eine angemessene Behandlung zuteil werden.

Literatur

Butler DS (1991) Mobilisation of the nervous system. Churchill Livingstone, Edinburgh
Dvorák V (1993) Manualmedizinisches Konzept der Therapie. In: Moorahrend (Hrsg)
Frisch H (1995) Programmierte Untersuchung des Bewegungsapparates, 6. Aufl. Springer, Berlin Heidelberg New York Tokio
Interdisziplinärer Konsens zur HWS-Beschleunigungsverletzung (1993) In: Moorahrend (Hrsg)

Kongreßbericht (1994) Distorsion der Halswirbelsäule: Symptomatik, Diagnostik und Therapie. myo contractura 8/2

Ludolph E (1993) Therapie des akuten HWS-Akzelerationstraumas. In: Moorahrend (Hrsg)

Moorahrend U (Hrsg) (1993) Die Beschleunigungsverletzung der Halswirbelsäule. G. Fischer, Stuttgart

Penning L (1976) Normale Bewegungen der Halswirbelsäule. Hippokrates, Stuttgart (Die Wirbelsäule in Forschung und Praxis, Bd 62)

Senn E (1993) Akutbehandlung des Akzelerationstraumas – Physikalische Therapie. In: Moorahrend (Hrsg)

Thoden U (1993) Beschleunigungsverletzung der HWS und neurologische Diagnostik. In: Moorahrend (Hrsg)

Walz F (1993) Pathomechanik der HWS-Beschleunigungsverletzung. In: Moorahrend (Hrsg)

Winkel D et al. (1992) Diagnostik und Therapie der Wirbelsäule, Teil 4/2. G. Fischer, Stuttgart

Zöllner G (1993) Radiologische Standarddiagnostik nach frischer Verletzung. In: Moorahrend (Hrsg)

Langzeitsymptome nach HWS-Weichteildistorsionen

M. Frey

Die klinischen Erscheinungsbilder der Halswirbelsäule reichen vom steifen Nacken bis hin zum hohen zervikalen Querschnittssyndrom mit Tetraplegie und Atemmuskellähmung. Ein Teil der Symptome der HWS sind auf Verletzungen zurückzuführen, die sich besonders durch die in den letzten Jahrzehnten starke Zunahme der Autounfälle ergeben und allgemein unter dem Namen „Schleudertrauma", HWS-Distorsion, zervikozephales Beschleunigungstrauma, „acceleration injuries" bzw. „whiplash injury" bekannt sind.

„Whiplash injury" („Whiplash": Peitschenschlag) wurde von den Autoren Gay u. Abbott (1953) geprägt und wird als Beschreibung des Verletzungsmechanismus leider immer wieder als Diagnose fehlbenutzt.

„Schleudertrauma" sollte ebenso nicht gebraucht werden, da hierbei nicht Zentrifugalkräfte auf die HWS wirken, sondern äußere Impulse Beschleunigungskräfte auf miteinander bewegliche Körperabschnitte einleiten. Der von Fischer u. Palleske (1976) vorgeschlagene Überbegriff der zervikozephalen Beschleunigungsverletzung ist zu empfehlen.

Des weiteren ist beim Unfallhergang zu differenzieren, ob primär oder sekundär ein Kopfanprall erfolgte, da eine gebremste Bewegung mit Schädelanprall ganz andere Schädigungen bewirkt als der ungebremste Bewegungsablauf.

In der Literatur wird oftmals nicht unterschieden und allgemein vom „Schleudertrauma" gesprochen, was bedeutet, daß von einer myofaszialen Dysfunktion bis zu schweren knöchernen Verletzungen, Bandscheibenzerreißungen und Nerven- und Rückenmarkverletzungen alles unter dem gleichen Begriff beschrieben wird.

Günstig erscheint hier die von Gemmel u. Müller-Färber (1984) erfolgte Aufteilung in

N.C.-Verletzung   = Non-contact-Verletzung und
C-Verletzung   = Contactverletzung = Kombinationstrauma.

Bei HWS-Weichteildistorsionen darf erwartet werden, daß N.C.-Verletzungen vorliegen im Sinne einer sagittal flektorischen Schleuder- bzw. besser Beschleunigungsbewegung. Delank (1988) und auch Erdmann (1973) haben darauf hingewiesen, daß – wenn man schon den Begriff Schleudertrauma benutzt – nur der Beschleunigungsvorgang gelten kann, an dem der Kopf weder sekundär noch gar primär im Sinne des Anpralls beteiligt ist.

Für das Ausmaß der Schäden bei einer zervikozephalen Beschleunigungsverletzung, die übrigens auch beim Sport, beim Achterbahnfahren, im Autoskooter etc. erfolgen kann, ist maßgeblich:
- die Stärke des Impulses,
- die Körperhaltung des beweglichen Körperteils,
- die Elastizität bzw. Zerreißfestigkeit der Verbindung zwischen den beweglichen Körperteilen,
- die Kraft der aktiven muskulären Stabilisierung bei Impulsaufnahme.

Der Patient, der ein solches Trauma erlitten hat, wird dem Untersucher in der Anamneseerhebung über den Unfall berichten oder zunächst auch nicht berichten, weil der Unfall evtl. einige Zeit schon zurückliegt. Vorrangig wird er seine/ihre subjektiven Beschwerden aufführen und der/die Untersucher/-in wird die Symptome auflisten im Rahmen der Erfassung der Krankheitserscheinungen.

In diesem Kontext ist zu betonen, daß die posttraumatische klinische Symptomatik sich grundsätzlich nicht von der nichttraumatischen ausgelösten Symptomenkombination unterscheidet. Es gibt keine spezielle Traumasymptomatik, wenn man von der von Gutmann beschriebenen hartnäckigen, ligamentären Distorsionssymptomatik absieht. Insofern kommen die eigentlich für degenerativ bedingte Zervikalsyndrome bekannten Symptombegriffe zur Anwendung.

Das commity for standardization of nomenclature der ISSLS (Wiesel, 1982) und der Arbeitskreis „degenerative Wirbelsäulenerkrankungen" der DGOT (Krämer, 1981) empfehlen folgende Begriffe:
- Zervikalsyndrom = HWS-Syndrom = „cervical syndrome = CS;
- zervikobrachiales Syndrom = Schulter-Arm-Syndrom = Zervikobrachialgie = zervikales Wurzelsyndrom = „cervical radiculitis" = CBS;
- zervikomedulläres Syndrom = „cervical myelopathy" = CMS;
- zervikozephales Syndrom = zervikale Kopfschmerzen = „migraine cervicale" = CCS.

Diese Begriffe sind rein deskriptiv und erlauben keine Rückschlüsse auf die Äthiologie und Pathogenese der Erkrankung. Sie sind aber aus dem klinischen Sprachgebrauch nicht mehr wegzudenken und werden im allgemeinen benutzt, wenn eine genauere Diagnose nicht gestellt ist oder gestellt werden kann.

Im Gegensatz zu den pathogenetischen Faktoren sind die klinischen Symptome jedoch recht klar umrissen:

CS: So haben wir als Leitsymptome des lokalen Zervikalsyndroms die positionsabhängigen Nacken-Schulter-Schmerzen, die Funktionseinschränkungen der Halswirbelsäule und Verspannungen der Nacken-Schultergürtel-Muskulatur.

Die Schmerzen können im Sinne des pseudoradikulären Syndroms in die proximalen Armabschnitte und in die ventrale Halsmuskulatur (z.B. Mm. scaleni und das orofasziale System) und in die oberen BWS-Muskulatur (Mm. rhomboidii, Levator scapulae, Subscapularis) oder im Sinne einer Okzipitalneuralgie in die Nackenhinterhauptregion ausstrahlen.

CBS: Das Zervikobrachialsyndrom kann sich durch ein monosegmentales Nervenwurzelreiz- bzw. Kompressionssyndrom äußern mit dem von Schliack u. Mummenthaler (1983) so eindrücklich charakterisierten C5/C6 und C7-Syndrom, wobei die Wurzel C6 am häufigsten mit 36%, C7 an zweiter Stelle mit 35% und C 8 an dritter Stelle mit 25% zu finden ist. Hierbei ist die subtile klinische Untersuchung mit Aufsuchen des Dermatoms und der Kennmuskeln und der segmentspezifischen Reflexabschwächung oder -auslöschung entscheidend.

Zum zweiten ist beim Zervikobrachialsyndrom auf die von Brügger (1979) als pseudoradikuläre bezeichneten reflektorischen arthromuskulären Krankheitsbilder hinzuweisen, die Sutter auch mit dem Begriff spondylogenes Reflexsyndrom belegte, als pathogenetische Einheit von vertebraler Störung als Reizort mit tendomyotischer Reaktion am Erfolgsorgan.

Diese Beschwerden sind immer plurisegmental und diffus und so von monosegmentalen Syndromen recht gut zu unterscheiden. Allerdings muß gesagt werden, daß auch beide zusammen auftreten können.

CMS: Das zervikomedulläre Syndrom ist von Symptomen der Medulla oblongata charakterisiert, die einen genauen neurologischen Untersuchungsstatus erfordern. So können halbseitige motorische Ausfälle, bds. latente Paresen, Reflexdifferenzen, Hypästhesien der oberen Extremitäten, Pyramidenbahnzeichen und eine leichte Tetraparese mit Blasenstörung sowie eine nach distal zunehmende Hypalgesie auftreten. Im oberen HWS-Bereich ist auch an das Auftreten von Hirnstamm- und Kleinhirnsymptomen zu denken wie Sprachstörung, Rekurrenzparese, Hypoglossusschädigung, Augenmuskellähmung, Hypästhesie im Trigeminusgebiet und ataktischen Gangstörungen, die zu neurologischen Krankheitsbildern, wie z.B. dem Wallenberg-Syndrom und dem Arnold-Chiari-Syndrom, überleiten.

CCS: Die klinischen Symptome des zervikozephalen Syndroms sind umfangreich und sollten deshalb eingehender besprochen werden (s. Übersicht).

Klinische Symptome des CCS:
- Nackenschmerzen,
- Kopfschmerzen (okzipital oder zervikookzipital),
- Kopfschmerzen mit Ausstrahlung parietofrontal, retroorbital,
- Ohrensausen, Ohrenpfeifen, Hypakusis,
- Schwindel, Unsicherheitsgefühl, Nystagmus,
- Sehbeschwerden (Ermüdung, Verschwimmen, Phosphene, Sehfeldverminderung, Amaurose),
- Ohnmachtsanfälle,
- Dropattacks,
- psychische Störungen (Asthenie, Depression).

Bei der Vielfalt der Symptome können doch als Trias hervorgehoben werden: Nackenschmerzen, Kopfschmerzen und Schwindel.

Barré u. Liéou (1925) sind die Erstbeschreiber dieses Krankheitsbildes, das durch Kopf- und Nackenschmerzen, Schwindelanfällen, Ohrensausen, Sehbeschwerden,

Augenschmerzen und Schluckstörungen umrissen wurde. Der von Barré beschriebene Kasus zeigt die Symptome beim Rasieren, wobei der Patient den Kopf drehte und nach hinten neigte. Die berühmte Monographie von Bärtschi-Rochaix (1949) über die „migraine cervicale, das enzephale Syndrom nach Halswirbeltrauma" stellte den pathogenetischen Zusammenhang zwischen vaskulären bzw. neurovaskulären Störungen der A. vertebralis und dem hinteren Halssympathikus und Schmerzen und Schwindel dar. Es herrscht genau die gleiche Symptomatik wie bei dem hier besprochenen degenerativ bedingten zervikozephalem Syndrom. Heute würde man treffender sagen: posttraumatisches CCS.

Nach dieser Arbeit herrschte jahrzehntelang die Ansicht, daß Schwindel ausschließlich vaskulär bzw. neurovaskulär ausgelöst sein müsse. Denni-Brown prägte den Begriff „vertebrobasiläre Insuffizienz" und unterstrich somit die führende Rolle der Durchblutung in der Beurteilung der Krankheitsentstehung.

Die herausragende Eigenart des HWS-Abschnittes ist das Vorhandensein einer großen Arterie innerhalb der Wirbel bzw. der Bewegungssegmente. Die A. vertebralis verläuft mit variablem Einstieg – meistens bei C6 (über 90% der Fälle) – innerhalb der Foramina intertransversaria, schwenkt nach Durchtritt des Foramen intertransversarium C1 nach medial-dorsal um in akrobatischer Schleifenbildung (2. und 3. Schleife) und vereinigt sich nach nochmaliger Biegung im subforaminalen Abschnitt und nach Durchtritt durch die Membrana atlantooccipitalis innerhalb der Schädelhöhle auf dem Klivus im Subarachnoidalraum mit der Schwesternarterie zur A. basilaris.

Störungen der Durchblutung funktioneller oder mechanischer Art sind zu einem guten Teil der Beschwerden verantwortlich, die wir beim zervikozephalen Syndrom beobachten. Hier haben die Arbeiten von Jung u. Kehr (1985) mit der sich daraus entwickelnden ventrolateralen Unkoforaminektomie das Augenmerk auf, den sogenannten unkoarterioradikulären Kreuzweg gelegt und die Unkosexostoste bzw. Unkarthrose als klinisch relevante Röntgenveränderung erkannt.

Im traumatologischen Bereich ist bei einer vorbestehenden Zwischenwirbelraumverschmälerung eine Transversalverschiebung des Segmentes (Transversalinstabilität) klinisch bedeutsam (Kamieth, 1990).

So glaubt auch Erdmann, daß gerade bei Patienten mit längeren Latenzzeichen mehr vaskuläre Faktoren im Vordergrund stehen. Herrschaft (1971) nahm aufgrund seiner Beobachtungen an 100 Patienten mit obstruierenden Erkrankungen der A. vertebralis nach „Schleudertrauma" mit Kombinationstraumen = C-Traumen sogar an, daß die Beschwerden entscheidend durch vaskuläre Faktoren bestimmt werden.

Bei der beeindruckenden Vielfalt von Symptomen nach einem HWS-Beschleunigungstrauma muß man aber mit Gutmann u. Biedermann (1984) sagen, daß die Symptomatik nicht monoätiologisch ist, sondern daß neben einer vaskulären auch zumindest eine neuropathologisch rezeptorenbedingte Komponente vorhanden ist. Eine repräsentative Symptomauflistung bei 50 Patienten stellt die Tabelle von Gutmann 1976 dar, der nicht nur die Symptome auflistete, sondern sie in die Rubrik initial und permanent trennte.

Zusätzlich wurden in der Tabelle von Gutmann „verspätete Symptome" beschrieben, die erst mit einer Latenz auftraten. Darunter sind besonders häufig: Schwindel, Übelkeit, Ohrbeschwerden, Armbeschwerden, Rücken- und Kreuzschmerzen.

Tabelle 1. Festgestellte Symptome (Art und Fallzahl) bei HWS-Schleudertrauma (n = 50). (Nach Gutmann in: Die Sonderstellung des Kopfgelenkbereiches (1988) Hrsg. Wolff WD. Springer, Berlin, Heidelberg, New York, London, Paris, Tokyo)

Symptome	Initial	Permanent	Verspätet
Nackenschmerzen	47	47	1
Kopfschmerzen	46	45	1
Schwindel	20	18	8
Übelkeit, Erbrechen	15	12	6
Augenbeschwerden	5	5	3
Ohrbeschwerden	3	3	6
Armbeschwerden	18	16	10
Rücken- und Kreuzbeschwerden	8	8	14
Beinbeschwerden	2	1	3
Schlafstörungen	4	3	4
Bewußtlosigkeit	3		
Blasenlähmung	1		
Synkopen	2		
Multiple dienzephale Störungen	3	3	4
Impotenz	2		
Plötzlicher Tonusverlust („drop attacks")	1		
Konzentration	4	4	
Nasenbluten			1
Aggravation			2 eindeutig 1 zweifelhaft

Über den Begriff der Latenzzeit ist im Zusammenhang mit „Schleudertraumapatienten" besonders heftig diskutiert worden. Allgemein anerkannt ist eine Latenzzeit von Minuten bis zu mehreren Tagen. Strittig ist eine Latenz von Wochen bzw. Monaten.

Hier darf Speransky zitiert werden:

In Wirklichkeit existiert eine Latenzzeit nicht. Die Idee der Latenzzeit stammt aus der Unvollkommenheit der von uns benutzten Indikatoren. Wir betrachten den Augenblick, das Erscheinen einer lokalen Dystrophie in den Geweben als Beginn des Prozesses, obwohl es häufig sein Endergebnis ist und keinesfalls das erste Stadium.

Um aber für den versicherten Verunfallten nicht Tür und Tor eines Selbstbedienungsladens zu öffnen und da eine ungezügelte Entschädigung ungerecht ist und nicht finanziert werden kann, ist bei der Begutachtung eine lückenlose Kette von Trauma → initiales posttraumatisches Syndrom (Schmerz und Functio laesa) → freies Intervall → finales posttraumatisches Syndrom zu fordern (Gutmann, Biedermann 1984):

Wer als Arzt/Gutachter mit diesen Patienten Umgang hat, weiß, daß ein Gutteil der Symptome über Monate persistiert. Eine schöne Studie von Farbman 1973 (Wayne State University) bei 136 Patienten mit einem Beschleunigungstrauma (N.C.) beschreibt eine Symptomdauer von 3–1954 Tagen (im Mittel 90 Tage). Besonders interessant ist die statistisch signifikant erhärtete ungünstige Beeinflussung der Krankheitsdauer durch

– emotionale Besonderheiten,
– Ausmaß der Krankheitsvorgeschichte,
– vorangegangene ärztliche frühe Behandlung,
– laufendes Entschädigungsverfahren.

In diesem Zusammenhang hat unter besonderer Berücksichtigung der emotionalen Besonderheiten kürzlich Redtenbacher (1995) anhand des FPJ gezeigt, daß Personen mit Zervikalsyndromen sich von schmerzfreien Personen unterscheiden. Individuen mit HWS-Syndromen sind depressiver, aggressiver und emotionell störbarer als Gesunde.

Erdmann (1973), der 1973 die auch heute noch gängige Klassifikation der Beschleunigungsverletzung bzw. der HWS-Distorsion in Grad I, II und III aufgestellt hat, wendet sich dagegen, eine Beschwerdepersistenz vertebragen zu erklären und prägte die Äußerung vom Phänomen der zervikalen Argumentierung. Eine Chronifizierung sei in der abnormen seelischen Verarbeitung des Traumas zu suchen bzw. einem Entschädigungsbegehren. Doch nicht alle gesunden nach Abschluß des Streitverfahrens. Das Erkennen und Verifizieren von Störungen der intrasegmentalen physiologischen Koordination im Ablauf einer Bewegung oder einer Bewegungssteigerung (Hypermobilität) oder der Relationsstörung (Misalignment) besonders im Kopfgelenkbereich einschließlich des Übergangssegmentes C2/3 oder einer Störung des muskulären und muskoligamentären Synergismus ist von jeher im Zentrum des Interesses eines Chirodiagnostikers bzw. Manualtherapeuten.

Der Reflexmechanismus aus den Wirbelgelenken, insbesondere aus den Kopfgelenken, und ihr Einfluß auf das Gleichgewichtssystem durch die dichten Rezeptorenfelder im Bereich der oberen HWS-Wirbelgelenke wurde erst in den letzten Jahren in den Vordergrund des Interesses gerückt. Es ist für das Verständnis der beschriebenen Syndrome unabdingbar, auch die anatomischen funktionellen Vorstellungen aus diesem Blickwinkel vorzustellen. Das Bewegungssegment nach Junghanns steht in einem über dem Drehpunkt des Wirbelgelenkes zentrierten diskoligamentären Spannungsausgleiches. Störungen dieses Gleichgewichtes führen zur Dysfunktion von Statik und Dynamik und konsekutiv zu klinisch manifesten Beschwerden. Bei notwendiger Würdigung der pathologischen Bandscheibenveränderungen ist im Hinblick auf vertebragene Erkrankungen das gesamten Junghanns-Bewegungssegment zu betrachten und jede pathologische Veränderung jeder einzelnen Struktur dieses Segmentes entscheidend und zu berücksichtigen. Die Kopfgelenke, dazu gehören die Artikulation zwischen Okziput und Atlas einerseits und Atlas und Axis andererseits fallen aus dem Schema der Wirbelsäulensegmente heraus und besitzen keinen Diskus. Hier ist die Rolle der Bandverbindungen von besonderer Bedeutung. Die Schädelbasis, Atlas und Axis erlauben Bewegungen in 3 Achsen, die Flexion und Extension von C1/2 ist ein Rollgleiten der Gelenkfläche des Atlas auf C2, gehalten und geführt vom Cruziateligament, und zwar der transversalen Portion, gleichbedeutend dem Ligamentum transversum atlantis. Die Hauptbewegung um die transversale Achse findet jedoch am oberen Kopfgelenk statt und hat ein mittleres Ausmaß von allein 35° (es besitzt als ein funktionelles Kugelgelenk 2 weitere Freiheitsgrade).

Die Rotation findet hauptsächlich in der Articulatio atlantoaxialis mediana zwischen Dens einerseits und vorderem Atlasbogen andererseits bzw. Ligamentum transversum statt, wobei biomechanisch zu beachten ist, daß aufgrund der Konvexität der superioren Gelenkfläche des Axis der Atlas bei Rotation schraubenartig um 2–3 mm herabgleitet. Erst sekundär kommt es in den oberen Kopfgelenken zur Drehung mit gleichzeitigem Seitgleiten (White, Panjabi 1990, Kapandji 1992).

In allen biomechanischen Überlegungen zeigt sich die Wichtigkeit der Gelenk- bzw. Gelenkpartnerführung durch die Ligamente und die Kapselstrukturen, was die klinische Wertigkeit der Instabilität erklärt. Schon Kuhlendahl sagte 1953: „Wirbelgelenk und Bandapparat sind auf die Stabilität der Wirbelsynchondrose eingestellt."

Eine Fehlfunktion der Gelenke und eine Fehl- oder Überbelastung der Ligamente ist Auslösung spinaler Schmerzsyndrome. Dies wird verständlich, wenn man das Gelenk als sensorisches Organ (Arthron) versteht.

Die unteren Kopfgelenke (Articulationes atlantoaxiales laterales) sind durch kleine Stämmchen des Ramus ventralis C2 versorgt. Der Ramus ventralis C1 ist stets mit dem Ramus ventralis C2 und dem Truncus sympaticus verknüpft. Zu den übrigen Artikulationen ziehen freie Rami aus den Dorsalästen. Die Kopfgelenke im speziellen und die Wirbelgelenke im allgemeinen haben eine führende Rolle in der funktionellen Pathologie des somatosensorischen Systems der Wirbelsäule.

Die Kopfgelenke sind durch besonders dichte Rezeptorenfelder repräsentiert, die wesentlich zum Gleichgewichtssinn beitragen und deshalb auch als drittes Labyrinth bezeichnet werden können. Durch Versuche mit einseitiger Ausschaltung der Rezeptoren durch Lokalanästhesie ist es experimentell zu Schwindel und nachweisbarem Elektronystagmus gekommen. Neurophysiologisch ist die direkte Verbindung der Kopfgelenke mit den Vestibulariskernen und der Formatio reticularis beschrieben. Das System der Kopfgelenkrezeptoren als weiteres Gleichgewichtsorgan hat einen entscheidenden Beitrag bei der Entstehung von Schwindel.

Diese biomechanischen und neurophysiologischen Betrachtungen eröffnen den Weg zur manuellen Diagnostik und Therapie. So sind nach Wolff (1988) funktionell reversible Dysfunktionen der Kopfgelenke regelmäßig mit Schluckstörungen mit oder ohne Glomusgefühl, Funktionsstörungen der oberen HWS und reflektorische Tonussteigerungen der vorderen Halsmuskulatur verbunden. Dies Hereinnehmen von funktionellen Überlegungen in einen pathogenetischen Zusammenhang ist für die Beurteilung von Zervikalsyndromen nach Beschleunigungsverletzungen notwendig.

Die Röntgenfunktionsdiagnostik hat hier einen Beitrag zur Objektivierung geleistet und dabei durchaus eine Eigenständigkeit entwickelt mit zum Teil differenten Befunden zur Chirodiagnostik (Dvorak 1988, Kamieth 1990, Lampe 1995). In diesem Zusammenhang ist zu betonen, daß dabei eine funktionsanalytische Beurteilung der Morphologie notwendig ist. Sie beschreibt, wie Veränderungen die statische Funktion (Asymmetrie, Achsenfehlstellung, Instabilität durch Fraktur), die Bewegungsfunktion und die Schutzfunktion (Einengung der Intervertebralöffnung) beeinträchtigen. Sie berücksichtigt zudem die Lokalisation der Veränderung im Hinblick auf die Nachbarschaft sensibler Strukturen (Arterie, Vene, Nerv) und den Zeitfaktor: ob eine Veränderung langsam oder schnell eintritt und dauernd oder intermittierend einwirkt. So wiesen Penning u. Junghanns (1986) darauf hin, daß eine intermittierende Kompression das Rückenmark wesentlich stärker schädigt als die chronische Einengung des Spinalkanals, z.B. durch langsam wachsende Tumoren. Die Anpassung beschreibt den Umstand, daß der konstante gleiche mechanische Reiz weit weniger zur Störung führt als der bei gleicher Lokalisation intermittierende von Haltung und Bewegung abhängige Reiz.

Die individuelle Reaktionsweise und aktuelle Reaktionsbereitschaft in Verbindung mit internen und externen pathologischen Einflüssen bestimmen die Symptomatik in ihrer Expressivität und in ihrem Verlauf. Die Störungsmöglichkeiten sind vielfältig und wirken sich auf der biomechanischen und nervalreflektorischen Ebene aus und werden gerne in individuelle Stereotypen festgelegt, was die Polyvalenz der Beschwerden erklärt.

Aufgabe der diagnostischen Verfahren muß sein, die Objektivierbarkeit der Symptomatologie zu sichern. So kann manualdiagnostische Segmentuntersuchung, neurologische Diagnostik, bildgebende Verfahren, besonders unter dynamischen Gesichtspunkten, die pathogenetischen Faktoren, wie Irritation des Halssympatikus, vertebrobasiliäre Insuffizienz, segmentale Spinalnervenirritation, Rückenmarkschädigung, Dysfunktion des Bewegungssegmentes ergründen und die Therapie optimieren.

Literatur

Barré JA, Liéou Yong Choen (1925) Troubles radiculaires et pyramidaux par arthrite cervecale ou tumeurs de cette région. Rev Neurol 663
Bärtschi-Rochaix W (1949) Migraine cervicale. Huber, Bern
Brügger A (1979) Die Erkrankungen des Bewegungsapparates und seines Nervensystems. G. Fischer, Stuttgart
Delank HW (1988) Das Schleudertrauma der Halswirbelsäule. Unfallchirurgie 91: 381
Dvorak J (1988) Rotationsinstabilität der oberen Halswirbelsäule. In: Hohmann D, Kügelgen B, Liebig K (Hrsg) Neuroorthopädie, Bd 4. Springer, Berlin Heidelberg New York Tokyo
Erdmann H (1973) Die Schleuderverletzung der Halswirbelsäule. Die Wirbelsäule in Forschung und Praxis, Bd 56. Hippokrates, Stuttgart
Farbman AA (1973) Neck sprain. Associated factors. JAMA 223: 1010-1015
Fischer D, Palleske H (1976) Das EEG nach der sogenannten Schleuderverletzung der Wirbelsäule (zervikozephales Beschleunigungstrauma). Zbl Neurochir 37: 25
Gay J, Abbott KH (1953) Common wiplash injuries of the neck. JAMA 152: 1698
Gemmel HW, Müller-Färber J (1984) Das Schleudertrauma der Halswirbelsäule in der Begutachtung. Hefte Unfallheilkd 163: 167
Gutmann G (1988) Klinik der posttraumatischen Funktionsstörungen der oberen HWS. In: Wolff HD (Hrsg) Die Sonderstellung des Kopfgelenkbereichs. Springer, Berlin Heidelberg New York Tokyo, S 129-148
Gutmann G, Biedermann H (1984) Funktionelle Pathologie und Klinik der Wirbelsäule (Hrsg Gutmann), Bd 1 Die Halswirbelsäule, Teil 2. Allgemeine funktionelle Pathologie und klinische Syndrome. G. Fischer, Stuttgart
Herrschaft H (1971) Die Beteiligung der A. vertebralis bei der Schleuderverletzung der HWS. Arch Orthop Unfallchir 71: 248
Junghanns H (1986) Die Wirbelsäule unter den Einflüssen des täglichen Lebens, der Freizeit, des Sports. Die Wirbelsäule in Forschung und Praxis, Bd 100. Hippokrates, Stuttgart
Kamieth H (1990) Das Schleudertrauma der Halswirbelsäule. Die Wirbelsäule in Forschung und Praxis, Bd 111. Hippokrates, Stuttgart, S 36 ff
Kapandji JA (1992) Funktionelle Anatomie der Gelenke, Bd 3. Enke, Stuttgart
Kehr P, Jung A (1985) Funktionelle Pathologie und Klinik der Wirbelsäule (Hrsg Gutmann) Bd 1 Die Halswirbelsäule, Teil 4. Chirurgie der Arteria vertebralis an den Bewegungssegmenten der unteren Halswirbelsäule. G. Fischer, Stuttgart
Krämer J (1981) Zur Terminologie und Epidemiologie der Zervikalsyndrome. Z Orthop 119: 593
Lampe M (1995) Das Verhältnis der manuellen Diagnostik zur Röntgenfunktionsanalyse. Manuelle Med 33: 41

Redtenbacher H (1995) Der Zusammenhang zwischen Schmerztopik und Persönlichkeit. Manuelle Med 33: 37

Schliack H (1983) Neurologische Diagnose und Differentialdiagnose bei Nacken- und Armschmerzen. In: Hohmann D (Hrsg) Neuroorthopädie 1. Springer, Berlin Heidelberg New York Tokyo, S 141-153

White AA, Panjabi MM (1990) Clinical biomechanics of the spine. Lippincott, Philadelphia

Wiesel S, Rothman R (1982) Spinal terms. Saunders, Philadelphia

Wolff HD (Hrsg) (1988) Die Sonderstellung des Kopfgelenkbereichs. Springer, Berlin Heidelberg New York Tokyo

Wolff HD (1995) Auch das Bewegungssegment C 2/3 ist eine Übergangsregion. Manuelle Med 33: 39

Neuropsychologische Defizite nach HWS-Schleudertrauma im prospektiven Verlauf*

M. Keidel, L. Yagüez, H. Wilhelm, H. C. Diener

Patienten mit einer Beschleunigungsverletzung der HWS klagen neben den nahezu obligaten Nacken- und Kopfschmerzen häufig über vegetative und „neurasthenische" Beschwerden (Keidel u. Diener 1993; Keidel und Pearce 1996). Unter den neurasthenischen Auffälligkeiten werden insbesondere vermehrte Reizbarkeit, Schlafstörungen, eine meist gedrückte Stimmungslage und vegetative Beschwerden wie Neigung zu Tachykardie, Hyperhydrose, Thermodysregulation und insbesondere orthostatische Dysregulation angegeben (Wiesner u. Mumenthaler 1975). Im Vordergrund stehen Störungen im Leistungsbereich mit vermindertem Antrieb, rascher Erschöpfbarkeit sowie neuropsychologischen Auffälligkeiten wie Aufmerksamkeits-, Konzentrations- und Merkfähigkeitsstörungen, Einbußen im Arbeitstempo und kognitiven Bereich (Krämer 1980; Keidel et al. 1991; Keidel 1995). Während sich die meisten Beschwerden meist innerhalb weniger Wochen oder Monate vollständig zurückbilden, gibt es eine Minderheit von Patienten, bei denen protrahierte Verläufe mit nur schleppender Beschwerderückbildung, die über 1/2 Jahr hinausgeht, beobachtet werden können (Balla 1980; Pearce 1989). In sehr seltenen Fällen können Restbeschwerden im Sinne eines „late whiplash syndrome" bis zu 6 Jahre anhalten (Hohl 1974; Wiesner u. Mumenthaler 1975; Maimaris et al. 1988; Keidel u. Diener 1993).

Bisherige Untersuchungen der postakzidentellen Leistungsstörungen sind retrospektiv durchgeführt worden und die Ergebnisse der neuropsychologischen Analysen sind kontrovers. Olsnes (1989) wies Gedächtnisstörungen im figuralen und nicht im verbalen Bereich nach. Krajewski u. Wolff (1990) sowie Kischka et al. (1991) zeigten dagegen verbale Gedächtniseinbußen, jedoch keine mnestischen Störungen im visuellen Bereich. Gleiche Widersprüchlichkeit gilt auch für die Ergebnisse der Untersuchungen bezüglich Konzentrations- und Aufmerksamkeitsleistungen. Die Unterschiede beruhen zum einen auf nicht vergleichbaren Stichproben sowie nur einmaligen (Querschnitt-)Untersuchungsterminen zu unterschiedlichen Zeitpunkten nach dem Unfall.

Es war ein Ziel unserer Untersuchung, in einer prospektiv angelegten Studie die berichteten neuropsychologischen Beschwerden schon in der akuten Phase nach der HWS-Beschleunigungsverletzung an einer homogenen Stichprobe zu objekti-

---
*Aus: Haupts M, Durwen A, Gehlen W, Markowitsch A (1994) Neurologie und Gedächtnis, 1. Aufl. Huber, Bern Göttingen Toronto Seattle. Mit Genehmigung des Verlags.

vieren und 2., in einer Längsschnittstudie mit definierten Kontrolluntersuchungszeitpunkten über einen Beobachtungszeitraum von ¼ Jahr den intraindividuellen Rückbildungsverlauf testpsychologisch zu erfassen.

Methode

Folgende Einschlußkriterien der Patienten mit zervikozephaler Beschleunigungsverletzung wurden für die prospektive postakzidentelle Verlaufsuntersuchung neuropsychologischer Parameter über 3 Monate aufgestellt:

- Schleudertrauma der HWS mit zervikozephalem Syndrom ohne neurologische Ausfallserscheinungen [Grad I oder I–II bzw. leicht bis mittelschwer (Erdmann 1973; Schmidt 1989)],
- akutes Trauma, nicht älter als 14 Tage,
- kein direktes Nackentrauma,
- kein begleitendes Schädel-Hirn-Trauma,
- kein klinisch faßbares neurologisches Defizit,
- keine zerebralen Vorerkrankungen (z. B. entzündlich, hypoxisch, toxisch, traumatisch),
- keine Kopfschmerzanamnese (z. B. Migräne, Spannungskopfschmerz),
- keine psychiatrische Erkrankung (z. B. Depression).

Nach den angegebenen Einschlußkriterien wurden 55 Patienten mit einer akut erlittenen HWS-Beschleunigungsverletzung, die nicht länger als 14 Tage zurücklag, in die Studie aufgenommen (31 Frauen; 24 Männer; mittleres Alter: 26,9 Jahre +/− 8,3 SD). 30 jeweils identische Patienten wurden mit 3 Messungen über ¼ Jahr neuropsychologisch getestet (16 Frauen, 14 Männer; mittleres Alter: 28 Jahre +/− 9,3 SD). Die 3 Untersuchungen wurden innerhalb von 14 Tagen sowie nach 6 und 12 Wochen nach der HWS-Beschleunigungsverletzung durchgeführt (mittlere Tageszahl nach dem Unfall: 1. Messung: 5,7 +/− 3,6 SD; 2. Messung: 47,9 +/− 9,4 SD; 3. Messung: 89,8 +/− 9,0 SD).

Sämtliche Patienten nahmen, abgesehen von 4 Personen (13%), keinerlei Medikation ein. Die Mittelwerte der getrennt analysierten Testergebnisse der 4 medikamentös behandelten Patienten (Muskelrelaxans und/oder Analgetikum) lagen den Testwerten der gesamten Patientenzahl entsprechend in den Testnormbereichen (T-Werte 40–60) der altersparallelisierten Referenzkollektive und konnten somit in der gesamten Patientenstichprobe belassen werden. Die Patienten lagen bezüglich allgemeiner Bildung und Denkvermögen entsprechend den Subtests 1–4 des Leistungsprüfsystems (LPS) nach Horn im Durchschnittsbereich und entsprachen somit dem Bildungsniveau einer für die normale Bevölkerung repräsentativen Vergleichsstichprobe dieses Testverfahrens (vgl. Keidel et al. 1992).

Neuropsychologische Untersuchung

Die einzelnen testpsychologischen Untersuchungen dauerten für jeden Patienten ca. 2 h. Untersucht wurden Konzentration, Ausdauer, gerichtete Aufmerksamkeit, höhere kognitive Funktionen, verbales Gedächtnis und visuelles Gedächtnis. Die angewandten Testverfahren sind Tabelle 1 zu entnehmen. Bezüglich einer eingehenderen Beschreibung der Testinstrumente wird auf Keidel et al. (1992) verwiesen.

Statistische Analyse

Die Überprüfung auf unterschiedliche, mit der neuropsychologischen Untersuchung erfaßte Leistungsniveaus der Patienten zwischen den 3 Verlaufsuntersuchungen wurde mit Hilfe einer mehrfaktoriellen Varianzanalyse (MANOVA) mit Meßwiederholungen durchgeführt. Signifikante Unterschiede wurden mit Hilfe des T-Tests für abhängige Variablen berechnet. Signifikante Unterschiede zwischen den 3 Untersuchungszeitpunkten waren gegeben, wenn sich die zweiseitige Irrtumswahrscheinlichkeit als $p < 0{,}05$ errechnete. Die statistische Analyse erfolgte mit Hilfe des „statistical package for social sciences" (SPSS, Version 2) von Norusis (1988).

Ergebnisse

Querschnitt

In der 1. Querschnittuntersuchung im Mittel 5,7 Tage +/- 2,6 SD nach dem Unfall lagen die Patienten in den Testergebnissen im interindividuellen Vergleich in dem Leistungsbereich der Referenzkollektive, an denen die Testverfahren geeicht worden sind und die als repräsentativ für die Durchschnittsbevölkerung gelten. Entsprechend lagen die Testergebnisse für den konzentrativen, mnestischen und kognitiven Bereich innerhalb des T-Wertbereiches von 40–60. Ausgenommen waren die Leistungen in dem Leistungsprüfsystem 6 (LPS) (Worteinfall oder -flüssigkeit) und LPS 8 (räumliche Vorstellungsfähigkeit). Hier lagen die T-Werte mit 60 bzw. 60,7 an der oberen Grenze des Normbereichs. Es haben sich keine geschlechtsspezifischen, signifikanten Unterschiede zwischen Frauen und Männern in der Erstuntersuchung innerhalb der ersten 14 Tage nach dem Unfall ergeben.

Längsschnitt

Erst durch das prospektive Studiendesign konnte in unserer Untersuchung nachgewiesen werden, daß im (intra-)individuellen Leistungsvergleich über $1/4$ Jahr in der Frühphase nach dem Trauma individuelle Leistungseinbußen bestanden, die sich im Beobachtungszeitraum wieder zurückbildeten. Im folgenden sind die Ergebnisse der Verlaufsuntersuchung für die einzelnen Leistungsbereiche getrennt dargestellt.

Verbales Gedächtnis und Lernfähigkeit

Bei der testpsychologischen Verlaufsuntersuchung des verbalen Gedächtnisses mittels des Münchener verbalen Gedächtnistestes (MVGT) hatte sich das verbale Gedächtnis der Patienten 12 Wochen nach der zervikozephalen Beschleunigungsverletzung deutlich gebessert. Entsprechend ergaben sämtliche Testvariablen des MVGT nach 12 Wochen im Vergleich zur Erstuntersuchung innerhalb der ersten 14 Tage nach dem Unfall signifikant höhere Werte. Ausgenommen waren lediglich die Subtests MVGT 3 und 6, d. h. die Zahl der memorierten Items nach dem 3. Durchgang (MVGT 3) bzw. nach Vorgabe der Interferenzliste (MVGT 6). Bei der Kontrolluntersuchung 6 Wochen nach dem Unfall hatten sich noch keine signifikanten Besserungen gezeigt, so daß davon ausgegangen werden kann, daß die in der posttraumatischen Frühphase aufgetretenen Beeinträchtigungen individueller verbal-mnestischer Funktionen zumindest über 6 Wochen bestehen bleiben und sich erst in der 2. Hälfte des 2. und 3. Monats wieder erholen. Der Erholungsverlauf der verbalen Gedächtnisleistung innerhalb des ersten Vierteljahres nach der Schleudertraumatisierung ist in Abbildung 1 wiedergegeben.

Figurales Gedächtnis

Das figurale Gedächtnis wurde mit dem Recurring figures test untersucht. Ähnlich den verbalen Gedächtnisleistungen nahm auch das figurale Gedächtnis im Follow up über das erste Vierteljahr nach der HWS-Beschleunigungsverletzung signifikant zu. Abweichend von der Besserung des verbalen Gedächtnisses zeigte sich hier eine rasche Besserung schon innerhalb der ersten 6 Wochen nach dem Trauma, da schon bei der Zweituntersuchung signifikant höhere Testergebnisse auftraten, die sich bis zur Drittuntersuchung nach 1/4 Jahr noch weiter besserten und sich in einer deutlicheren Signifikanz im Follow up niederschlagen. Der Erholungsverlauf des figuralen Gedächtnisses wird aus Abbildung 2 ersichtlich. Die Gruppenmittelwerte (n = 30) der Testergebnisse zu den 3 Untersuchungszeitpunkten sind mit +/- einfachen Standardabweichungen eingetragen. Der Gruppenmittelwert der Zahl der richtig wiedererkannten Bilder stieg von 28,7 +/- 8,2 SD über 33,3 +/- 10,4 auf 36,8 +/- 8,9 von Erst- zur Drittuntersuchung an.

Aufmerksamkeit, Konzentration und Arbeitstempo

Arbeitstempo, gerichtete Aufmerksamkeit und Konzentrationsfähigkeit wurden mit dem Revisionstest (Rev.T), Zahlenverbindungstest (ZVT) und Farbe-Wort-Interferenztest (FWIT) untersucht. In sämtlichen Bereichen zeigten sich signifikante Besserungen innerhalb des posttraumatischen, 3monatigen Beobachtungszeitraumes. Bei der Kontrolluntersuchung 6 Wochen nach dem Unfall zeigten sich signifikante bzw. hochsignifikante Besserungen im Rev.T, ZVT und Subtest „Farbwortbenennen" (FWB). Die Leistungen in dem Subtest „Interferenz" (INT) des FWIT hatten sich erst 12 Wochen nach dem Unfall signifikant gebessert. Keine

Neuropsychologische Defizite nach HWS-Schleudertrauma

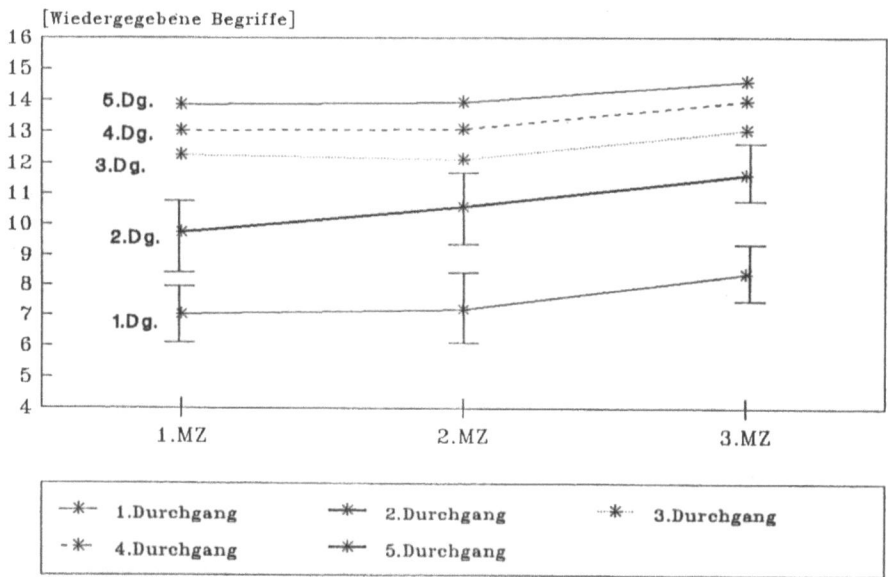

Abb. 1 a. Besserung der verbalen Gedächtnisleistung der Patienten mit HWS-Schleudertrauma im Münchener verbalen Gedächtnistest (MVGT, 1–5) über $^1/_4$ Jahr nach dem Unfall mit 3 Follow-up-Untersuchungen (1. Meßzeitpunkt (MZ) < 14 Tage; 2. MZ nach 6 Wochen; 3. MZ nach 12 Wochen). Verwendung von Testparallelformen. „Standard error" eingezeichnet. Signifikanzen: siehe Text. (Nach Keidel et al. 1992)

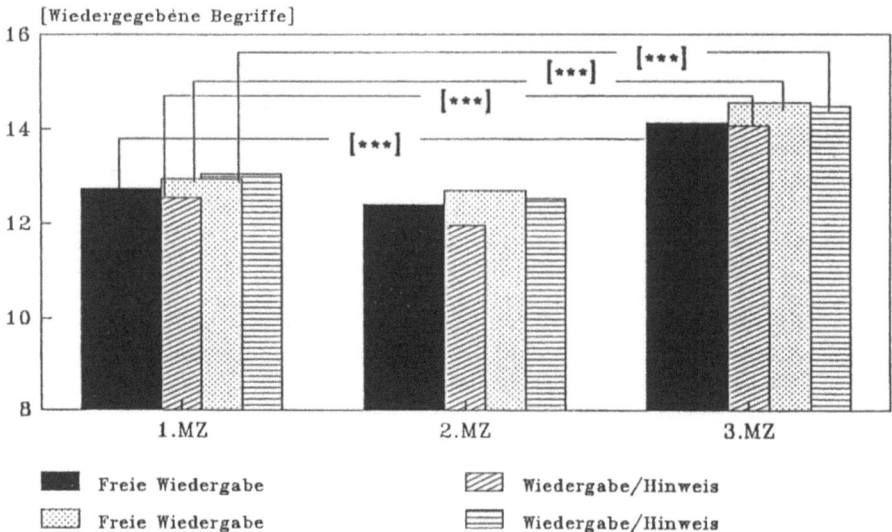

Abb. 1 b. Posttraumatischer Erholungsverlauf der verbalen Gedächtnisleistung im Münchener verbalen Gedächtnistest für die Wiedergabe vorgegebener Begriffe mit und ohne semantische Hinweise unmittelbar nach Vorgabe der Interferenzliste sowie 20 Minuten später zu den 3 Meßzeitpunkten (*** = $p < 0{,}001$). (Nach Keidel et al. 1992)

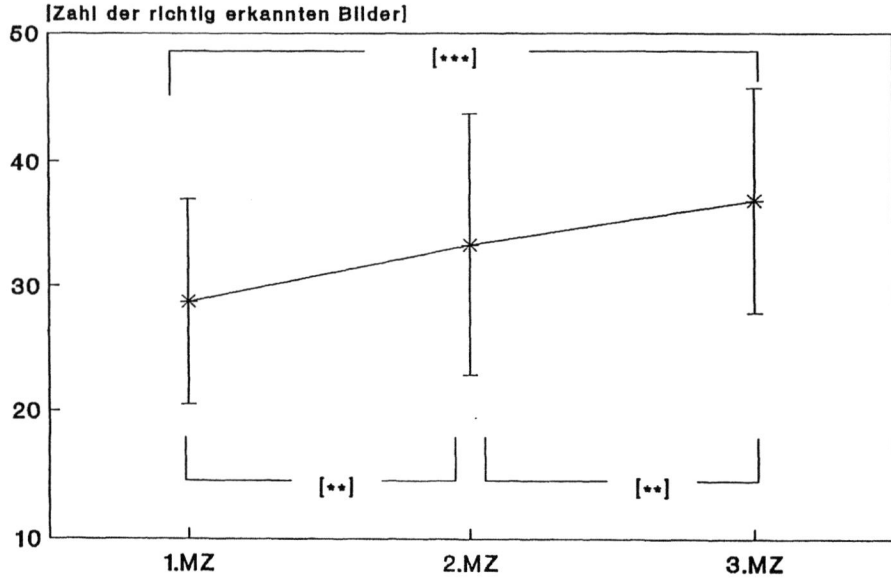

Abb. 2. Verbesserung der visuellen Gedächtnisleistung der Patienten mit HWS-Schleudertrauma im postakzidentellen Verlauf über 12 Wochen. Gruppenmittelwerte (n = 30) der Testleistungen mit einfacher Standardabweichung im Recurring figures test zu den 3 Meßzeitpunkten (im Mittel 6, 48 und 89 Tage nach dem Unfall; ** = p < 0,01; *** = p < 0,001). (Nach Keidel et al. 1992)

signifikanten Änderungen ließen sich in den Subtestleistungen „Farbwortlesen" (FWL) nachweisen. Der Erholungsverlauf der Testleistungen mit Eintragung der Signifikanzen wird aus Abbildung 3 ersichtlich.

Kognitive Funktionen

Störungen im Bereich kognitiver Funktionen wurden bei HWS-Schleudertraumapatienten mit dem Leistungsprüfsystem nach Horn untersucht (vgl. Tabelle 1). Im intraindividuellen Längsschnitt besserten sich visuell-räumliches Vorstellungs- und Planungsvermögen (Subtests 7–9 des LPS) und die visuellen kontextabhängi-

Tabelle 1. Neuropsychologisch untersuchte Leistungsbereiche und angewandte Testverfahren

Leistungsbereich	Testverfahren
Konzentration und Aufmerksamkeit	Revisionstest (Rev.T), Zahlenverbindungstext (ZVT), Farbe-Wort-Interferenztest (FWIT)
Kognitive Funktionen	Leistungsprüfsystem (LPS)
Verbales Gedächtnis	Münchner verbaler Gedächtnistest (MVGT)
Visuelles Gedächtnis	Recurring figures test (Rec.Fig.)

Neuropsychologische Defizite nach HWS-Schleudertrauma

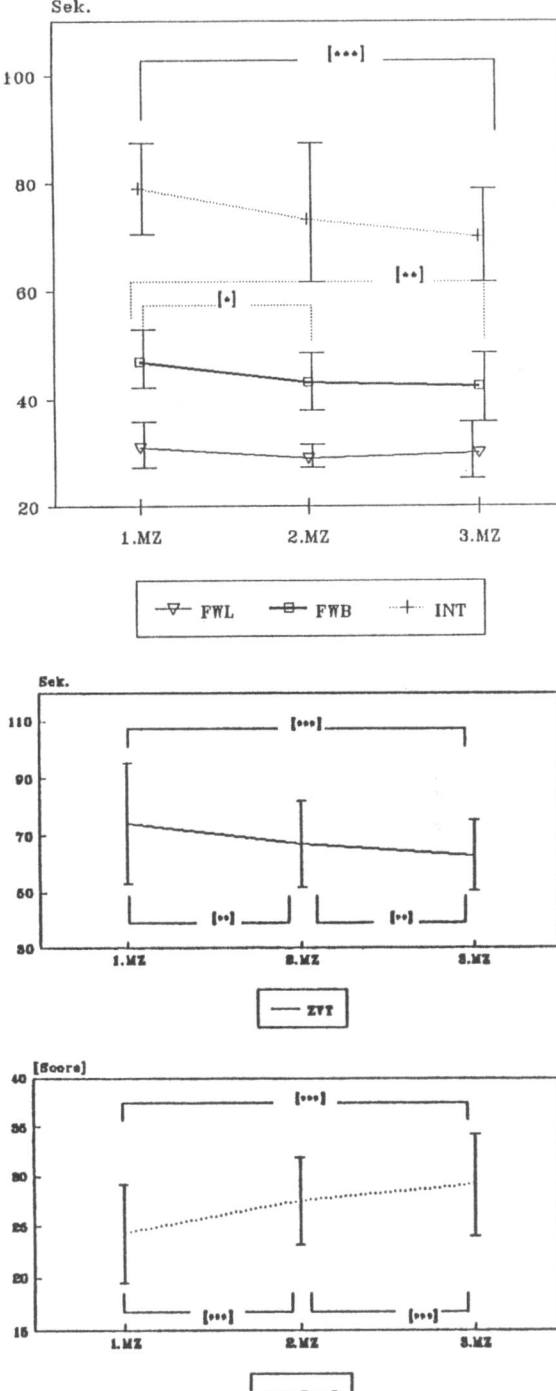

Abb. 3. Zunahme von Aufmerksamkeit und Konzentration bei Schleudertraumapatienten in den ersten 3 Monaten nach dem Unfall mit Abnahme des Zeitbedarfs zur Bearbeitung des Zahlenverbindungstests (ZVT, Mitte) und Farbe-Wort-Interferenz Tests (mit Subtests FWL, FWB, INT, oben) sowie Zunahme des „Score" im Revisionstest (Rev.T, unten) im Verlauf. Gruppenmittelwerte und einfache Standardabweichungen (* = $p < 0,05$; ** = $p < 0,01$; *** = $p < 0,001$). (Nach Keidel et al. 1992)

gen Analysefähigkeiten (LPS 10) innerhalb der ersten 6 Wochen nach der Beschleunigungsverletzung signifikant. Auch in den folgenden 6 Wochen zeigte sich in diesem Bereich eine fortschreitende Besserung, so daß bei der 2. Kontrolluntersuchung 12 Wochen nach dem Unfall hochsignifikante Verbesserungen nachgewiesen werden konnten. Auch verbale oder sprachliche Funktionen wie Worteinfall (LPS 6) zeigten signifikante Verbesserungen nach 6 und 12 Wochen. Das Erkennen von Schreibfehlern fragmentarisch wiedergegebener Wörter (LPS 12) zur Überprüfung verbaler Wahrnehmungs- und Analysefähigkeiten war bei Erst- und Zweituntersuchung gleich ausgeprägt und zeigte erst 12 Wochen nach dem Unfall eine hochsignifikante Verbesserung. Der posttraumatische, testpsychologisch erfaßte Verlauf der kognitiven Leistungen über $1/4$ Jahr ist zu den 3 Untersuchungszeitpunkten in Abbildung 4 synoptisch zusammengefaßt worden.

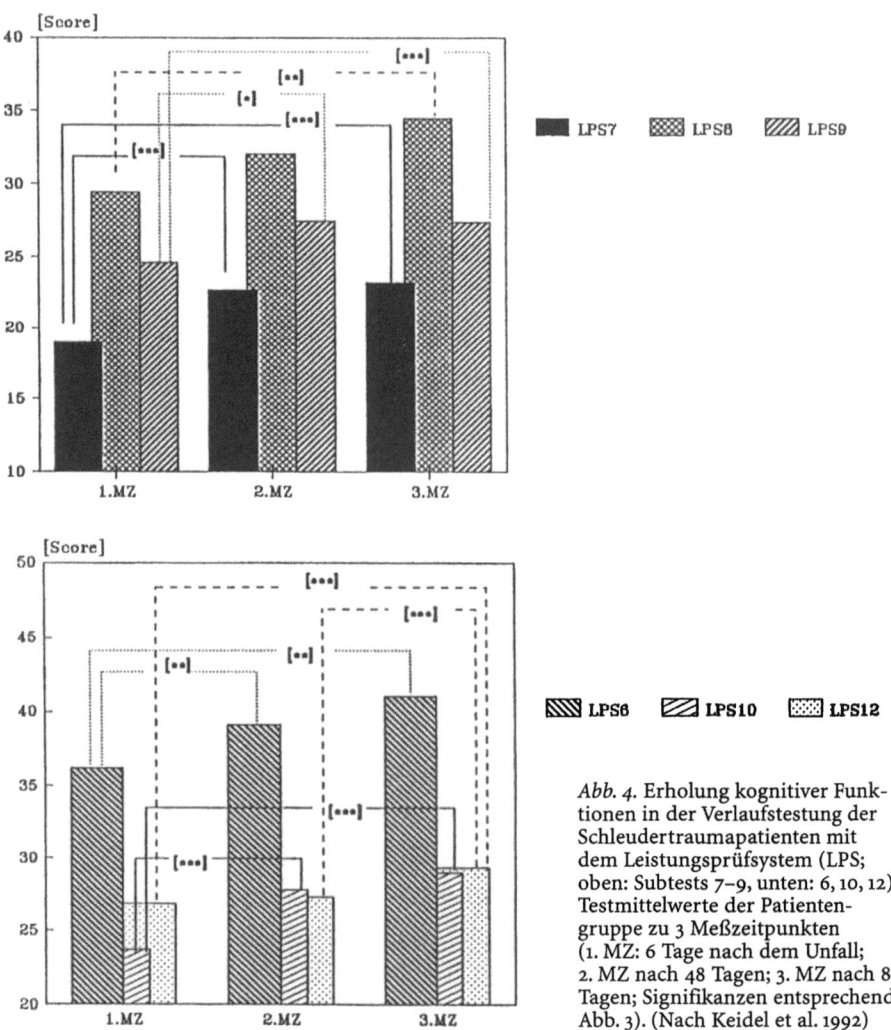

Abb. 4. Erholung kognitiver Funktionen in der Verlaufstestung der Schleudertraumapatienten mit dem Leistungsprüfsystem (LPS; oben: Subtests 7–9, unten: 6, 10, 12). Testmittelwerte der Patientengruppe zu 3 Meßzeitpunkten (1. MZ: 6 Tage nach dem Unfall; 2. MZ nach 48 Tagen; 3. MZ nach 89 Tagen; Signifikanzen entsprechend Abb. 3). (Nach Keidel et al. 1992)

Diskussion

In der von uns durchgeführten neuropsychologischen Untersuchung von Patienten mit einer zervikozephalen Beschleunigungsverletzung ließen sich in der posttraumatischen Frühphase nach dem Ereignis (Erstuntersuchung < 14 Tage) bezogen auf die neuropsychologischen Leistungen der Durchschnittsbevölkerung bzw. Eichpopulation, an der die Testverfahren normiert wurden, keine Defizite im Bereich konzentrativer, mnestischer und kognitiver Funktionen im interindividuellen Vergleich nachweisen. Zaiser-Kaschel et al. (1991) haben 14 Patienten im Mittel 3,2 Tage +/- 1,7 SD nach einer HWS-Beschleunigungsverletzung einmalig im Querschnitt testpsychologisch untersucht und konnten ebenfalls keine Auffälligkeiten von verbalem und figuralem Gedächtnis sowie Konzentrationsfähigkeit nachweisen. Radanov et al. (1991) untersuchten 64 Patienten im Mittel 7,2 Tage nach einem Unfall mit HWS-Schleuderverletzung, deren Beschwerden, vergleichbar mit dem von uns untersuchten Kollektiv, nach 6 Monaten wieder vollständig remittiert waren. In Übereinstimmung mit unseren Ergebnissen (Keidel et al. 1991) konnten in dieser Gruppe ebenfalls keine Aufmerksamkeits-, Konzentrations- sowie verbale Lern- und Gedächtnisstörungen nachgewiesen werden. Lediglich bei Patienten (n = 28), deren Beschwerden abweichend von der von uns untersuchten Population mindestens über 1/2 Jahr anhielten („late whiplash syndrome"), zeigten sich schon in der posttraumatischen Frühphase Aufmerksamkeitsstörungen, die sich bei einer einmaligen Kontrolluntersuchung nach 6 Monaten noch nachweisen ließen (Radanov et al. 1991). Auch andere Gruppen, die in einmaligen testpsychologischen Querschnitterhebungen HWS-Schleudertraumapatienten untersucht haben, berichten über Defizite im mnestischen Bereich (Kischka et al. 1991; Krajewski u. Wolff 1990), im Bereich von Konzentration und Aufmerksamkeit (Kischka et al. 1991; Laubichler 1987; Laubichler u. Spielmann 1988; Radanov et al. 1990), von visueller Kognition und visuomotorischer Koordination (Olsnes 1989) sowie von Störungen psychomotorischer Leistungen (Laubichler u. Spielmann 1988). Die Abweichungen dieser Ergebnisse von den von uns berichteten Resultaten basiert auf anders selektionierten oder inhomogenen Patientengruppen. So beruhen die Ergebnisse auf Untersuchungen mit Gutachtenpatienten (Kischka et al. 1991; Laubichler u. Spielmann 1988) oder auf Langzeitverläufen, die retrospektiv analysiert wurden (Krajewski u. Wolff 1990; Laubichler 1987; Laubichler u. Spielmann 1988; Olsnes 1989; Radanov et al. 1990; Radanov et al. 1991). Zudem wurden die Untersuchungen bei Stichproben mit jeweils mittleren Beschwerdedauern von über 1/2 Jahr bis zu 13 Jahren durchgeführt (Kischka et al. 1991; Krajewski u. Wolff 1990). Ein fehlendes prospektives Längsschnitt-Studiendesign, eine unterschiedliche Stichprobenselektion mit voneinander abweichenden posttraumatischen Untersuchungszeitpunkten und mitunter fehlender Normalpopulationsbezug, unterschiedliche (Eich-)Referenzgruppen oder nicht ausreichende Angaben zur statistischen Auswertung erlauben keine valide Evaluierung dieser Berichte im Vergleich zu unseren Untersuchungen.

Bei den von uns untersuchten Patienten mit nur leicht- bzw. leicht-mittelgradigen HWS-Schleudertraumata ohne knöcherne Verletzungen der HWS und ohne neurologische fokale Reiz- oder Ausfallserscheinungen, bei denen sich der Nacken- und Kopfschmerz im Mittel schon nach 3 Wochen zurückgebildet hatte (Keidel et al. 1993; Keidel 1995) ermöglichte erst die prospektive Analyse der neuropsychologischen Testergebnisse im intraindividuellen Verlauf über $^1/_4$ Jahr mit Zweit- und Drittuntersuchungen nach 6 bzw. 12 Wochen den Nachweis relativer neuropsychologischer Defizite in der Frühphase nach der HWS-Beschleunigungsverletzung. Vergleichbare engmaschig prospektive Verlaufsuntersuchungen an einer homogenen Stichprobe lagen nach Kenntnis der Autoren bislang nicht vor.

Es konnte in unserer Studie gezeigt werden, daß sich verbale Gedächtnis- und Abstraktionsleistungen, kognitive Selektivität (Informationsverarbeitungsgeschwindigkeit) sowie interferenzbedingte mnestische und kognitive Defizite erst 12 Wochen nach dem Unfall signifikant erholen. Konzentration, anhaltende Aufmerksamkeit, visuelles Vorstellungs- und Analysevermögen und visuell-figurales Gedächtnis besserten sich sowohl innerhalb der ersten 6 Wochen als auch in den nachfolgenden 6 Wochen.

Mögliche Lerneffekte wurden durch die Wahl sechswöchiger Untersuchungsabstände und durch Verwendung von Testparallelformen (MVGT, LPS, ZVT) vermieden, da es zur Vorlage identischen Testmaterials erst nach 1/4 Jahr kam. Die T-Werte der einzelnen Testergebnisse blieben dementsprechend während des gesamten Untersuchungszeitraumes im Durchschnittsbereich. Konstanz, geringfügige Verschlechterung, unterschiedliche Erholungsdynamik und signifikante Änderungen lern- und übungsresistenter Leistungsparameter sprechen darüber hinaus gegen einen generellen Lerneffekt während der Verlaufsuntersuchung. Eine vergleichende prospektive Untersuchung mit Normalpersonen und identischem Studiendesign ist zwischenzeitlich abgeschlossen worden.

Die Ursachen neuropsychologischer Störungen nach einer Beschleunigungsverletzung der HWS werden unterschiedlich diskutiert. Aufgrund der Ähnlichkeit der neurasthenischen Beschwerden nach einer HWS-Schleuderverletzung mit dem postkommotionellen oder -kontusionellen Syndrom nach Schädel-Hirn-Traumen und aufgrund experimentell erhobener Daten (Domer et al. 1979; King-Liu et al. 1984; Ommaya et al. 1968; Wickstrom et al. 1967) wird von vielen Autoren von einer primär organisch bedingten Störung der Hirnleistung ausgegangen (Berstad et al. 1975; Gay u. Abott 1953; Müller 1966; Schlegel 1968; Gibbs 1971; Delank 1974; Laubichler 1973; Torres u. Shapiro 1961; Fischer u. Palleske 1976; Kramer u. Hopf 1981; Krajewski u. Wolff 1990; Kischka et al. 1991). Subjektiv empfundene Veränderungen von Befindlichkeit und Stimmung würden sich dann reaktiv als Folge der Wahrnehmung der Leistungsdefizite hinzugesellen. Eine umgekehrte Kausalkette ist jedoch ebenso möglich. Das posttraumatische nuchozephale Schmerzsyndrom führt zur Beeinträchtigung von Befindlichkeit und Stimmung, die erst sekundär neuropsychologisch faßbare Leistungseinbußen nach sich zieht. Eine sog. unabhängige Entstehung von subjektiven Befindlichkeitsstörungen einerseits und objektivem Leistungsnachlaß andererseits ist ebenso denkbar, und eine gleichwertige wechselseitige Beeinflussung ist möglich. Hierfür sprechen auch von uns aufgezeigte und andernorts publizierte positive Korrelationen zwischen Befindlichkeit, Stimmung und Schmerz einerseits sowie Leistungsdefiziten andererseits (Yagüez et al. 1992). Es muß jedoch konstatiert werden, daß auch eine unmittelbare Traumaauswirkung auf spezifische Leistungen nicht ausgeschlossen werden kann, da in unseren Untersuchungen verbale Gedächtnisleistungen nicht mit Befindlichkeitsparametern korrelierten und gerade Gedächtnisstörungen in zahlreichen zitierten Studien (Krajewski u. Wolff 1990; Kischka et al. 1991) noch Jahre nach einer Beschleunigungsverletzungen nachgewiesen werden konnten.

Die von uns durchgeführte prospektive Studie mit testpsychologischer Erfassung neuropsychologischer Parameter im Verlauf hat somit gezeigt, daß Patienten in der Akutphase nach zervikozephaler Beschleunigungsverletzung in ihren Leistungen beeinträchtigt sind, sich diese im intraindividuellen Verlauf innerhalb eines Vierteljahres wieder rückbilden und daß es somit gelingt, pseudoneurasthenisch anmutende Beschwerden im Leistungsbereich auch bei nur leichtgradigen zervikozephalen Beschleunigungstraumen mit nicht protrahierter Symptomremission zu objektivieren und somit ein testpsychologisches Korrelat eines real-neurasthenischen Syndroms nachzuweisen (Keidel et al. 1991, 1993). Der noch gebräuchliche Begriff eines pseudo-neurasthenischen Syndroms sollte deshalb klinisch und gutachterlich nur in Ausnahmefällen Anwendung finden (Keidel et al. 1993).

Im klinischen Alltag ermöglicht der frühe Nachweis von Leistungseinbußen auch den frühen Einsatz von (rehabilitativen) Leistungstrainingsprogrammen ergänzend zu den konventionellen physikalischen Therapiemaßnahmen. Möglicherweise kann hierdurch die Zahl von Langzeitverläufen über 1/2 Jahr und länger („late whiplash syndrome") mit sämtlichen sozialmedizinischen und insbesondere gutachterlichen Implikationen reduziert werden. Dies gilt insbesondere für Patienten, bei denen durch Anwendung von uns verwandter Testverfahren eine verzögerte Rückbildung von Nacken- und/oder Kopfschmerz oder Leistungsdefiziten prädiziert werden kann (Keidel et al. 1992).

Wir empfehlen deshalb bei Erfordernis eine neuropsychologische Zusatzuntersuchung mit einer selektiven Testbatterie schon in der Akutphase nach einem Akzelerationstrauma der HWS.

Danksagung

Wir danken allen Patienten sowie den Kollegen der unfallchirurgischen Abteilungen in Essen, die an dieser Studie mitgewirkt haben. Unser Dank gilt dem Universitätsklinikum, dem Krupp-, Elisabeth-, Bethesda-, Huyssen-, St. Vinzenz-, Marien- und St. Josef-Hospital sowie dem Lutherhaus in Essen und der neurochirurgischen Abteilung des Knappschaftskrankenhauses Bergmannsheil in Gelsenkirchen-Buer.

Literatur

Balla JI (1980) The late whiplash syndrome. Aust NZJ Surg 50: 610–614
Berstad JR, Baerum B, Lochen EA, Mogstad TE, Syaastad O (1975) Whiplash: chronic organic brain syndrome without hydrocephalus ex vacuo. Acta Neurol Scand 51: 268–284
Delank HW (1972) Klinische neurologische Diagnostik nach Schleudertraumen der Halswirbelsäule. Hefte Unfallheilkd 110: 34–38
Dorner FR, Liu YK, Chandran KB, Krieger KW (1979) Effect of hyperextension-hyperflexion (whiplash) on the function of the blood-brain-barrier of rhesus monkeys. Exp Neurol 63: 304–310
Erdmann H (1973) Die Schleuderverletzung der Halswirbelsäule – Erkennung und Begutachtung. Die Wirbelsäule in Forschung und Praxis, Bd 56. Stuttgart, Hippokrates

Fischer D, Palleske H (1976) Das EEG nach sogenannten Schleuderverletzungen der Halswirbelsäule (zerviko-zephales Beschleunigungstrauma). Zentralbl Neurochir 37: 25–35

Gay JR, Abbott KH (1953) Common whiplash injuries of the neck. JAMA 152: 1698–1704

Gibbs FA (1971) Objektive evidence of brain disorder in cases of whiplash injury. Clin Electroencephalogr 2: 107–110

Hohl M (1974) Soft-tissue injuries of the neck in automobile accidents. J Bone Joint Surg 56-A/8: 1675–1682

Jacome DE (1987) EEG in whiplash: A reappraisal. Clin Electroencephalogr 18: 41–45

Janes JM, Hoosmand H (1965) Severe extension-flexion injuries of the cervical spine. Mayo Clin Proc 40: 353–369

Keidel M (1995) Der posttraumatische Verlauf nach zerviko-zephaler Beschleunigungsverletzung. Klinische, neurophysiologische und neuropsychologische Aspekte. In: Kügelgen B (Hrsg) Neuroorthopädie VI. Springer, Berlin Heidelberg New York, S 73–113

Keidel M, Diener HC (1992) Die Schleuderverletzung der Halswirbelsäule: Neue neuropsychologische und neurophysiologische Befunde – mögliche Verlaufsprädiktoren? Physiotherapie 83: 506–508

Keidel M, Diener HC (1993) Headache and acceleration trauma of the cervical spine. News in Headache 3: 1

Keidel M, Diener HC (1993) Schleudertrauma der Halswirbelsäule. In: Brandt T, Dichgans J, Diener HC (Hrsg) Therapie und Verlauf neurologischer Erkrankungen. Kohlhammer, Stuttgart, S 640–650

Keidel M, Pearce JMS (1996) Whiplash injury. In: Brandt Th, Caplan LR, Dichgans J, Diener HC, Kennard Ch (eds) Neurological Disorders: Course and Treatment. Academic Press, San Diego, pp 65–76

Keidel M, Vandenesch P, Jüptner M, Diener HC (1991) Zur Organizität „pseudo"-vegetativer Beschwerden nach zevikozephalem Beschleunigungstrauma. Aktuel Neurol 18: 16–17

Keidel M, Yagüez L, Wilhelm H, Jüptner M, Diener HC (1991) Reales Leistungsdefizit bei „Pseudo-Neurasthenie" nach HWS-Schleudertrauma. Aktuel Neurol 18: 16

Keidel M, Yagüez L, Wilhelm H, Diener HC (1992) Prospektiver Verlauf neuropsychologischer Defizite nach zervikozephalem Akzelerationstrauma. Nervenarzt 63: 731–740

Keidel M, Yagüez L, Wilhelm H, Diener HC (1993) Das zerviko-enzephale Syndrom nach HWS-Akzelerationstrauma im prospektiven Verlauf. In: Schimrigk K (Hrsg) Ophthalmoneurologie, Therapiekontrolle, Prävention. Verhandlungen der Deutschen Gesellschaft für Neurologie, Bd 7, Homburg/Saar, S 503–505

Keidel M, Yagüez L, Wilhelm H, Vandenesch P, Rieschke P, Jüptner M, Diener HC (1993) Gutachterliche Aspekte neurophysiologischer und neuropsychologischer Auffälligkeiten nach zerviko-zephalem Beschleunigungstrauma. Nervenheilkunde 12: 239–242

King-Liu Y, Chandran KB, Heath RG, Unterharnscheidt F (1984) Subcortical EEG changes in rhesus monkeys following experimental hyperextension-hyperflexion (whiplash). Spine 9: 329–338

Kischka U, Ettlin T, Heim S, Schmid G (1991) Cerebral symptoms following whiplash injury. Eur Neurol 31: 136–140

Krajewski C, Wolff HD (1990) Psychodiagnostische Untersuchung von HWS-Schleudertrauma-Patienten. Manuelle Medizin 28: 35–39

Krämer G (1980) Das zerviko-zephale Beschleunigungstrauma („HWS-Schleudertrauma") in der Begutachtung. Unter besonderer Berücksichtigung zentralnervöser und psychischer Störungen. Aktuel Neurol 7: 211–230

Krämer G, Hopf HC (1981) Zerebrale Störungen nach isolierten „HWS-Schleudertraumen". Aktuel Traumatol 11: 114

Laubichler W (1973) Cerebrale Störungen nach Schleudertraumen der Halswirbelsäule (Elektroencephalographische Beobachtungen). Beitr Gerichtl Med 30: 264–273

Laubichler W (1987) Die Problematik einer Begutachtung von Verletzungen der Halswirbelsäule einschließlich cervico-cephalem Beschleunigungstrauma. Unfallchirurg 90: 339–346

Laubichler W, Spielmann A (1988) Zur Ätiologie des neurastheniformen „Psychosyndroms" nach Verletzungen der Halswirbelsäule, einschließlich cervicocephalem Beschleunigungstrauma. Beitr Gerichtl Med 46: 439–449

Lindner H (1986) Zur Chronifizierung posttraumatischer Zustände der Halswirbelsäule und der Kopfgelenke. Manuelle Med 24: 77–80

Maimaris C, Barnes MR, Allen MJ (1988) „Whiplash injuries" of the neck: a retrospective study. Injury 19: 393–396

Müller E (1966) Das Schleudertrauma der Halswirbelsäule, und seine verschiedenen Folgen. Differentialdiagnose und Therapie. Dtsch Med Wochenschr 91: 588–593

Norusis MJ (1988) SPSS/PC+ Advanced Statistics V2.0. SPSS, Chicago

Olsnes BT (1989) Neurobehavioral findings in whiplash patients with long-lasting symptoms. Acta Neurol Scand 80: 584–588

Ommaya AK, Flaas F, Yarnell P (1968) Whiplash injury and brain damage. JAMA 204: 285–289

Pearce JMS (1989) Whiplash injury: a reappraisal. J Neurol Neurosurg Psychiatry 52: 1329–1331

Radanov BP, Dvorak J, Valach L (1990) Folgezustände der Schleuderverletzung der Halswirbelsäule. Mögliche Erklärung unter Berücksichtigung der klinischen und neuropsychologischen Befunde. Manuelle Med 28: 28–34

Radanov BP, Di Stefano G, Schnidrig A (1991) Neuropsychiatrische Faktoren im Verlauf des Syndroms nach Schleudertrauma der Halswirbelsäule. Aktuel Neurol 18: 26–27

Schlegel KH (1968) Die akuten Schleuderverletzungen der Halswirbelsäule und ihre Behandlung. Verh Dtsch Ges Orthop Beih Z Orthop 104: 265–273

Schmidt G (1989) Zur Biomechanik des Schleudertraumas der Halswirbelsäule. Versicherungsmedizin 4: 121–125

Schutt CM, Dohan FC (1968) Neck injury to women in auto accidents; a metropolitan plague. JAMA 206: 2689–2692

Torres F, Shapiro SK (1961) Electroencephalograms in whiplash injury. A comparison of electroencephalographic abnormalities with those present in closed head injuries. Arch Neurol 5: 28–35

Wickstrom J, Martinez J, Rodriguez R (1967) Cervical sprain syndrome: experimental acceleration injuries of the head and neck. In: The prevention of highway injury. Highway Research Institute, Michigan, pp 182–187

Wiesner H, Mumenthaler M (1975) Schleuderverletzungen der Halswirbelsäule. Eine katamnestische Studie. Arch Orthop Unfall-Chir 81: 13–36

Wilhelm H, Keidel M, Yagüez L, Diener HC (1992) Prospektive Verlaufsuntersuchung neuropsychologischer Leistungsfunktionen bei postakzidentellem Beschleunigungstrauma. In: Montada L (Hrsg) Bericht über den 38. Kongreß der DGfPs, Bd 1. Hogrefe, Göttingen Bern Toronto, S 366–367

Yagüez L, Keidel M, Wilhelm H, Diener HC (1991) A prospective neuropsychological study of the consequences of whiplash injury. Eur J Neurosci [Suppl] 5: 283

Yagüez L, Keidel M, Wilhelm H, Diener HC (1992) Nachweis neuropsychologischer Defizite nach HWS-Schleudertrauma: Relevanz für die Rehabilitation. In: Mauritz K-H, Hömberg V (Hrsg) Neurologische Rehabilitation 2. Huber, Bern Göttingen Toronto Seattle, S 54–60

Zaiser-Kaschel H, Diener HC et al. (1991) Neuropsychologische Parameter nach HWS-Distorsion (Poster). 3. Kongreß der deutschen Gesellschaft für Verhaltensmedizin und Verhaltensmodifikation, Universität Trier

Myofasziale Dysfunktion der HWS nach Distorsion

P. Henning

Art und Umfang einer Verletzung sind abhängig von der Intensität, der Dauer und der Richtung der Gewalteinwirkung, außerdem vom jeweiligen Zustand der betroffenen Struktur. Bänder und Muskeln reißen eher in gespanntem bzw. vorgedehntem Zustand als in Entspannung. Weiterhin ist die Ausprägung und Lokalisation der Verletzung abhängig von dem Ort der Neutralisierung der auf den Organismus einwirkenden kinetischen Energie. Es kann am Ort der Gewalteinwirkung zu Weichteilgewebskontusionen und zu Knochenbrüchen kommen. Der Impuls kann jedoch auch übertragen werden über Knochen und Gelenkketten und zur Verletzung von Strukturen führen, die vom Ort der Gewalteinwirkung weiter entfernt liegen.

Der vorliegende Beitrag beschäftigt sich mit den Verletzungen, bei denen aufgrund von Anamnese, klinischer Untersuchung, Einsatz von bildgebenden Verfahren und apparativen Untersuchungen makroskopische Strukturschäden ausgeschlossen sind. Apparativ-medizinisch nachweisbare Verletzungen, wie z.B. Wirbelfrakturen, Segmentinstabilitäten durch Bandrupturen, Nervenläsion usw., sind anderen Behandlungs- und Bewertungskriterien unterworfen. Außerdem wird in der Regel durch das Nachgeben der betroffenen Strukturen durch Bruch oder Zerreißung die einwirkende kinetische Energie frühzeitig neutralisiert, so daß es bei derartigen Verläufen seltener zur Chronifizierung oder auch „Neurotisierung" kommt.

Unfallmechanismus

Die genannten Grundsätze gelten selbstverständlich auch für die HWS-Distorsion durch Beschleunigungsvorgang. Die dabei ablaufenden Unfallmechanismen sind einzuteilen in Heckaufprall, Frontalaufprall, Seitaufprall sowie Kombinationsabläufe. Alle Mechanismen können mit und ohne Schädelanprall ablaufen, wobei jeweils unterschiedliche Verletzungsfolgen zu erwarten sind (Tabelle 1). Stärkere

Tabelle 1. Verletzungsfolgen bei unterschiedlichen Unfallmechanismen

	ohne Schädelanprall	mit Schädelanprall
Heckaufprall	I a	I b
Frontalaufprall	II a	II b
Seitaufprall	III a	III b
Kombinationen	IV a	IV b

Läsionen sind ebenfalls zu erwarten, wenn sich der Kopf im Moment der Gewalteinwirkung nicht in Neutral-, sondern in Rotationshaltung befindet.

Bewegungsabläufe und Pathomechanismen

Bei den Beschleunigungsvorgängen kommt es zu einer äußerlich gebremsten Bewegung, wenn der Schädel gegen ein Kfz-Teil prallt (Nackenstütze, Lenkrad, Armaturenbrett, Holm usw.), oder zu einer ungebremsten Bewegung, wenn ein Anprall ausbleibt. Hierbei wird der Bewegungsablauf durch körpereigene Strukturen begrenzt.

Anprallverletzungen (I b–IV b)

Bei der Anprallverletzung kann die einwirkende kinetische Energie durch Weichteilverletzung und Schädelkalottenfraktur bereits neutralisiert werden. Häufiger jedoch wird die Gewalteinwirkung fortgeleitet über die einzelnen Schädelknochen bzw. den Unterkiefer über die Schädelnähte bzw. die Kiefergelenke auf den Ort des nächsten Widerstandes – nämlich die Strukturen des kraniozervikalen Übergangs. Die Vielfalt der Verletzungsmöglichkeiten dieser Region wurden von Saternus [2] sehr eindrucksvoll beschrieben.

Drei betroffene Strukturen sind wegen ihrer funktionellen Bedeutung besonders hervorzuheben:
1. die Weichteile (Muskeln, Bänder, Faszien, Nerven) des kraniozervikalen Übergangs,
2. die Kopfgelenke,
3. die Schädelknochennähte.

Während unter manualmedizinischen Gesichtspunkten die ersten beiden Strukturen die herausragende Rolle spielen, stehen nach dem Denkmodell der Osteopathie die Verwerfung und Verblockung der einzelnen Schädelknochen in ihren Nähten, die Verziehung der Dura, die Beeinträchtigung des venösen Abflusses des Schädelinnenraums und die Irritation der die Schädelbasis durchbrechenden Hirnnerven im Vordergrund.

Kombinierte Verletzungsmöglichkeiten (IV a + b)

Kombinierte Verletzungsmöglichkeiten, wie sie beispielsweise bei Überschlagen und Mehrfachkollisionen vorkommen, sind besonders schwer zu beurteilen und kaum in eine der einzelnen Kategorien einzuordnen. Sie bedürfen der besonders gründlichen anamnestischen Analyse und der individuellen Beurteilung.

Seitaufprall (III a + b)

Auch beim Seitaufprall ist häufig anamnestisch kaum zu analysieren, ob der ungebremste oder gebremste Bewegungsablauf im Vordergrund steht, da es häufig zu einem seitlichen Kontakt mit dem Holm im Kfz oder der Seitfensterscheibe kommt. Nach eigenen Erfahrungen ist die Densfraktur aufgrund der besonderen biomechanischen Abläufe der Kopfgelenksregion bei diesem Verletzungstyp besonders häufig, so daß bei jeder stärkeren Seitkollision bei entsprechenden Beschwerden eine Densfraktur gezielt ausgeschlossen werden sollte.

Frontalaufprall ohne Schädelanprall (II a)

Bei diesem Bewegungsablauf ist die Wahrscheinlichkeit einer Überdehnung oder Zerreißung von Weichteilgewebe sowie einer Verletzung von Knochen und Gelenken relativ gering, weil der beschleunigte Schädel nach vorn schnellt mit gebeugter HWS und BWS, die ausreichend nachgeben können. Außerdem besteht ausreichend Festigkeit durch das Lig. nuchae, die hinteren Längsbänder sowie durch die kräftige dorsale Hals-/Nackenmuskulatur. Bei stärkerer Beschleunigung entfernt sich der Schädel von der HWS praktisch parallel zu den Halswirbeln, insbesondere zum Atlas, ohne Hebelbewegungen.

Tritt allerdings eine Rotationsstellung des Kopfes hinzu, die durch den schräg verlaufenden Gurt begünstigt wird, kann es durch Vorspannung zur Überdehnung z. B. des Lig. apicis dentis, besonders aber eines der Ligg. alaria, kommen. Eine Zerreißung ist jedoch auch dabei sehr unwahrscheinlich.

Heckaufprall ohne Schädelanprall (I a)

Der häufigste Unfallmechanismus ist der Heckaufprall mit dem typischen Beschleunigungsvorgang (mit dem Begriff „Schleudertrauma" eingegangen nicht nur in die medizinische Fachliteratur). Die Bezeichnung „Schleudertrauma" wurde wegen des automatisch damit verbundenen Entschädigungsanspruchs und der unzutreffenden Bezeichnung weitgehend ersetzt durch den Terminus „HWS-Distorsion durch Beschleunigungsvorgang bzw. -verletzung".

Durch die plötzliche Beschleunigung des Rumpfes nach vorn und die Trägheit des Schädels kommt es zu einer ruckartigen Reklinationsbewegung der HWS mit Rücknickbewegung im Kopfgelenksbereich. Die Reklinationsfähigkeit des Kopfes ist begrenzt durch das vordere Längsband, durch die in Konvergenz geschobenen Wirbelgelenke und die Berührung der Dornfortsätze. Sie ist weiterhin abhängig vom Zustand der ventralen Halsmuskeln und der aktuellen Reklinationsfähigkeit der oberen BWS.

Bei weiterer Gewalteinwirkung kommt es zu einer Verstärkung des Rücknickvorgangs im Kopfgelenksbereich, wobei das Okziput den hinteren Atlasbogen mit nach kaudal zwingt in Richtung auf den Dornfortsatz von C2. Dabei vergrößert sich der Abstand zwischen der Pars basilaris des Okziput und dem vorderen Atlasbogen sowie auch zwischen dem vorderen Atlasbogen und dem Axis. Da der

Drehpunkt für diese Bewegung wesentlich weiter dorsal liegt, kommt es bei diesem Mechanismus zu einer erheblichen Überdehnung des Lig. apicis dentis und der Ligg. alaria, die besonders bei gedrehtem Kopf zu einer einseitigen Rißbildung führen kann.

Der Funktionszustand des zervikothorakalen Übergangs und der oberen BWS spielt bei dem Verletzungsmechanismus – übrigens auch bei der Therapie und der Chronifizierung posttraumatischer Zustände – eine Schlüsselrolle.

Verstärkter Rundrücken sowie betonte Nackenkyphose beinhalten eine verminderte Reklinationsfähigkeit der BWS, so daß die Extensionsbewegung der HWS im Moment des Aufpralls bereits in der unteren HWS, besonders im Segment C 5/6, beendet wird und nicht in die BWS fortgeleitet werden kann. Dies führt einerseits zum verstärkten Facettenschluß, besonders C 5/6, und ggf. auch zur Bandscheibenschädigung in diesem Segment. Andererseits kann die Reklinationsbewegung des Kopfes durch die Kopfstütze nicht abgefangen werden, weil die Bewegung davor abläuft und der Kopf die Kopfstütze nicht berührt (Abb. 1).

Im eigenen Patientengut wurde die Standardfrage, ob der Kopf die Nackenstütze berührt hat, nur ausnahmsweise und vorwiegend von jüngeren Individuen mit ja beantwortet. Dadurch, daß der Kopf die Nackenstütze nicht erreicht, werden der vorbeschriebene Hebelmechanismus begünstigt und die nachfolgend beschriebenen Auswirkungen auf die Weichteilstrukturen, besonders die ventrale Halsmuskulatur, verstärkt.

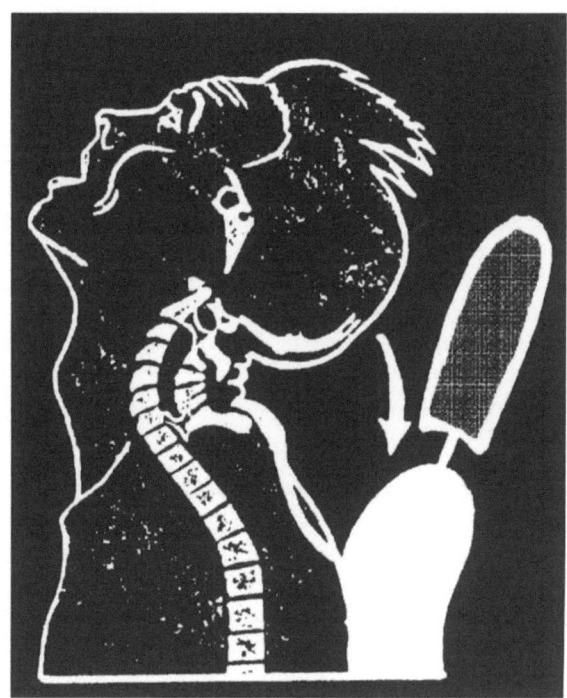

Abb. 1. Bei Fixierung des zervikothorakalen Übergangs (z. B. bei Nackenkyphose, Rundrücken) ist die Extensionsfähigkeit der oberen BWS beeinträchtigt. Die Reklinationsbewegung der HWS endet in der unteren HWS. Der Kopf erreicht so nicht die Nackenstütze

Auswirkungen auf die Strukturen

Die HWS-Distorsion durch Beschleunigungsvorgang ist in erster Linie eine Verletzung der Weichteile. Betroffen sind Bänder, Faszien, Dura und besonders die Muskeln.

Bänder

Aufgabe der Bänder ist es, die Partner in einem beweglichen System zu stabilisieren, ihren Bewegungsumfang im physiologischen Rahmen zu begrenzen und den Bewegungsablauf symmetrisch zu leiten.

Eine einseitige Bandruptur ermöglicht pathologische Bewegungsabläufe und unphysiologische Belastung der anderen Strukturen mit Störung der Proprio- und Nozizeption. Die erhöhte Rezeptorenreizung verursacht reaktive muskuläre Spannung (Schutzverspannung) sowie reaktive Blockierungen der Gelenke.

Der Verlust der Bandstabilität und -führung muß durch erhöhte Muskelspannung kompensiert werden, anders ausgedrückt: Lokale strukturelle pathologische Hypermobilität führt zu kompensatorischer funktioneller Hypomobilität. Diese kann durch pathologische Verkettungsmuster den lokalen Bereich überschreiten und kumulierend schließlich das ganze Bewegungssystem betreffen. Jede zusätzliche lokale Rezeptorenreizung führt zur Verstärkung der Symptomatik. Dies geschieht nicht nur durch „falsche" Bewegungen oder Fehl- und Überbelastung, sondern leider viel zu oft durch therapeutische Maßnahmen wie Massagen, Manipulationen, krankengymnastische Lockerungsübungen oder ähnliche mechanische Irritation. Hier sehe ich eine wesentliche Ursache für Chronifizierung und Rezidivneigung.

Faszien und Dura

Die osteopathische Literatur beschreibt viskoelastische Eigenschaften der Faszien, die Verformungen erleiden und speichern können. Sie nehmen damit Einfluß auf die Muskeln, die sie umscheiden, auf die Nerven, die regelmäßig in unmittelbarer Nähe und mit direktem Kontakt verlaufen, sowie auch auf die angrenzenden Fasziensysteme. Die direkte Verbindung der einzelnen Faszien untereinander läßt entsprechende Auswirkungen auch an anderen Körperregionen, besonders im Rumpfbereich, plausibel erscheinen, auch mit Auswirkungen auf die serösen Häute und inneren Organe.

Ich bin der Auffassung, daß die Dysbalance der Faszien ebenfalls eine wesentliche Ursache für Persistenz der Beschwerden, Rezidivneigung und Chronifizierung darstellt.

Besondere Beachtung gebührt den Hirn- und Rückenmarkshäuten, speziell der Dura. Die Distorsion führt zu Verziehungen, die sich bis ins Kranium und ins Sakrum auswirken. Über Faszien und Dura ist die Ausdehnung der Beschwerden und Funktionsstörungen auf Thorax und LBH-Region ebenfalls erklärbar.

Muskeln

Die beim Heckaufprall ausgelöste typische Reklinationsbewegung des Kopfes und Hyperextension der HWS führt zu einer plötzlichen Überdehnung der ventralen Halsmuskulatur, auf die sie nicht vorbereitet ist. Es sind zunächst die oberflächlichen Muskeln betroffen, bei stärkerer Gewalteinwirkung zunehmend auch die tiefen prävertebralen Muskeln, die ebenfalls der eingangs beschriebenen Hebelwirkung unterworfen sind; zu erwähnen sind besonders M. longus colli und M. longus capitis.

Diese plötzliche Überdehnung führt reflektorisch zu einer massiven Kontraktion der betroffenen Muskeln. Da der Kopf sich jedoch noch in der Reklinationsbewegung befindet, erfolgt diese Massenkontraktion gegen Widerstand und führt so zu mehr oder weniger starken intramuskulären Läsionen.

Saternus [2] beschreibt Zerreißungen des Sternocleidomastoideus bzw. Ablösungen im Bereich der sternalen und klavikulären Insertionen durch diesen Mechanismus.

Geläufig ist dieser Vorgang bei Querfortsatzabrißfrakturen der Lendenwirbel durch Massenkontraktion des M. quadratus lumborum gegen Widerstand bei Sturz auf den flachen Rücken. Auch die Rotatorenmanschettenruptur bei Sturz auf den angelegten Oberarm dürfte durch diesen Mechanismus zu erklären sein.

Ich bin der Auffassung, daß nicht die mechanische Überdehnung der ventralen Halsmuskulatur bei Hyperextension der HWS die entscheidende Rolle für die Verletzungsfolgen darstellt, sondern die reflektorische Massenkontraktion, die auch bereits bei geringerer Masse und Geschwindigkeit des auffahrenden Fahrzeugs ausgelöst werden kann. Ich vermute, daß dabei im Muskel Vorgänge ablaufen, die vergleichbar sind mit dem Muskelkater, nur daß hier eine maximale Muskelbelastung in extrem kurzer Zeit abläuft.

So wäre auch das häufig verzögerte Auftreten der Beschwerden zu erklären.

Mit dem Einsetzen der Schmerzen kommt es zu einer Schonhaltung, die geprägt ist durch die leichte Flexion der HWS mit Vorverlagerung des Kopflots vor die Körperachse. Der M. longus colli wird in Annäherung seiner Insertionspunkte gehalten, er wird hyperton und verkürzt sich. Es kommt zur Funktionsumkehr des M. scalenus anterior (Abb. 2). Dieser verstärkt und stabilisiert physiologischerweise die Halslordose, wenn der M. longus colli normoton ist. Läßt dieser jedoch durch hypertone Dysregulation und Verkürzung die Lordosierung nicht zu, bewirkt der Scalenus anterior eine Steilstellung bzw. eine Kyphosierung der HWS mit Scheitel bei C5.

Diese Funktionsumkehr des Scalenus wird durch den M. sternocleidomastoideus sowie den M. longissimus capitis verstärkt.

Auch die Nackenmuskeln können in der 2. Phase des Beschleunigungsvorgangs eine entsprechende reflektorische Kontraktion gegen Widerstand erfahren. Sie werden zusätzlich dadurch überlastet, daß sie den Kopf in Schonhaltung, d.h. in Fehlstellung, stabilisieren und fixieren müssen im Sinne der *Kokontraktion der Antagonisten*.

Die kranikalsten, tiefen Halsmuskeln, die MM. recti und obliqui capitis, nehmen eine Sonderstellung ein. Ihre dynamische Muskelfunktion tritt hinter der neurophysiologischen Steuerfunktion zurück. Diese Muskeln bewegen nicht in erster

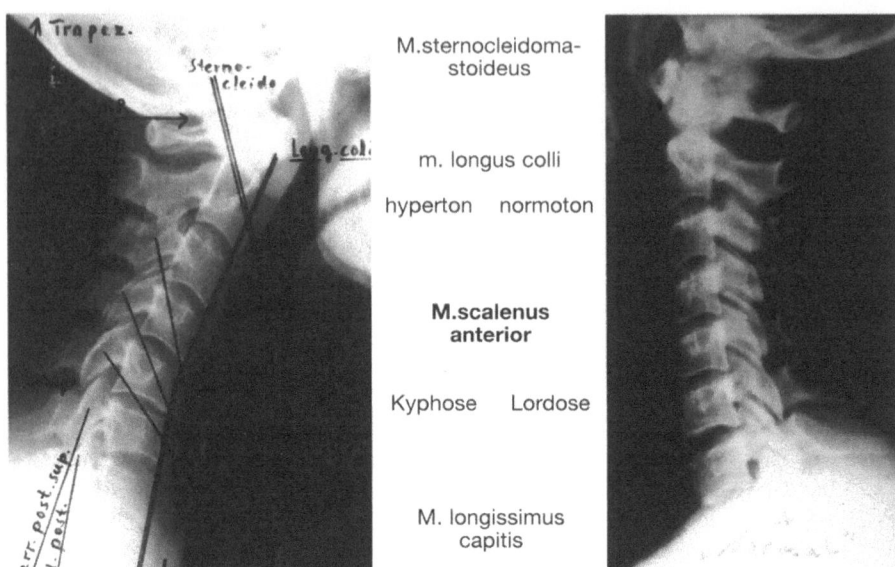

Abb. 2. Funktionsumkehr des M. scalenus anterior. Der M. scalenus anterior gewährleistet bei normotoner ventraler Halsmuskulatur die Lordose. Bei muskulärer Dysbalance mit Hypertonie und Verkürzung des M. longus colli – ventral – und des M. serratus posterior superior und des M. scalenus posterior – dorsal – wird die Lordose aufgehoben. Der Ursprung des M. scalenus anterior wird nach ventral verlagert. Bei Verkürzung und Hypertonus bewirkt der M. scalenus anterior so eine Kyphosierung der HWS – unterstützt vom M. sternocleidomastoideus und M. longissimus capitis. Die im Bild links eingetragenen Linien zeigen die Zugrichtung der Muskeln

Linie aktiv den Kopf bzw. Atlas und Axis. Vielmehr erfahren sie durch Bewegungen des Kopfes und der oberen Halswirbel passiv eine Längenänderung, die zur Aktivierung ihrer sehr zahlreichen Rezeptoren führt. Sie stellen ein Steuerungszentrum für das gesamte Bewegungssystem dar. Ihre innige anatomische und funktionelle Verknüpfung mit den Halsfaszien, der Schädelbasis, den Rückenmarks- und fortgeleitet auch den Hirnhüllen sowie dem Ganglion cervicale superius machen diese Region zu einem vegetativen Zentrum mit seinem umfassenden Einfluß auf intrakraniale Strukturen. Da selbstverständlich auch diese Muskeln bei der Beschleunigungsverletzung passiv gedehnt werden, sind die häufig heftigen vegetativen Begleiterscheinungen verständlich.

Die bei den Bandstrukturen angedeuteten neurophysiologischen Pathomechanismen gelten bei dieser Muskelgruppe analog, wahrscheinlich in Wechselwirkung nicht nur zu den Bändern, sondern auch zu den neuralen Strukturen, Faszien und Gelenken.

Auf die innige Verknüpfung von Muskel-, Faszien- und Nervenstrukturen möchte ich mit dem Beispiel des M. rectus capitis lateralis hinweisen. Er zieht vom Atlasquerfortsatz zum Okziput und inseriert in unmittelbarer Nähe des Durchtritts der Nn. vagus, accessorius und glossopharyngeus. Dazwischen verläuft die tiefe Halsfaszie. Man kann sich vorstellen, welche komplexen Auswirkungen hier ablaufen können durch die Distorsion, besonders bei Einfluß von Rotations- und Scherkräften, aber auch durch unangemessene therapeutische Maßnahmen.

Die Aufrichtung und Steilstellung von C7 und C6 durch Verkürzung des M. scalenus posterior und M. serratus posterior superior und die Kyphosierung der mittleren HWS durch den verkürzten M. scalenus anterior bei hypertonem M. longus colli führen einerseits zur sog. Nackenkyphose bzw. zu ihrer Verstärkung. Andererseits bewirken sie eine Divergenz der Gelenkflächen C5/C6. C5 wird nach ventral gekippt, so daß sich die sonst fast senkrecht gestellten Gelenkfortsätze der waagerechten Stellung nähern. Dadurch geht die Stabilität bei Ventralschub verloren. Das Segment wird instabil.

Durch den Longus-colli-Effekt und die Funktionsumkehr des Scalenus anterior mit den entsprechenden Konsequenzen für die anderen Muskeln sind die typischen Röntgenbefunde hinreichend erklärt (Abb. 2):
1. subokzipitale Raumeinengung mit Reklinationsstellung des Schädels und Kippstellung des Atlas, durch Vorverlagerung des Kopflots und Zug des Trapezius,
2. Steilstellung der oberen und mittleren HWS,
3. Kyphosierung bei C5/6 mit Aufrichtung von C6 und C7 mit Horizontalisierung der Gelenkstellung C5/6 und entsprechender Instabilität,
4. Nackenkyphose.

Reaktive Verkettungen

Nackenkyphose

Die Nackenkyphose kann entstehen oder verstärkt werden durch folgende Faktoren:
1. durch die Schon- und Fehlhaltung des Kopfes mit Kopflotventralisierung,
2. durch Verkürzung des Longus colli mit Aufhebung der Lordosierungsfähigkeit der HWS,
3. durch Verkürzung und Funktionsumkehr des Scalenus anterior in Synergie mit Sternocleidomastoideus und Longissimus capitis,
4. durch Aufrichtung von C6 bis T2
   a) durch dorsalen Zug des Serratus posterior superior und Scalenus posterior,
   b) durch ventralen Zug des kaudalen Teils des Longus colli,
   c) durch Anhebung der 1. Rippe durch Scalenus anterior und medius,
   d) durch Anhebung der 2. Rippe durch Scalenus posterior,
   e) durch ventrale Anhebung der 2.-4. Rippe durch Pectoralis minor,
5. durch Lordosierung der oberen BWS mit Scheitel bei T4 durch Longus colli, mediale Skapulafixatoren und Rückenstreckerinsuffizienz.

Atemdysfunktion

Die sog. „pathologische Verkettung" entspricht der Inspirationsstellung bei der Atmung. Alle vorgenannten Muskeln sind ja auch vordergründig Atemmuskeln. Die Folge ist Hochatmung und Zwerchfelldysfunktion. Das Zwerchfell selbst kann als sog. Schockspeicher und als „Emotions- und Kommunikationsorgan" durch den Unfall funktionell gestört sein.

Die Zwerchfelldysfunktion kann zu erheblichen pathologischen Verkettungen des gesamten Bewegungssystems führen.

Reaktive primäre und sekundäre Gelenkblockierungen

Ich bin der Auffassung, daß die Mehrzahl der segmentalen und peripher artikulären Bewegungsstörungen (Blockierungen) als Folge der muskulären Dysbalance entstehen und deshalb auch ständig rezidivieren, solange die muskuläre Dysbalance nicht behoben ist. Eine direkte, durch den Unfallmechanismus unmittelbar herbeigeführte Blockierung der Kopfgelenke ist möglich und wohl auch nicht selten. Sie sollte nach Ausschluß struktureller Schädigung möglichst frühzeitig gelöst werden, damit die Regenerationsfähigkeit der gestörten Weichteilstrukturen nicht unnötig behindert wird.

Sternsymphysales Syndrom

Bei hypermobilen Individuen, bei Frauen, die mehrere Kinder geboren haben und besonders solche nach gynäkologischen Operationen mit suprapubischer Schnittführung, ist die Entstehung bzw. Verstärkung eines sternosymphysalen Syndroms durch die unfallbedingte Verkettung sehr begünstigt. Dies kann zur Therapieresistenz und Chronifizierung posttraumatischer Zustände beitragen.

Dysfunktion der Kiefergelenke und der Kaumuskulatur

Die ventrale Halsmuskulatur besitzt neben ihrer vordergründigen Funktion als Atemmuskulatur sowie ihrer Aufgabe der Stabilisierung und Bewegung des Kopfes die wichtige Aufgabe als Kaumuskulatur. Seitendifferente Dysfunktion bewirkt bzw. verstärkt Störungen der Kiefergelenke und damit Dysbalancen im hoch sensiblen Funktionskomplex Kiefergelenke/Kopfgelenke/Kreuzdarmbeingelenke („KKK").

Wechselbeziehung zur Primärstörung

Häufig kommt es bei Eintritt der Arbeitsfähigkeit und Wiederaufnahme der normalen Belastung zum Wiederauftreten bzw. zur Exazerbation der Beschwerden nach beschwerdefreiem oder -armem Intervall. Erklärung dafür kann die Tatsache sein, daß die genannten pathologischen Verkettungen und Fehlhaltungen zwar weitgehend kompensiert, aber nicht beseitigt waren. Die Belastung bei nicht ausreichender Belastbarkeit fahrt dann zur erneuten Dekompensation (s. Auswirkungen auf die Strukturen, Bänder).

Therapie

Hintergrund der posttraumatischen Beschwerden, auch nach Chronifizierung, ist die erhöhte Nozireaktion des Kopf-Hals-Übergangs durch myofasziale Dysbalance. Gelenkblockierungen können primär – traumatisch bedingt – sein, sind aber meist sekundär – Folge der myofaszialen Dysbalance mit höchster Empfindlichkeit der Rezeptorenfelder.

Manipulative Impulstechniken mit Knackgeräusch sind sehr zurückhaltend einzusetzen und nur dann indiziert, wenn strukturelle Schädigungen ausgeschlossen sowie die Einstellung und der Probezug schmerzfrei sind. Andernfalls droht teils erhebliche Verschlechterung.

Sehr gute Effekte lassen sich besonders in der Primärphase, aber auch nach Chronifizierung, durch die kraniosakrale Therapie erzielen. Auch die zurückhaltende Atlastherapie nach Arlen hat sich bewährt.

Grundsätzlich sollte – wie bei allen Distorsionsverletzungen – eine Ruhigstellung mit Schanz-Verband oder Zervikalstütze über einen angemessenen Zeitraum erfolgen, der von der Art und Ausprägung des Befundes vorgegeben wird. Kontraindiziert sind zumindest in den ersten 6 Wochen Massagen.

Krankengymnastik sollte nur von qualifizierten Therapeuten durchgeführt werden. Ziel der Behandlung ist die Beseitigung bzw. Verhinderung der überschießenden Funktionsstörungen und pathologischen Verkettungen, ohne Schutzmechanismen zu durchbrechen. Grundlage der Therapie sind Detonisierung, Balancierung, Stabilisierung – beginnend mit Zwerchfell und Atmung.

Der befundorientierte Einsatz von therapeutischer Lokalanästhesie bzw. Neuraltherapie bzw. Infiltrationsbehandlung kann sehr hilfreich sein. Auch die Akupunktur ist sehr effektiv, aber teuer für den Patienten.

Medikamentöse Behandlung ist wohl am weitesten verbreitet, insbesondere mit Analgetika und NSAR. Der Einsatz von Myotonolytika ist m.E. unter Berücksichtigung der vorgenannten funktionellen Gesichtspunkte durchaus diskussionsbedürftig.

Gedanken zur Begutachtung

Wohl in keinem Bereich der Begutachtung von Traumafolgen herrscht so große Unsicherheit und Divergenz der Auffassungen wie bei der Beurteilung des sog. „Schleudertraumas".

Die HWS-Distorsion bei Beschleunigungsvorgang und vergleichbaren Gewalteinwirkungen ist in der Regel eine Verletzung der Weichteile und nicht der Knochen und Gelenke [3]. Es sollten bei der Begutachtung auch die Folgeschäden der Weichteilverletzung beurteilt werden und nicht nur die der Knochen und Gelenke.

Die unendlichen Diskussionen der letzten Jahre haben die Fronten eher verhärtet.

Vergleicht man die gutachterliche Bewertung von Finger- und Handverletzungen [1] in der einschlägigen Literatur mit der der Wirbelsäulenverletzungen, so muß man feststellen, daß es in der deutschsprachigen Standardliteratur bis heute praktisch keine Richtwerte und Einschätzungshilfen gibt. Eine exakte gesetzliche Regelung ist aber dringend erforderlich. Sie sollte erfolgen in Abstimmung mit Juristen, Ärzten, Kostenträgern und den Verbänden, die die Verletzten vertreten, mit folgenden Zielen:

1. Überarbeitung und Aktualisierung von Standards und Mindestanforderungen einer Erstuntersuchung, der weiterführenden Diagnostik, Dokumentation und Therapie, Übernahme der Grundsätze in die universitäre Grundausbildung der Ärzte;
2. Intensivierung der Forschung an den Universitäten unter Einbeziehung der Erkenntnisse und Erfahrungen der manuellen Medizin, der Osteopathie und der Ganzheitsmedizin;
3. Erarbeitung von exakten Richtlinien zur Beurteilung des Ausmaßes einer Verletzung der Wirbelsäule und der differenzierten Einschätzung der MdE, wie z. B. in der Handchirurgie seit langem üblich;
4. Regelung einer angemessenen, finanzierbaren, zeitlich begrenzten Entschädigung entsprechend einer realistischen Beurteilung.
5. Der Gutachter sollte verpflichtet werden, im Falle der Ablehnung des Unfallzusammenhangs eine *plausible* Ursache für die geklagten Beschwerden zu nennen. Mangelnde psychische Verarbeitung, neurotische Fehlentwicklung oder sog. „degenerative Veränderungen" ohne entsprechenden Krankheitswert als auslösende Faktoren sollten einer mindestens ebenso kritischen und seriösen Überprüfung unterzogen werden wie die Strukturläsionen, die sich dem apparatemedizinischen Nachweis (noch) entziehen.
6. Trennung der medizinischen Sachdiskussion von finanzpolitischen Interessen der Kostenträger und Beendigung der innerärztlichen Polemik.

Literatur

Günther E, Hymmen R (1972) Unfallbegutachtung, 6. Aufl. de Gruyter, Berlin
Saternus K-S Die Verletzungen von Halswirbelsäule und Halsweichteilen. Die Wirbelsäule in Forschung und Praxis, Bd 84. Hippokrates, Stuttgart

Ein palpatorischer Test zur Diagnostik von Verletzungen der Ligg. alaria

H. Lohse-Busch

Die Beurteilung von eventuellen Dauerschäden nach traumatischen Beschleunigungseinwirkungen auf die HWS ist schwierig, da die gefährdeten Weichteile schwer zu untersuchen sind. Manuelle Diagnostik [1, 2] und Röntgenfunktionsanalysen [4] geben nur einen Hinweis auf Funktionsstörungen, denen eine strukturelle Verletzung zugrunde liegen kann, nicht aber muß.

Mit zunehmender Verfeinerung der Computertomographie und der Magnetresonanzuntersuchungen des kraniozervikalen Überganges wird es immer besser möglich, zumindest ligamentäre Verletzungen im Sinne des Ein- oder Abrisses oder der bleibenden Überdehnung zu diagnostizieren [3, 5]. Diese Untersuchungen sind sehr teuer und erfordern überdies einen besonders erfahrenen Untersucher. Ein kostensparender palpatorischer Test zur Diagnostik der Stabilität der Ligg. alaria würde die Indikationsstellung für die kostenträchtigen bildgebenden Verfahren erleichtern.

Biomechanik und Neurophysiologie

Ein Ligament ist begrenzt elastisch, kehrt also auf physiologische Dehnung in seine Ausgangslänge zurück. Wird es aber überdehnt, kommt es zu strukturellen Verlängerungen und Ausdünnungen, die im Sinne der Bandlaxität eine bleibende morphologische Veränderung darstellen. Eine weitere Dehnung führt zum Bandeinriß oder -abriß (Abb. 1).

Besonderes Augenmerk verdienen die Ligg. alaria und das Lig. cruciforme atlantis und speziell dessen Pars transversa, das Lig. transversum atlantis. Das Lig. cruciforme und die Ligg. alaria stellen eine den Atlas überbrückende Verbindung des 2. Halswirbels zum Schädel dar und stabilisieren den Dens axis in der Fovea dentis (Abb. 2).

Eine Überdehnung, führt zu Gelenkinstabilität der Atlantookzipital- und Atlantoaxialgelenke, die durch muskuläre Stabilisierung – so gut es möglich ist – kompensiert wird (Abb. 3).

Die hier in Rede stehenden Bänder enthalten Dehnungsrezeptoren, deren Funktion noch nicht geklärt ist. Es ist aber anzunehmen, daß deren Propriozeption zur efferenten Steuerung der mittleren und tiefen kurzen Nackenmuskeln herangezogen wird. Die traumatische, plastische Bandlaxität verändert die Propriozeption.

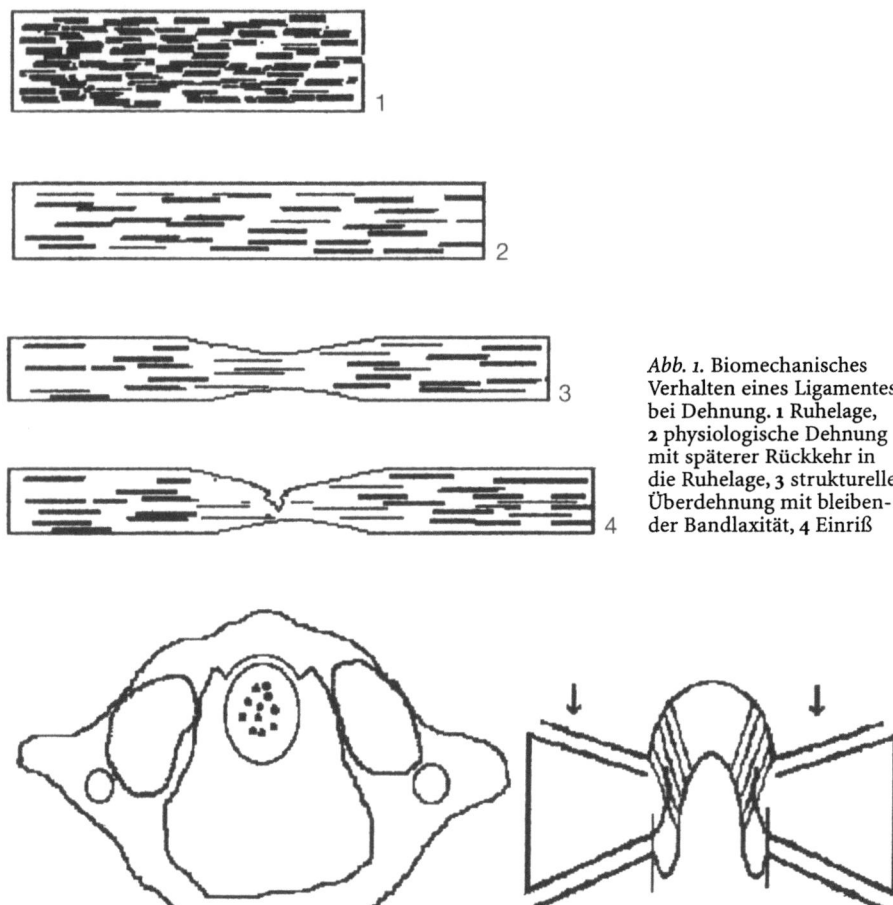

Abb. 1. Biomechanisches Verhalten eines Ligamentes bei Dehnung. 1 Ruhelage, 2 physiologische Dehnung mit späterer Rückkehr in die Ruhelage, 3 strukturelle Überdehnung mit bleibender Bandlaxität, 4 Einriß

Abb. 2. Die Fixation des Dens axis in der Fovea dentis unter physiologischen Bedingungen. Die Muskulatur (Pfeile) übt einen symmetrischen Druck aus

Es dürfte allgemein akzeptiert sein, daß Gelenkinstabilitäten eine dauerhafte Noxe darstellen, die stets zu einer Vermeidungshaltung führt. Die Folge ist eine kompensatorische Verspannung der gelenkführenden Muskeln bis hin zur Schutzblockierung und eine gut palpable, charakteristische Zunahme der Viskoelastizität der myofaszialen Strukturen.

Klassische manualmedizinische Untersuchung

Bei der passiven, biomechanischen Untersuchung im Liegen [1, 2] findet sich bei Patienten, die eine solche Verletzung erlitten haben, eine Verminderung des „joint

Ein palpatorischer Test zur Diagnostik von Verletzungen der Ligg. alaria 115

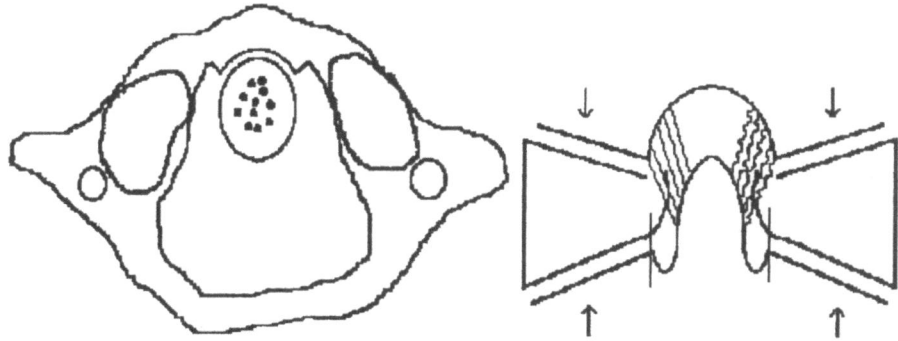

Abb. 3. Läsion des rechten Lig. alare. Muskulär stabilisierte Stellung (Pfeile) des Dens in der Fovea dentis. Kompensatorisch symmetrische Stellung der Massae laterales zur Incisura dentis

play" der Gelenke C0/C1 und C1/C2 auf translatorische Verschiebungen in der frontalen und sagittalen Ebene. Besonders eingeschränkt ist die einer eventuellen Läsion abgewandte laterale Bewegungsrichtung, weil das Spannen des Lig. alare eine muskuläre Gegenreaktion hervorruft. Das „joint play" von C1/C2 in sagittaler Richtung ist ebenfalls deutlich eingeschränkt, weil die bei Bandlaxität erhöhte Aufklappbarkeit des unteren Anteils des Atlantoaxialgelenkes reflektorisch vermieden wird.

Regelmäßig findet man eine ungleichseitige Einschränkung der ohnehin geringen Seitneigefähigkeit der oberen Kopfgelenke. Auch ist die Rotationsfähigkeit des 1. auf dem 2. Halswirbel zur Gegenseite eingeschränkt. Mutatis mutandis wird derselbe Befund bei der indirekten Bewegungsprüfung über Irritationspunkte oder Irritationszonen erhoben. Es bauen sich deutliche muskuläre Widerstände gegen diese Bewegungen auf, die vom Patienten schmerzhaft empfunden werden, aber durchaus auch willentlich übertreibend produziert werden können.

Untersucht man im Liegen unter Minimaltraktion, ist das Bewegungsspiel der genannten Gelenke in der Regel freier, behält aber seine charakteristischen Einschränkungen. Aber auch hier kann der Patient sich absichtlich sperren und einen eher geringen Befund dramatisieren.

Die chirodiagnostischen Befunde geben keine ausreichende Sicherheit zur Diagnostik einer morphologischen Läsion des stabilisierenden Bandapparates. Ursache der so gewonnenen Daten kann auch eine banale, reversible Funktionsstörung sein, die durch geeignete manipulative Behandlung behoben werden könnte. Eine klassische Stoßmanipulation oder auch nur eine wirksame Mobilisation in diesem Bereich verbietet sich bei entsprechender Anamnese aber, weil bei Vorliegen einer Gelenkinstabilität durchaus langanhaltende Verschlechterungen der Beschwerdesymptomatik auftreten können. Der ohnehin defektuöse Adaptationsprozeß auf die Instabilität hat oftmals Monate, bisweilen Jahre gedauert. Eine Aufhebung der Schutzblockierung hat nicht selten wochenlange verstärkte Beschwerden zur Folge, bis das Steuerungssystem die für die Pathologie optimale Statik und Biomechanik wiedergefunden hat.

Nicht nur für die versicherungsrechtliche Begutachtung, sondern auch für die Auswahl von adäquaten Rehabilitationsstrategien ist die diagnostische Identifikation von bleibenden Bandläsionen im Bereich der Kopfgelenke von essentieller Bedeutung. Ein verbessertes manualmedizinisches Screening, das die Kooperation des Patienten nicht benötigt, wäre hier sehr hilfreich.

Verfeinerter Test

Die Arbeitsgruppe um Traccis [6] hat herausgefunden, daß Bewegungen der oberen Halswirbelsäule erst ab 1,2–1,4° Bewegungsausschlag in das menschliche Bewußtsein dringen. Dieser Umstand kann ausgenutzt werden, um mit für den Patienten nachgerade unmerklichen Bewegungen zu untersuchen. Ein Teil der kompensatorischen muskulären Stabilisationen, die offensichtlich erst bei gröberen Bewegungen vorgenommen werden, entfallen ebenso.

Die Prozedur: Der Patient liegt in Rückenlage. Der Untersucher plaziert seine beiden Mittelfinger auf die Linea occipitalis, legt beide Handflächen an der Seite des Kopfes sanft an und fokussiert unter minimaler Traktion, wie wir es vom myofaszialen Lösen kennen, seine palpatorische Wahrnehmung in das obere Kopfgelenk.

Für den Patienten tritt nach wenigen Augenblicken eine geradezu imperative Entspannung aller Muskelschichten der oberen HWS ein. Nun fokussiert der Untersucher seine Wahrnehmung auf die Seitneige des Kopfes in den Atlantookzipitalgelenken und beginnt langsam im Sinne einer dreidimensionalen Translationsbewegung eine Minimalbewegung von *maximal* 1° zu intendieren, ohne im eigentlichen Sinne eine merkliche Bewegung durchzuführen. Die Untersuchung erfordert für jede Bewegungsrichtung wenigstens 1 min Zeit.

Dieses Manöver läßt sich in der Regel auch bei deutlicher, chirodiagnostisch identifizierter, Funktionsstörung der Kopfgelenke sehr leicht und symmetrisch auf beiden Seiten durchführen. Baut sich aber gegen diese Minimalbewegung aus den tiefen Schichten der Nackenmuskulatur ein Widerstand bis in den Kilopondbereich hinein auf, besteht der berechtigte Verdacht auf eine Läsion des der Seitneigerichtung entgegengesetzten Lig. alare.

Die Untersuchung erfordert das geschärfte Palpationsvermögen des sehr erfahrenen Diagnostikers. Unter dieser Voraussetzung ist sie in wenigen Minuten durchführbar und erlaubt, den Patienten einer kostenträchtigen, beweisenden radiologischen Untersuchung zu unterziehen.

Ergebnisse

In den letzten 18 Monaten konnte unter 48 wegen einer Weichteildistorsion der oberen HWS zugewiesenen Patienten bei 17 Patienten die Verdachtsdiagnose auf Läsion eines Lig. alare aufgrund des hier vorgestellten Tests geäußert und radiologisch überprüft werden. Bei 14 Patienten konnte dieser Verdacht bestätigt werden. Dies entspricht einer Trefferquote von 81%.

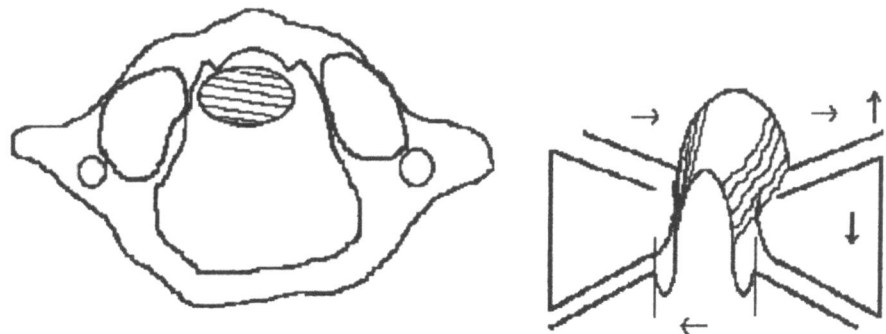

Abb. 4. Läsion des rechten Lig. alare. Kopf in forcierter Seitneige nach links. Subluxationsstellung des Dens axis in der Fovea dentis in Schrägstellung. Die Okziputkondylen werden nach kranial, der Atlas nach links gedrängt

Diskussion

Wenn die Steuerung der Biomechanik der Kopfgelenke auch noch nicht zweifelsfrei geklärt ist, bietet sich doch folgender Erklärungsversuch an: Unter physiologischen Verhältnissen sind alle Gelenke ligamentär und muskulär gut stabilisiert. Auf den Gelenkflächen lastet gleichmäßiger Druck. Wenn der Dens axis nicht durch das Lig. cruciforme und die Ligg. alaria in der Fovea dentis des vorderen Atlasbogens fixiert wird, gerät er in eine minimale Subluxationsstellung, die durch die Gegenspannung der Nackenmuskeln verhindert werden soll.

In diesen Fällen sieht man auch im a.p.-Röntgenbild in Neutralstellung eine leichte Subluxationsstellung der Atlantookzipitalgelenke, wie sie Huguenin [3] beschreibt. Die durch die Subluxation entstehende Hebelwirkung führt zu einer erheblichen Dislokation von C1 gegen C2 aus der Fovea dentis. Dieser Vorgang muß von der Steuerung verhindert werden. Die Seitneige nach links wird durch einseitigen muskulären Widerstand rechts behindert, weil das Lig. alare rechts eine dauerhafte plastische Verformung erfahren hat, die eine rechtsseitige Vergrößerung der Distanz von C2 gegen das Okziput gestatten würde. Damit würde sich das Afferenzmuster aus dem Nackenrezeptorenfeld in geradezu katastrophaler Weise ändern. Wir kennen die klinischen Folgen, wenn versehentlich eine Manipulation der Schutzblockierung bei bestehender Läsion des Lig. alare durchgeführt worden ist.

Sollte der Untersucher die geforderte Minimalbewegung nicht nur intendierend aufbauen, sondern grob, über 1,2° hinausgehend ausführen, entsteht der beschriebene einseitige Muskelwiderstand nicht. Dafür entsteht eine beiderseitige Spannungszunahme der tieferen Muskelschichten, unter deren stabilisierenden Schutz eine asymmetrische Seitneige ohne Subluxation des Dens bis zu dem Grade gelingt, die ebenso einer nicht strukturell bedingten, segmentalen Funktionsstörung der Kopfgelenke entspricht.

Literatur

1. Frisch H (1995) Programmierte Therapie am Bewegungsapparat: Chirotherapie. Springer, Berlin Heidelberg New York Tokyo, S 651–655
2. Huguenin F (1988) Die Untersuchung des zerviko-okzipitalen Überganges. Manuelle Med 26: 9–11
3. Huguenin F, Hopf A (1993) Die dynamische Untersuchung der Subokzipitalregion (Kopfgelenke) mit der Methode der Magnetresonanz. Manuelle Med 31: 84
4. Kraemer M, Patris A (1990) L'analyse radio-fonctionelle du rachis cervical selon Arlen – 3ème partie: Les syndromes post-traumatiques. A propos d'une Étude statistique portant sur 480 cas. J Neuroradiol 17: 48–64
5. Piganiol G. Trouilloud P, Binnert D, Huguenin F (1994) Zur dreidimensionalen Rekonstruktion des Funktions-CT der subokzipitalen Region bei segmentaler Funktionsstörung. Manuelle Med 32: 162–164
6. Traccis S, Rosati G, Patraskakis S, Bissakou M, Sau GF, Aiello I (1987) Influences of neck receptors on soleus motoneuron excitability in man. Exp. Neurol 95: 76–84

Röntgenologische und biometrische Funktionsdiagnostik

Sagittale Röntgenfunktionsanalyse und indirekter Nachweis von Bandverletzungen der oberen HWS mittels Funktions-MRI oder Funktions-CT

F. Huguenin, M. Kraemer, H. Lohse-Busch

Wenn Anamnese und klinischer Befund für eine Weichteilverletzung der oberen HWS sprechen, muß eine subtile Röntgendiagnostik zum weitestgehenden Nachweis oder Ausschluß einer solchen Verletzung vorgenommen werden. Wenn es auch als sehr wahrscheinlich erscheinen muß, daß mit heute zur Verfügung stehenden Nachweismethoden nicht alle morphologischen Veränderungen erfaßt werden können, stellen die sagittale Röntgenfunktionsanalyse nach Arlen [1, 2, 3] und das Funktions-CT immerhin einen Fortschritt dar [7].

Krankengut

In unserem Krankengut fanden sich 718 anamnestisch und bei der ersten klinischen Untersuchung wahrscheinlich erscheinende Verletzungen im Bereich der HWS. Davon entfielen 67% auf Verkehrsunfälle und immerhin 33% auf andere Unfälle. Von den 718 Patienten entwickelten 56,5% sofort oder später, oftmals nachdem andere Verletzungen nicht mehr im Vordergrund standen, ein chronisches Zervikalsyndrom.

Symptomatik

Nichtknöcherne Verletzungen betreffen bei Kindern vor allem die Segmente C2/C3 und bei Erwachsenen vorzugsweise die Segmente C4/5 [6, 7, 8, 9, 10].
    Strukturelle Weichteildistorsionen der HWS rufen eine bunte Folgesymptomatik hervor, die in anderen Beiträgen dieses Bandes abgehandelt werden. Dieser symptomatischen Vielfalt steht ein Instrumentarium des objektiven Nachweises gegenüber, das entweder recht teuer, wie das CT und MRI, oder recht ungenau ist, wie die klinische Untersuchung.
    Grundsätzlich steht am Anfang ein chronisches Zervikalsyndrom, das entweder rein funktionell ist, dem aber auch ein organischer, meist strukturell ligamentärer Schaden zugrunde liegen kann. Der Altersgipfel für diese bleibenden Traumata liegt im 4. Dezennium.

Klinische Untersuchung

Die Latenzzeit zwischen Unfall und Apparenz der Beschwerden ist desto länger, je leichter der Unfallmechanismus erscheint. Sie umfaßt 24 h, 12–18 h oder ist gleich null bei schwereren Verletzungen.

Die klinische Untersuchung sollte sofort nach dem Unfallereignis und bei Auftreten persistierender Beschwerden auch perpetuierend eine geeignete manualmedizinische Untersuchung einschließen, bevor das CT zu Hilfe genommen wird.

In 90 % unserer Fälle war die klinische Untersuchung nach dem Unfall insuffizient, weil auch auf die einfachsten biomechanischen Zeichen nicht geachtet wurde.

Diese Schlüsselsymptome sind:
Unbeweglichkeit: Diese kann ein Zeichen einer subokzipitalen Gelenkverletzung im Sinne einer Kondylusfraktur oder einer Verletzung des Lig. alare sein.

Insuffizienz der Beugemuskeln: Der Patient kann aus Rückenlage den Kopf nicht heben. Dies ist ein Zeichen für eine Funktionsstörung der mittleren HWS oder eine Bandinstabilität im Bereich der Kopfgelenke.

Kasuistik
Uns ist der Fall eines ausländischen Rangierarbeiters bekannt, der sich aus gebückter Haltung aufgerichtet hatte und die HWS gegen eine Metallkante eines Eisenbahnwaggons schlug. Er bekam sofort eine schmerzhafte Genickstarre und (anamnestisch) eine Insuffizienz der Beugemuskeln des Halses. Der den Arbeitsunfall untersuchende Arzt banalisierte den Unfall, befand die Röntgenaufnahmen im a.p. und seitlichen Strahlengang in Neutralhaltung als normal und verschrieb eine Schanz-Krawatte. Der Fall zog sich über Monate hin, da der Mann nicht arbeitsfähig werden „wollte". Mehrere Gutachten wurden erstellt, die jeweils zu dem Schluß kamen, daß kein pathologischer Befund zu erheben sei, mithin also Arbeitsunwilligkeit vorläge. Schließlich wurde dem Mann mit der fristlosen Entlassung und Ausweisung in sein Heimatland gedroht. Die manualmedizinische Untersuchung mit speziellem Test für die Ligg. alaria ergab den Befund einer bizarren Instabilität der Kopfgelenke bei Insuffizienz der Beugemuskeln des Halses. Eine Bandverletzung schien wahrscheinlich. Wir entschieden mit großem Unsicherheitsgefühl für eine Verletzung des rechten Lig. alare. Das war eine Fehldiagnose: Die Funktions-CT-Untersuchung ergab, daß der Patient sich beide Ligg. alaria gänzlich abgerissen und das Lig. transversum atlantis teilrupturiert hatte.

Persistierende Nackenschmerzen mit Ausstrahlungen in andere Gegenden sollten Anlaß für eine Röntgenfunktionsanalyse nach Ablauf von wenigstens 2–3 Wochen nach dem Unfall geben. Je nach Befund kann man damit die Topographie der Störungen eingrenzen und Zusatzuntersuchungen vornehmen.

Bildgebende Zusatzuntersuchungen

Es stehen 4 Arten bildgebender Verfahren zur Verfügung:
1. Nativröntgenbilder (in 80 % unserer Fälle fehlen die transoralen Aufnahmen der Kopfgelenke),

Sagittale Röntgenfunktionsanalyse

2. sagittale Röntgenfunktionsanalyse nach Arlen,
3. Funktions-CT der Kopfgelenke,
4. Magnetresonanzuntersuchung.

Im folgenden wollen wir uns zuerst mit der Röntgenfunktionsanalyse und den Funktions-MRI beschäftigen.

Sagittale Röntgenfunktionsanalyse

Von uns wird die von Arlen angegebene sagittale Röntgenfunktionsanalyse der HWS [1, 8, 9, 10] bevorzugt. Sie ist leicht zu erstellen und benötigt weder eine spezielle Röntgenausrüstung noch eine besondere Ausbildung des Arztes [12]. Die lästige Rechenarbeit übernimmt heute der Computer mit Hilfe brauchbarer Software.

Eine biomechanische Funktionsanalyse in sagittaler Richtung erscheint sinnvoll [11], weil die Wirbelgelenke sich nicht nur in Extension und Flexion der HWS öffnen beziehungsweise schließen müssen, sondern auch bei der Kombinationsbewegung der Seitneige und Rotation. Die sagittale Mobilität der einzelnen Wirbelgelenke erlaubt also auch Rückschlüsse auf die dreidimensionale Beweglichkeit und ihre möglichen Funktionsstörungen.

Aus wissenschaftlichen Gründen wurden im ehemaligen Centre de Cure in Munster von einer nach tausenden zählenden Vielzahl von Patienten Röntgenfunktionsanalysen der HWS hergestellt, auch wenn diese Patienten keinerlei subjektive oder objektivierbare Störungen der Zervikalregion aufwiesen. Wir verfügten deshalb damals über Material, um klinische Normalbefunde [8, 9] mit Röntgenfunktionsanalysen zu erfassen (Abb. 22).

Unsere Voruntersuchungen an 700 Patienten [8, 9] ohne anamnestischen oder klinischen Hinweis auf ein Zervikaltrauma ergeben ein Idealbild aller Altersklassen mit charakteristischer Größe der Intervertebralwinkel.

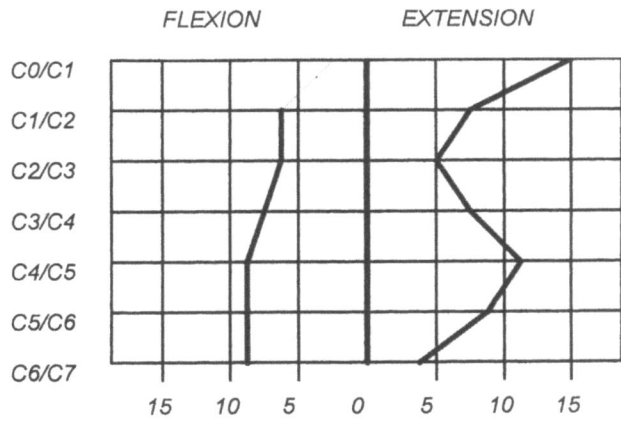

Abb. 22. Durchschnittliche Beweglichkeit der Intervertebralwinkel der HWS bei 700 Patienten ohne Zervikaltrauma in Winkelgrad auf der x-Achse

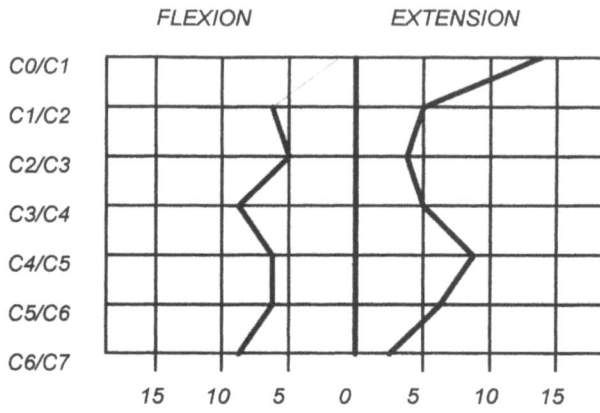

Abb. 23. Summarische Röntgenfunktionsanalyse von 240 Patienten nach Zervikaltrauma

Es ist klar, daß in den verschiedenen Altersklassen mit fortschreitendem Alter die Beweglichkeit abnimmt [8, 9]. Das Grundmuster der biomechanischen Möglichkeiten der verschiedenen Wirbelgelenke in Extension und Flexion bleibt aber grundsätzlich bis in das Senium erhalten.

Ein normales Bewegungsdiagramm ist durch Geschlechtsunterschiede, durch die Lordose in Neutralposition und bis zum 40. Dezennium durch die paradoxe Atlaskippung gekennzeichnet. Die paradoxe Atlaskippung zeigt sich durch eine Kippung des ersten Halswirbels nach hinten bei Flexion der HWS. Gutmann und Arlen [1, 2, 5] haben dieses Phänomen beschrieben. Eine plausible Erklärung für diese inverse Bewegung des Atlas wurde bisher nicht gefunden.

Wir konnten im Laufe von 10 Jahren 240 Patienten untersuchen (Abb. 23) [10], die nach Anamnese und klinischer Untersuchung ein Trauma der HWS erlitten hatten. Die statistische Aufarbeitung des Materials ergibt objektivierbare Parameter für charakteristische biomechanische Funktionsstörungen.

Es lassen sich folgende Beobachtungen machen:
- eine starke bis totale Einschränkung der Beweglichkeit in einer oder beiden sagittalen Richtungen, die der „Blockierung" der manualmedizinischen Schulen entspricht, wobei die Gesamtbeweglichkeit der HWS eingeschränkt ist;
- eine Bewegungseinschränkung in Flexion und/oder Extension mit Kompensation in Gegenrichtung und deswegen mit Erhalt der Gesamtbeweglichkeit der HWS;
- charakteristische Muster der Lokalisation von intervertebralen Bewegungseinschränkungen;
- Kompensation der Bewegungseinschränkungen in den benachbarten Wirbelgelenken darüber oder darunter, wobei durchaus ein Mangel an Extension durch Hypermobilität in Flexion ausgeglichen werden kann. Wir nennen dieses Phänomen gekreuzte Kompensation.

Röntgenfunktionsanalyse vor und nach Unfall

Es ist uns nun heute möglich, das biomechanische Verhalten der HWS von 30 Patienten zu analysieren, von denen Röntgenfunktionsanalysen der nicht trauma-

Sagittale Röntgenfunktionsanalyse

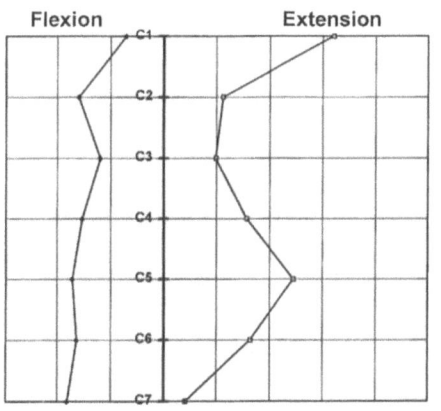
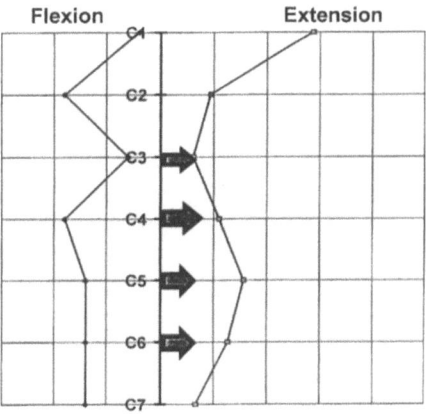

Abb. 24. Summarische Röntgenfunktionsanalyse von 30 Patienten vor (links) und nach (rechts) Zervikaltrauma. Die Pfeile zeigen die statistisch signifikanten Bewegungsverminderungen an

tisch geschädigten HWS präexistent waren, die aber später ein indirektes Trauma der HWS erlitten haben und katamnestisch auch noch 4 Monate nach dem Unfallereignis über typische Symptome klagten (Abb. 24).

Das Durchschnittsalter der Patienten zum Zeitpunkt der 1. Funktionsanalyse betrug 38,5 Jahre und während der 2. Untersuchung 41,5 Jahre. Im Durchschnitt wurde die 2. Röntgenfunktionsanalyse 4 Monate nach dem Unfall angefertigt.

Die Meßergebnisse wurden einer 2-Faktoren-Varianzanalyse mit den Faktoren Zeit und intervertebrale Beweglichkeit unterzogen.

Die McGregor-Linie zeigt eine signifikant verringerte Amplitude in Flexion ($p = 0,015$) und Extension ($p = 0,001$). Das Ergebnis bekräftigt die Ergebnisse unserer Vorstudien, bei denen allerdings die Verringerung der Flexionsfähigkeit der McGregor-Linie nicht signifikant war.

In der Flexion zeigen die einzelnen Intervertebralgelenke unserer posttraumatischen Patienten ebenfalls keine signifikanten Veränderungen.

In der Extension findet sich aber eine statistisch signifikante Verminderung der Bewegungsamplituden bei C0/1 ($p = 0,001$), C3/4 ($p = 0,034$), C4/5 ($p = 0,001$), C5/6 ($p = 0,012$) und bei C6/7 ($p = 0,011$).

Vergleicht man die Veränderungen benachbarter Wirbelgelenke ergibt sich ein Unterschied von C3/4 im Vergleich mit C5/6, C4/5 mit C5/6 und C5/6 mit C6/7.

Die deutlichsten Unterschiede finden sich bei der globalen Bewegungseinschränkung der HWS und bei der Extensionseinschränkung zwischen C3–C6, also der mittleren HWS. Die Mobilitätsverminderungen finden sich oft in benachbarten Segmenten.

Die Lordose in Neutralhaltung der HWS veränderte sich nicht. Alleinige seitliche Röntgenaufnahmen der HWS in der üblichen, spontan eingenommenen Neutralhaltung sind damit für die Begutachtung von Unfallfolgen untauglich.

Es ist für uns nicht überraschend, daß nicht nur die Kopfgelenke, sondern ebenso auch die mittlere und untere HWS vom Unfallereignis betroffen ist. Unsere Ergebnisse decken sich mit denen von Saternus (s. Beitrag Saternus).

Mit dieser Untersuchung scheint der Zusammenhang zwischen HWS-Trauma, Veränderungen der Röntgenfunktionsanalyse und Symptomatik bewiesen. Diese einfache Untersuchung kann damit einen wichtigen Hinweis zur Indikation von CT oder Magnetresonanzuntersuchung geben.

Röntgenfunktionsanalyse bei Simulanten

Ein häufig vorgebrachter Einwand gegen die Röntgenfunktionsanalyse der HWS besteht in der Mutmaßung, daß Patienten bei der Untersuchung ihre Befunde aggravieren oder gänzlich simulieren könnten.

Arlen selbst wollte funktionsgestörte Spontanbewegungen messen. Wir haben das Verfahren für forensische Zwecke erweitert und fertigen zuerst 3 Funktionsaufnahmen in Neutralposition, Extension und Flexion mit spontaner Maximalbeweglichkeit an. Danach erzwangen wir die Maximalbewegung in Flexion und Extension in vom Gutachter selbst gehaltenen Positionen. Man sieht in Abbildung 25 den Unterschied bei einer Patientin mit struktureller Bandläsion. Die Spontanaufnahmen zeigen auf der Ebene von C1 in Extension eine deutliche Bewegungseinschränkung.

Die gehaltenen Aufnahmen aber erzwingen gegen den Widerstand des Untersuchers eine systemgesteuerte inverse Bewegung der Wirbel bei C1 und C2 in Extension und C1 in Flexion im Sinne einer Vermeidungshaltung. Diese Bewegung kann vom Patienten, wie wir aus einer weiteren Untersuchung wissen, nicht simuliert werden:

Anläßlich eines Symposiums zum Thema der Weichteildistorsion der HWS im Jahre 1992 im Centre de Cure in Munster stellten sich 10 Kollegen, die wir als langjährige Spezialisten auf diesem Gebiet betrachten dürfen, zu Röntgenfunktionsanalysen zur Verfügung. Jeder Kollege ließ Röntgenfunktionsaufnahmen

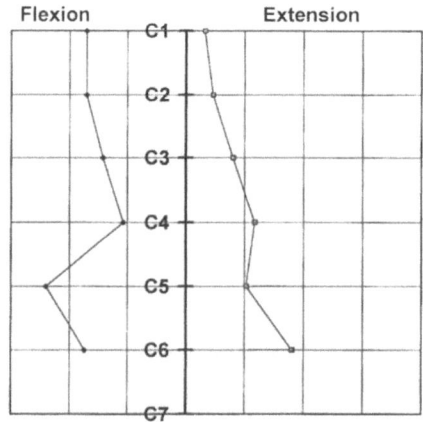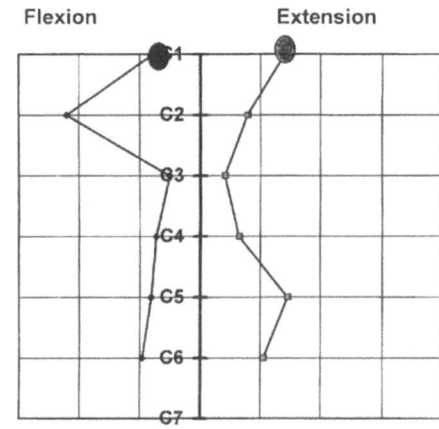

Abb. 25. Links spontane und rechts gehaltene Aufnahmen bei einem Patienten nach Schleuderverletzung der HWS. Die großen, rund eingezeichneten Punkte zeigen Inversbewegungen an. Die Flexionsbewegung wird zur Extensionsbewegung und umgekehrt

in seinem individuellen, spontanen Bewegungsmuster machen und hatte danach die Aufgabe, eine bestimmte Funktionsstörung zu simulieren. Zwei Beispiele: Der Proband (Abb. 26) kann sein Bewegungsmuster nicht ändern.

Das Bewegungsmuster (Abb. 27) zeigt eine gleichförmige Inversbewegung der Extension in die Flexion im oberen Bereich der HWS. Dieses Bild ist uns ein schlagendes Indiz für einen Simulanten, der den Untersucher täuschen will.

Es ergibt sich daraus folgende Beurteilung: Selbst Spezialisten für die Biomechanik der HWS können vorgegebene Situationen nicht simulieren. Verdächtig auf eine Simulation ist die nicht altersentsprechende, globale Bewegungseinschränkung der HWS. Der versuchte Betrug wird offenbar. Es ist nicht überra-

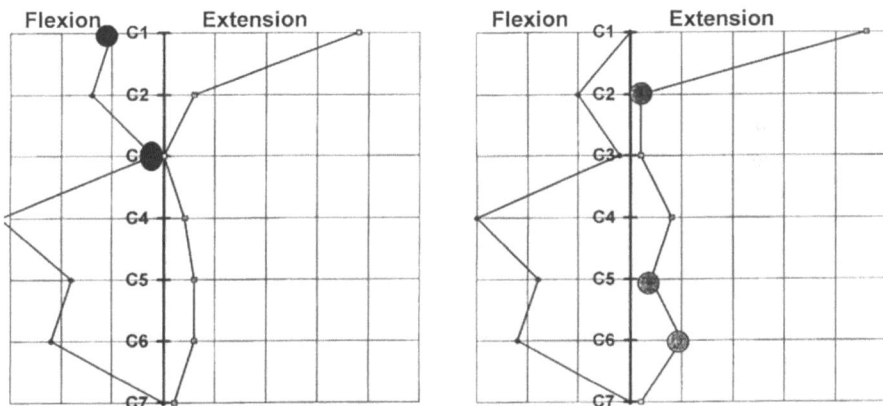

Abb. 26. Versuch der Simulation einer Bewegungsstörung der mittleren HWS in Extension. Links die Spontanbeweglichkeit, rechts die versuchte Simulation. Die großen, rund eingezeichneten Punkte zeigen Inversbewegungen an. Die Flexionsbewegung wird zur Extensionsbewegung und umgekehrt

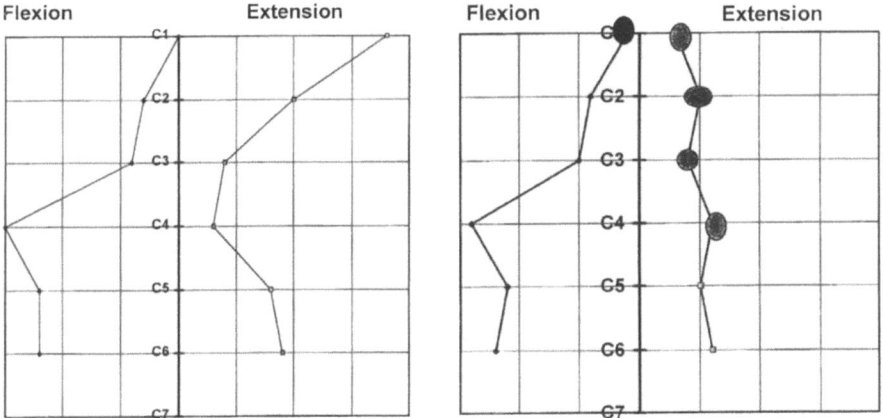

Abb. 27. Versuch der Simulation einer globalen Bewegungseinschränkung der HWS in Extension. Links die Spontanbeweglichkeit, rechts die versuchte Simulation. Die großen, rund eingezeichneten Punkte zeigen Inversbewegungen an. Die Flexionsbewegung wird zur Extensionsbewegung und umgekehrt

schend, daß Menschen willentlich nicht aus ihren Bewegungsmuster der HWS ausbrechen können. Dennoch: Um allen Einwänden aus dem Wege zu gehen, bevorzugen wir die vom Untersucher gehaltenen Aufnahmen.

Funktionsuntersuchung der Kopfgelenke mittels MRI oder CT

Die direkte Darstellung des Bandapparates der oberen HWS ist technisch schwierig. Deshalb sei hier erneut ein CT-Verfahren vorgestellt [6, 7], das bei Beachtung der beschriebenen Prozedur keine besonderen technischen Fertigkeiten von Seiten des Untersuchers erfordert. Die gleichen Untersuchungen sind mit dem CT möglich, da ausschließlich knöcherne Bezugspunkte verwendet werden.

Schnittebenen
Es sind 4 Schnittebenen erforderlich:
- eine Schnittebene durch die Okzipitalkondylen,
- eine Schnittebene durch die Massae laterales atlantis und den Dens axis unterhalb des Lig. transversum,
- eine Schnittebene zur Beurteilung des Atlantoaxialgelenkes,
- eine Schnittebene durch den Dornfortsatz von C2.

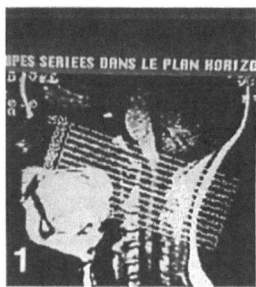

Abb. 1. Horizontale Serienschnitte

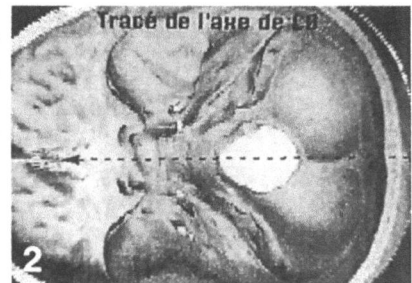

Abb. 2. Achse C0, Neutralstellung

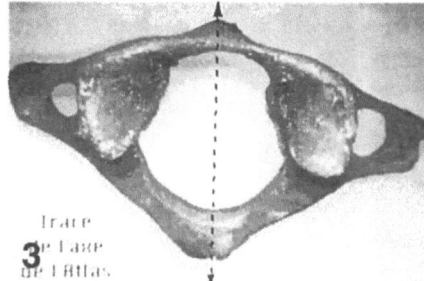

Abb. 3. Achse C1, Neutralstellung

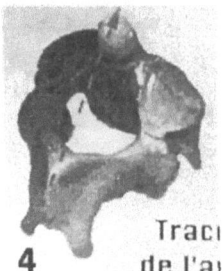

Abb. 4. Achse C2, Neutralstellung

Die Untersuchung findet in Rückenlage statt. Der Untersucher rotiert den Kopf des Patienten in die jeweilige Maximalstellung. Eine Seitneigung, Flexion oder Extension des Kopfes ist unbedingt zu vermeiden.

Aus Neutralstellung und maximaler Rotation werden hochauflösende Schnittebenen im Abstand von 2 mm und überlappende Schnitte im Abstand von 5 mm von C1 und C2 angefertigt. Die hochauflösende Rekonstruktion erfolgt nach der Vergrößerung durch Addition. Es werden jeweils 3 Schnittebenen realisiert.

Festlegung der Hilfslinien

Schnittebene Co/C1: Sie zeigt das Foramen magnum und den Atlasring. Es wird eine Linie in Anterior-posterior-Richtung gezogen, die C1 und C2 symmetrisch in 2 Hälften teilt. Der Winkel im Schnittpunkt beider Linien wird gemessen.

Schnittebene C1/C2: Sie schneidet durch das Gelenk der Massae laterales von C1 mit C2.

Legt man nun die Bilder von Co und C2 übereinander, kann man die Gesamtbeweglichkeit beider Strukturen gegeneinander messen. Die einzuzeichnenden Achsen sind folgendermaßen definiert:
– Co: (Kopfachse) wird rechtwinklig zu beiden Utrikuli des Innenohres gezogen,
– C1: führt durch das Tuberculum anterius und das Tuberculum antlantis,
– C2: zieht rechtwinklig durch die Querfortsätze und längs durch den Dornfortsatz.

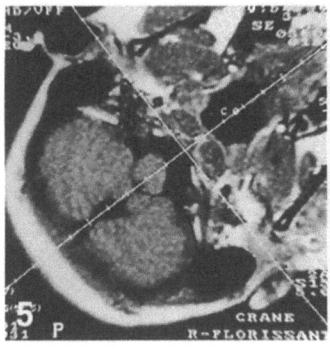
Abb. 5. Achse C0, Linksrotation

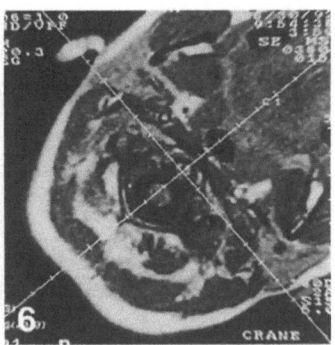
Abb. 6. Achse C1, Linksrotation

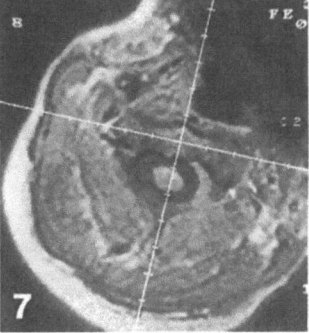
Abb. 7. Achse C2, Linksrotation

Achsenkreuzungen

- C0/C1: Die Achsenkreuzung soll zentral im Halsmark liegen. Im Durchschnitt wird ein Winkel zwischen 5° und 8° gemessen.
- C1/C2: Die Achsenkreuzung soll im Dens axis liegen. Der Winkel beträgt durchschnittlich 20°.
- C0/C2: Die Achsenkreuzung soll zentral in der Medulla liegen. Der Mittelwert beträgt 25°.

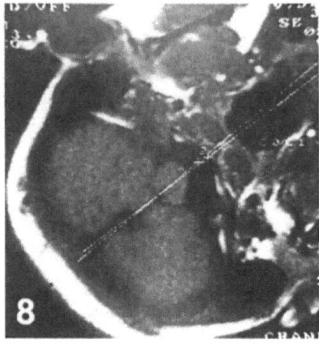

Abb. 8. Kreuzung C0/C1

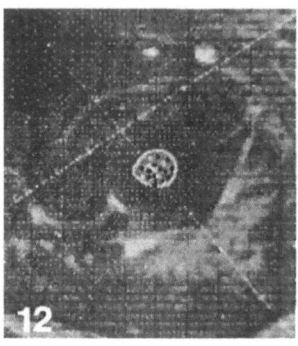

Abb. 12. Kreuzung der Achsen von C0 auf C1 sowie von C0 und C2. *In der Mitte* Foramen occipitale

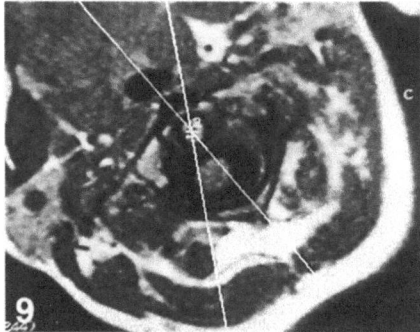

Abb. 9. Kreuzung C1/C2

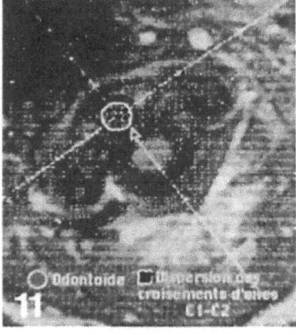

Abb. 11. Achsenkreuzung C1/C2 auf Dens

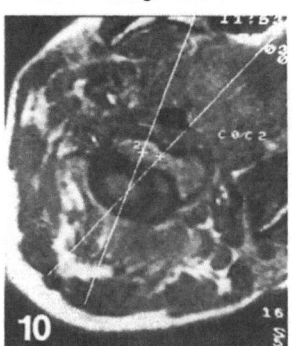

Abb. 10. Kreuzung C0/C2

Diagnostische Interpretation

Die Gelenkpartner müssen gänzlich kongruent aufeinander stehen. Eine Verschiebung in a.p.-Richtung oder nach lateral ist pathologisch. Eine ungleichseitige Rotation von C1 auf C2 bemerkt man an der unterschiedlichen Stellung der Massae laterales auf C2.

Eine Bewegungsstörung von C1 in Rotation erhält man aus dem Vergleich der Winkel beider Rotationsrichtungen.

Auch wenn eine perfekte Kongruenz der Gelenkpartner zueinander besteht, kommen pathologische Abweichungen der Achsenkreuzungen vor.

Die Ligg. alaria spielen eine wichtige biomechanische Rolle in der Stabilisierung der Gelenke C0/C1/C2. Sie begrenzen die Rotation von C2 bei der Kopfdrehung und die rotatorische Mitbewegung von C2 bei der Seitneigung des Kopfes.

Die Diagnose einer Verletzung der Ligg. alaria muß dann gestellt werden, wenn die beschriebenen Achsenkreuzungen nicht im physiologischen Raum liegen.

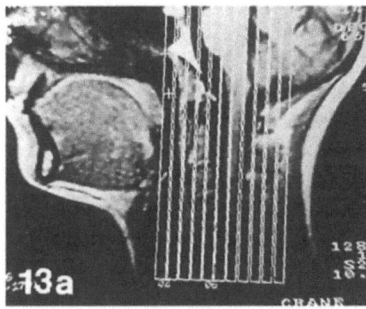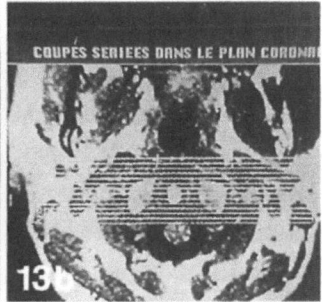

Abb. 13. *a* Frontale Schnitte zur Darstellung der Ligg. alaria.
b Frontale Schnitte zur Darstellung der Ligg. alaria

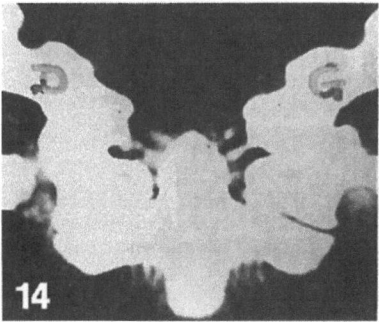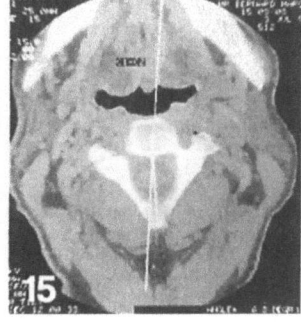

Abb. 14. Ligg. alaria. Bemerkenswert ist die Dicke

Abb. 15. Rotationsgegenblockierung C1/C2 bei einem Patienten mit therapieresistentem Kopfweh und Schwindel nach Distorsionstrauma der HWS (Ausgangsstellung)

Pathologische Befunde

Die Abbildungen 16–21 zeigen verschiedene Weichteilläsionen der Bänder der Kopfgelenke.

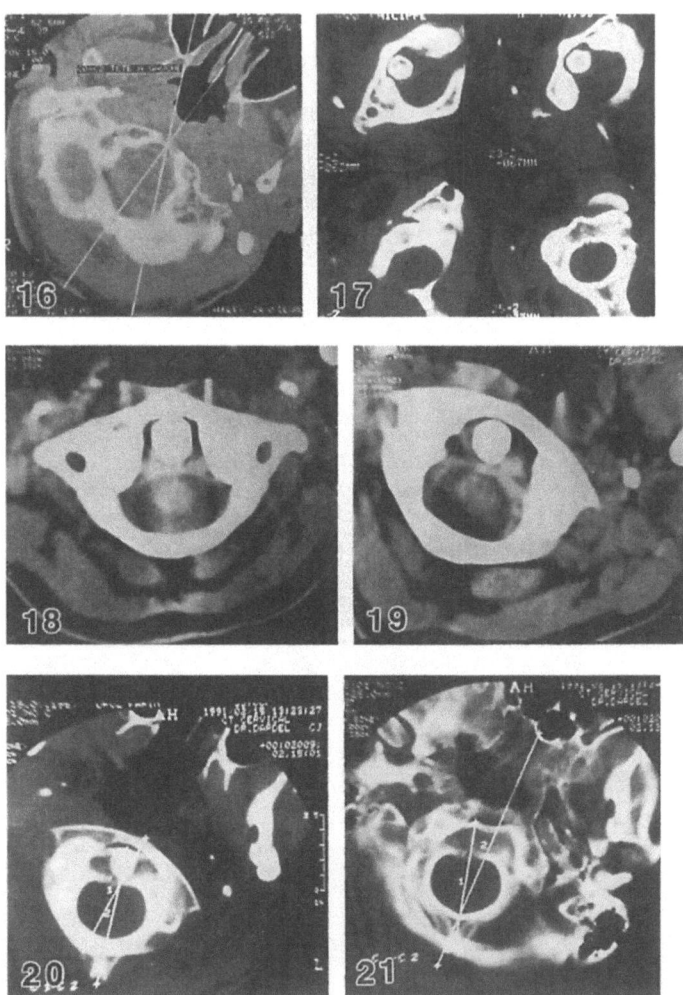

Abb. 16. Die dynamische Untersuchung ergibt eine Verschiebung der Achsenkreuzung nach vorne

Abb. 17. Insuffizienz C1/C2 wegen Verletzung des Lig. alare links bei einem Patienten mit Kopfschmerzen und intensiven Nackenschmerzen bei Drehung des Kopfes

Abb. 18. Läsion des linken Lig. alare bei Distorsion der HWS in Hyperflexion

Abb. 19. Die linksseitige Läsion des Lig. alare führt zu einer Verlagerung des Dens im Sinne einer Subluxation

Abb. 20. Die Kreuzung der Achsen C1/C2 liegt dorsal vom Dens als Folge einer Läsion des Lig. alare

Abb. 21. Die Achsenkreuzung C0/C2 liegt weit dorsal im Foramen. Dies entspricht der Unmöglichkeit, den Kopf nach vorne zu beugen, ohne daß Kopfschmerzen und Schwindel auftreten

Diskussion

Jede beschleunigende oder scherende, auf den ersten Blick auch banale Gewalteinwirkung auf den Schädel oder die HWS kann eine Weichteilverletzung zur Folge haben (s. Kasuistik). Die klinische und manualmedizinische Untersuchung ist essentiell und weist den Weg für weitergehende röntgenologische Diagnostik.

Insuffizienz der Beugemuskeln des Halses, anamnestisch kurzfristige oder andauernde Unbeweglichkeit der HWS sind Alarmzeichen. Ein Zurückbleiben der Rotation von C2 in Flexion der HWS oder Schmerz bei axialer Traktion des Kopfes sind bedeutsam. Ein positiver Test auf Verletzungen eines Lig. alare sollte ebenfalls zu weitergehender röntgenologischer Diagnostik führen. Die Trefferquote liegt bei sorgfältiger Untersuchung bei 80% (s. Beitrag Lohse-Busch).

Zum röntgenologischen Nachweis stehen verschiedene erprobte Verfahren zur Verfügung. Die sagittale Röntgenfunktionsanalyse nach Arlen erlaubt eine sichere Aussage zu biomechanisch bedingten Störungen aller HWS-Abschnitte.

Nach den hier dargelegten Ergebnissen ist eine Verfälschung der Untersuchung durch den Patienten ausgeschlossen. Das Verfahren ist an großen Patientenzahlen geeicht. Die Röntgenfunktionsanalyse erfordert keine besonderen technischen Einrichtungen, ist einfach zu erstellen und billig. Gehaltene Aufnahmen mit erzwungenen Positionen in Extension und Flexion haben eine höhere rechtliche Relevanz und lassen die Dysfunktionen schärfer hervortreten, ohne das Bewegungsmuster an sich zu verändern.

Die damit zu gewinnenden biomechanischen Bewegungseinschränkungen betreffen in Extension der HWS den Kopf und die Wirbel C3, C4, C5 und C6. Charakteristisch ist die Bewegungseinschränkung von Wirbelpaaren gegenüber ihren Gelenkpartnern in Extension der HWS. Die Lordose der HWS ist allerdings durch diese Bewegungseinschränkungen nicht betroffen. Die Statik in Neutralhaltung bleibt unverändert. Insofern sind Röntgenbilder im seitlichen Strahlengang in Neutralhaltung nicht aussagekräftig.

Die Röntgenfunktionsanalyse macht Aussagen über biomechanische Dysfunktionen, kann aber keine quantitative Aussage zum Zustand der Ligamente des kraniozervikalen Überganges machen. Die hier vorgestellten Funktions-MRI-Untersuchungen identifizieren direkt Instabilitäten der Ligamente der Kopfgelenke und damit indirekt strukturelle Verletzungen dieser Strukturen.

Allerdings ist eine große Präzison bei der Erstellung der Bilder und bei der Einzeichnung der verschiedenen Achsen unabdingbar. Unter dieser Voraussetzung kann sie die bisweilen schwierige direkte Darstellung der Ligamente ersetzen.

Literatur

1. Arlen A (1979) Biometrische Röntgenfunktionsdiagnostik der Halswirbelsäule. Schriftenreihe Manuelle Medizin, Vol 5, Fischer, Heidelberg, S 122
2. Arlen A (1983) Röntgenologisch objektivierbare Funktionsdefizite der Kopfgelenke beim posttraumatischen Zerviko-Zephalsyndrom. In: Hohmann D, Kügelgen B, Liebig K, Schirmer M (Hrsg) Neuroorthopädie I: Halswirbelsäulenerkrankungen mit Beteiligung des Nervensystems. Springer, Berlin Heidelberg New York Tokyo, S 292–303

3. Arlen A, Kraemer M (1986) Le diagnostic radiologique des troubles fonctionnels cervicaux. Rev Réadapt Fonct Prof Soc 15: 42-45
4. Bischoff HP (1977) Das HWS-Schleudertrauma. Manuelle Med 15: 73-78
5. Gutmann G, Biedermann H (1984) Die Halswirbelsäule. Vol 2: Allgemeine funktionelle Pathologie und 1dinische Syndrome. In: Gutmann G, Biedermann H (Hrsg) Funktionelle Pathologie und Klinik der Wirbelsäule. G. Fischer, Stuttgart
6. Huguenin F (1991) Médecine manuelle, diagnostic. Masson, Paris
7. Huguenin F, Hopf A (1993) Die dynamische Untersuchung der Subokzipitalregion (Kopfgelenke) mit der Methode der Magnetresonanz. Manuelle Med 31: 82-84
8. Kraemer M, Patris A (1989) L'analyse radio-fonctionnelle du rachis cervical selon Arlen - 1ère partie. Méthodologie. A propos d'une étude statistique portant sur 699 cas. J Neuroradiol 16: 48-64
9. Kraemer M, Patris A (1989) L'analyse radio-fonctionnelle du rachis cervical selon Arlen - 2ème partie: La bascule paradoxale de l'atlas. A propos d'une étude statistique portant sur 699 cas. J. Neuroradiol 16: 65-74
10. Kraemer M, Patris A (1990) L'analyse radio-fonctionnelle du rachis cervical selon Arlen - 3ème partie. Les syndromes post-traumatiques. A propos d'une étude statistique portant sur 480 cas. J Neuroradiol 17: 48-64
11. Penning L (1968) Functional pathology of the cervical spine. Williams & Wilkins compagny/Excerpta Medica, Amsterdam
12. Zenner H. (1985) Das posttraumatische zervikookzipitale Syndrom unter besonderer Berücksichtigung von Begutachtungsproblemen. In: Hohmann D, Kügelgen B, Liebig K (Hrsg) Neuroorthopädie 3. Springer, Berlin Heidelberg New York Tokyo, S 536-548

Welchen Beitrag vermögen CT und MRT zur posttraumatischen Beurteilung der Kopf-Hals-Region zu liefern?

H. Friedburg, T. Nagelmüller

Distorsionsverletzungen der HWS als Folge eines Verkehrsunfalls gehen in Relation zu ihrer Häufigkeit nur selten mit einer knöchernen Verletzung einher. Außer bei bewußtlosen Patienten sollte die Akutdiagnose einer Halswirbelfraktur im Röntgenbild oder wenn nötig im Computertomogramm (CT) nur selten ein Problem darstellen. Anders ist dies bei reinen Weichteilverletzungen, die häufig erst nach einem stummen Intervall von mehreren Stunden, in Einzelfällen bis zu 2 Tagen, ganz selten auch bis zu 3 Tagen, Schmerzen und Bewegungseinschränkungen verursachen. Röntgenuntersuchungen einschließlich CT zeigen beim symptomatischen Patienten meist außer der akuten Bewegungseinschränkung oder einer schmerzbedingten Fehlhaltung keinen weiteren Befund. Untersucht man aber solche Unfallopfer innerhalb der ersten Tage nach dem Unfall mit entsprechend sensitiven Magnetresonanztomographietechniken (MRT) können nach unserer Erfahrung gelegentlich auch Weichteilverletzungen sichtbar gemacht werden. Beim sog. chronifizierten Schleudertrauma, wenn also wider Erwarten 3-6 Monate nach dem Unfall die Folgen eines solchen Verkehrsunfalls nicht ausgeheilt sind, ist die Beweisführung, daß es sich bei den anhaltenden oder sogar zunehmenden Beschwerden um einen unfallbedingten Folgeschaden handelt, sehr viel schwieriger. Neben der Verlaufsbeurteilung von konventionellen Röntgenaufnahmen, wobei nach wie vor sagittalen und bilateralen Funktionsaufnahmen essentielle Bedeutung zukommt, sind heute auch computertomographische und kernspintomographische Befunde für die Beurteilung eines Folgeschadens gefragt bzw. erforderlich. Zur Beurteilung der Kopf-Hals-Gelenke sind CT- und MRT-Untersuchungen besonders wichtig, da diese Region mit konventionellen Röntgenverfahren nur bedingt einsehbar ist.

Material und Methoden

Wir haben bei 51 Patienten mit zurückliegendem Distorsionstrauma der HWS von Januar bis Juni 1995 CT- und MRT-Untersuchungen der HWS und des kraniozervikalen Übergangs durchgeführt. Alle Patienten klagten über Beschwerden, wie sie typischerweise bei solchen Patienten eruierbar sind [1, 5, 20, 26]. Dieser Patientengruppe steht ein Kontrollkollektiv von 31 Probanden gegenüber. Diese Studie basiert auf Erkenntnissen aus vorangegangenen Test- und Patientenuntersuchungen. Im Rahmen dieser Voruntersuchungen konnten wir unsere Untersuchungsprotokolle optimieren.

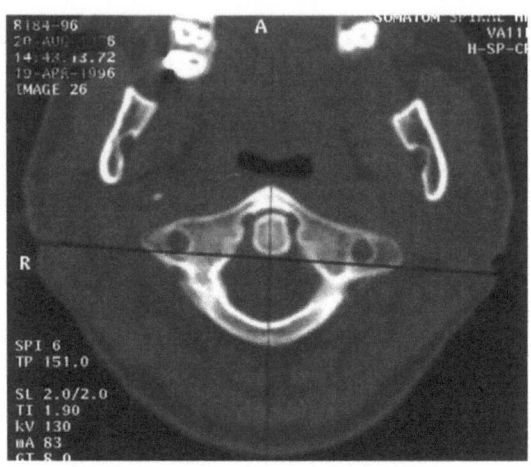

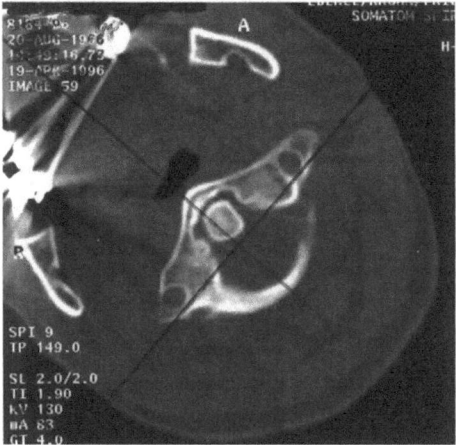

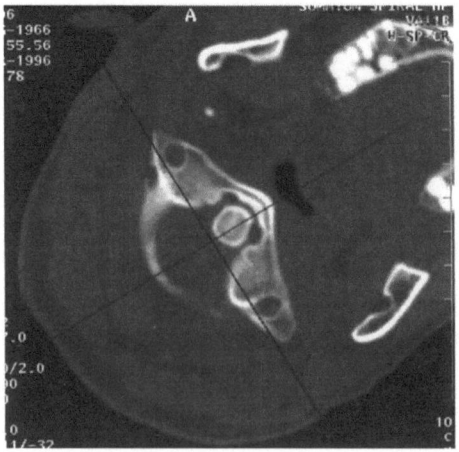

Abb. 1 a. Beispielhafte Bestimmung der Neutralstellung des Atlas. Als anatomische Landmarke wurden die Foramina transversalia ausgewählt, die hintere Begrenzung der Foramina ist durch eine eingezeichnete Linie verbunden. Der Winkel der Neutralstellung des Atlas zur Referenzebene ergibt sich aus dem Winkel zwischen der Vertikalen und der senkrecht zur Verbindungslinie beider Foramina verlaufenden Hilfslinie.
b Bestimmung des Rotationswinkels bei Rechtsrotation unter Verwendung der identischen Hilfslinien wie in *a*. *c* Bestimmung des Rotationswinkel bei Linksrotation unter Verwendung der identischen Hilfslinien wie in *a*.

CT-Technik

Alle CT-Untersuchungen wurden mit einem schnellen CT-Scanner Somatom HiQ-S (Hersteller Siemens Medizintechnik, Erlangen) durchgeführt. Nach Anfertigung eines sagittalen digitalen Übersichtsbildes (Topogramm) wurden kontinuierliche 2-mm-Schichten, etwa ab der Mitte der hinteren Schädelgrube bis unterhalb des Bandscheibenfachs C 2/3 angefertigt. Nach aktiver maximaler Rechtsdrehung (bis zur Schmerzgrenze) erfolgte eine erneute Aufnahme eines Topogramms und nach angepaßter Kippung der Aufnahmeeinheit (sog. Gantry) nochmal eine Wiederholung der 2-mm-Scans. Nach maximaler Linksdrehung wurde dieses Vorgehen wiederholt (Abb. 1 a–c).

MRT-Technik

Die Untersuchungen erfolgten mit einem Magnetom Impact-MR-Gerät (Hersteller Siemens Medizintechnik, Erlangen) bei einer Feldstärke von 1 Tesla mit einer Gradientenfeldstärke von 15 mT/m. Statische Untersuchungen erfolgten mit der normalen Kopfspule, Funktionsuntersuchungen mit der sog. Kopf-Hals-Spule.

Untersuchungsprotokoll

Zu Beginn der Untersuchung erfolgte die Aufnahme eines sagittalen Schichtpakets mit 3 mm Schichtdicke durch den kraniozervikalen Übergang (GE-Technik, TR 400, TE 10, Flipwinkel 60°, NEX 3) (Abb. 2). Danach schloß sich eine transversale Schichtung mit 2-mm-Schichten von der Klivusspitze bis zum Axis (TSE-Technik mit protonendichteähnlichem Kontrast, TR 1600, TE 15, NEX 5, FOV: 16 cm) an und eine schrägkoronare Schichtung mit Zentrierung des Schichtmittelpunkts auf die Densspitze in der Medianebene und Anpassung der Kippung an die Lage des okzipitalen Kondylus in einer parasagittalen Schicht (Abb. 2). Auch diese Aufnahmen erfolgten mit protonendichteähnlichem Kontrast (Aufnahmeparameter s. oben). In Einzelfällen kamen auch fettsupprimierte T_{2g}-Sequenzen in TSE-Technik (TR1100–3000, TE1 16, TE2 105, NEX 3) zur Anwendung.

Für funktionelle Rotationsmessungen verwendeten wir die sog. Kopf-Hals-Spule, die eigentlich für die zervikale Angiographie entwickelt wurde, die aber ausreichend Platz für eine Kopfrotation bietet. Für diese Messungen setzten wir T_{2g}-gewichtete TSE-Sequenzen in Doppelechotechnik ein. Die Angulierung der Schichtpakete erfolgte analog zu der Einstellung im CT.

Auswertung der CT-Aufnahmen

In den 2-mm-CT-Schnitten wurden für Co, C1 und C2 jeweils anatomische Landmarken ausgesucht, die in den 3 Schichtpaketen, also in Neutralstellung, bei maximaler Rechtsrotation und maximaler Linksrotation, jeweils identifizierbar sein müssen (Abb. 1a–c). Nach Markierung dieser Referenzpunkte und

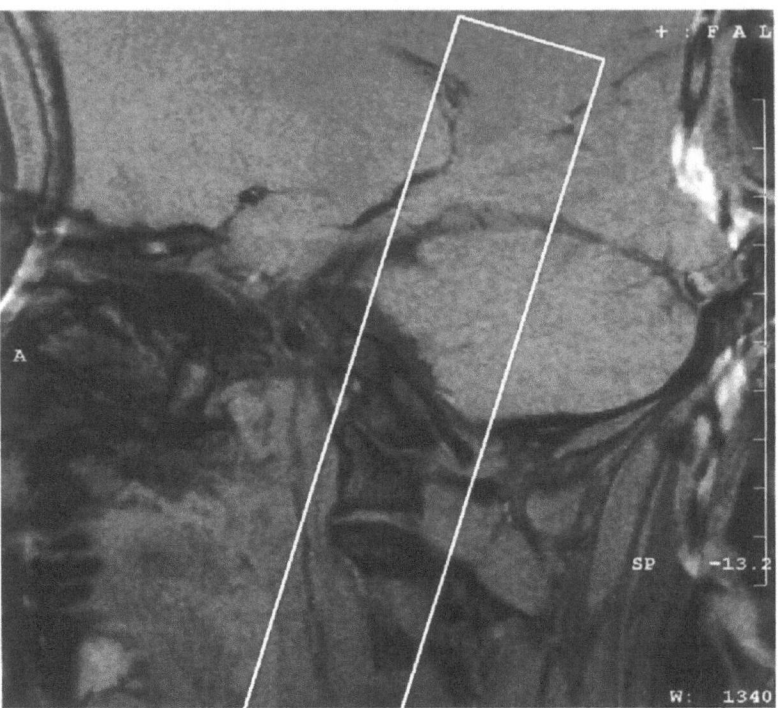

Abb. 2. Positionierung des Schichtpakets für angulierte Koronarschichten. Der Drehwinkel des Schichtpakets hängt von der Lokalisation der okzipitalen Kondylen ab

Einzeichnen entsprechender Hilfslinien wurde für jedes Segment der Rotationswinkel zwischen der Sagittalebene und der vertikalen Bildebene bestimmt. Hierfür wurden für jedes Segment 3 unterschiedliche Winkelmessungen zwischen verschiedenen Hilfslinien und den Referenzebenen durchgeführt. Die Bestimmung der Rotationswinkel in den MR-Aufnahmen erfolgte nach den gleichen Kriterien.

Auswertung der MR-Aufnahmen

Voraussetzung zur Beurteilung der Ligg. alaria war eine überlagerungsfreie Darstellung des rechten wie linken Bandes in 2 unterschiedlichen Schnittführungen. Eine unterschiedliche Signalintensität oder sonstige Unterschiede wurden hinsichtlich möglicher anatomischer Varianten [13, 14, 16] kritisch überprüft.

Die von uns gewählten Schnittführungen (Abb. 2, 3, 4, 5a, 5b) wurden anhand von Obduktionspräparaten auf ihre Verwendbarkeit überprüft. (Die Präparation erfolgte im Rechtsmedizinischen Institut der Universität Göttingen mit Prof. Saternus). Durch Sägeschnitte mit identischen Schnittführungen zu der in der MR als 1. und 2. Ebene gewählten Schichtpositionierung konnten die Ligg. alaria über-

Posttraumatische Beurteilung der Kopf-Hals-Region

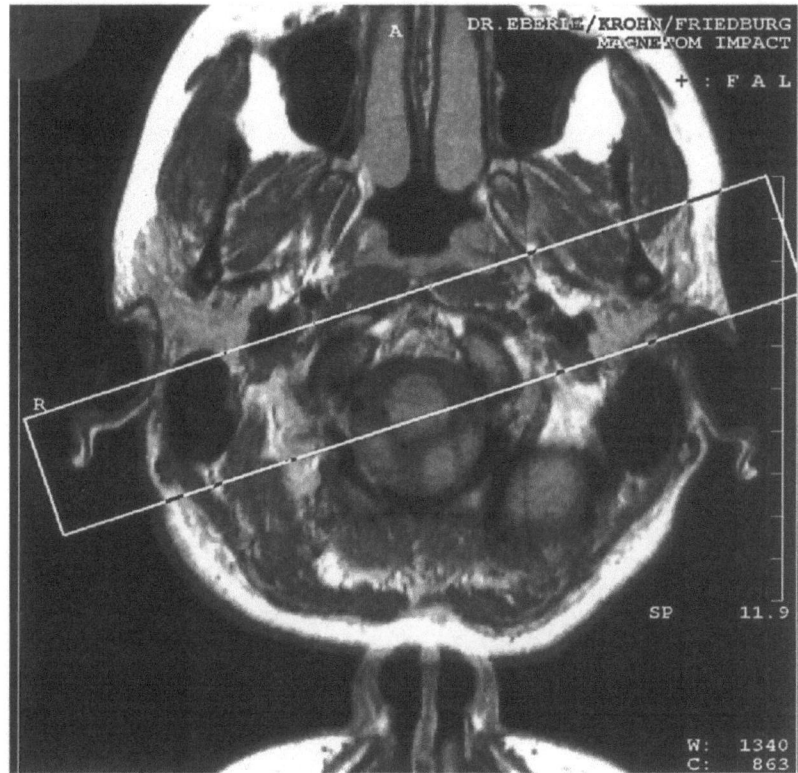

Abb. 3. Positionierung der Schnitte zur Darstellung des rechten Lig. alare. Der Mittelpunkt des Schichtpakets wird auf die Densspitze gelegt, der Drehwinkel hängt auch bei dieser Orientierung der Schichten von der Lage des rechten Okzipitalkondylus ab

sichtlich freigelegt werden, ohne daß zuvor Strukturen, die die Ligg. alaria überlagern, wegpräpariert werden mußten.

Um Meßfehler bei den Winkelbestimmungen zu minimieren, gleichgültig ob die Daten mittels Funktions-CT oder -MRT aufgenommen waren, wurde der Rotationswinkel für jedes Segment (C0–C2) durch voneinander unabhängige Messungen in 3 verschiedenen Schnitten bestimmt. Diese Meßwerte wurden gemittelt.

Aus Gründen der zumutbaren Untersuchungsdauer, da die maximal mögliche Kopfrotation bei Unfallpatienten fast ausnahmslos zu zusätzlichen passageren Beschwerden wie Schmerzen, Übelkeit und Schwindel führt, bestimmten wir die Rotationswinkel bei Patienten mit der funktionellen CT. Aus Strahlenschutzgründen mußten die Probanden mittels Funktions-MR untersucht werden. Dieser methodische Unterschied in der Bilderstellung könnte prinzipiell auch zu unterschiedlichen Ergebnissen führen. Die Auswertung der CT- und MRT-Aufnahmen erfolgt aber in identischer Weise mit Markierung reproduzierbar auffindbarer

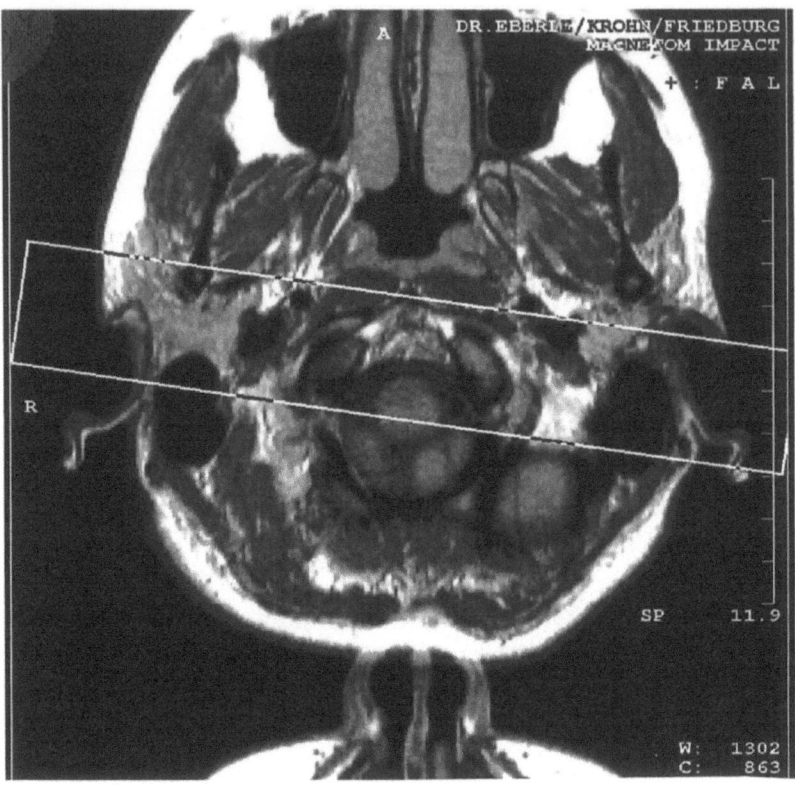

Abb. 4. Positionierung der Schnitte zur Darstellung des linken Lig. alare. Identisches Vorgehen wie in Abb. 3.

Landmarken an den knöchernen Strukturen der Schädelbasis sowie von Atlas und Axis. Derartige knöcherne Marken sind mit beiden bildgebenden Verfahren bei entsprechend angepaßter Schnittführung gut identifizierbar, wie eine Vergleichsmessung mit beiden Techniken zeigte. Es ergaben sich auch nur unbedeutende Differenzen, wenn die gleichen Schnitte von beiden Autoren unabhängig voneinander ausgewertet wurden. Das heißt, daß sich bei der Ausmessung der Rotationswinkel keine echten Unterschiede ergeben, die reinen Meßdaten (Rotationswinkel) beider Gruppen sind also vergleichbar. Über mögliche Fallgruben und Besonderheiten bei der Ausmessung von Rotationswinkeln in der Funktions-CT werden wir an anderer Stelle berichten.

Statistik

Die Rotationsmeßwerte des Patienten- und Probandenkollektivs wurden mit dem Wilcoxon-Mann-Whitney-Test hinsichtlich ihrer Unterscheidbarkeit geprüft.

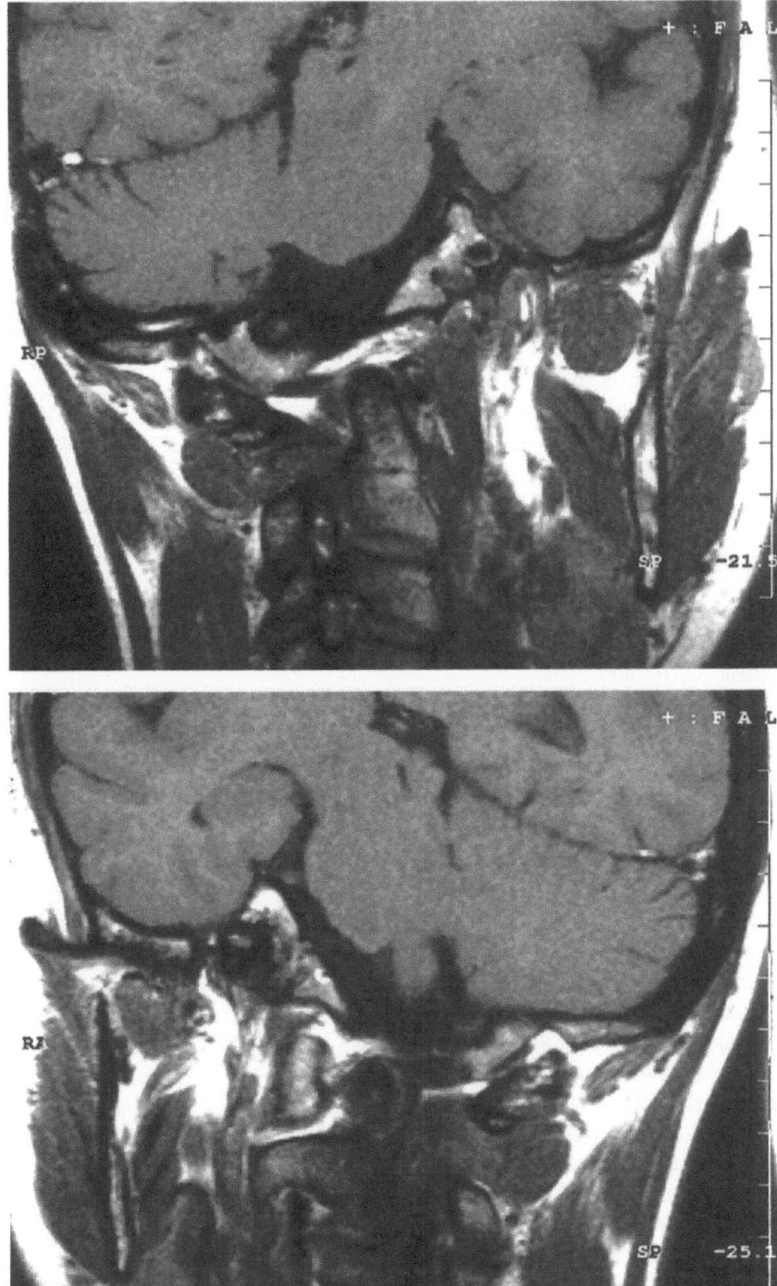

Abb. 5 a, b. Ergebnis der 2. unterschiedlichen Schichtorientierungen jeweils vom gleichen Patienten. *a* rechtes Lig. alare, *b* linkes Lig. alare

Dieser nichtparametrische Test setzt keine Normalverteilung der Daten voraus, ist für kleinere Stichproben wie im vorliegenden Fall ($n_1 = 51$, $n_2 = 31$) geeignet und geht mit einer hohen Trennschärfe einher.

Die Auswertung erfolgte mit dem Win-Stat-Programm.

Ergebnisse

CT-Meßwerte

Aus den gemessenen Winkelwerten wurde unter Einbeziehung der Neutralstellung die mögliche Rotabilität bei Patienten und Normalpersonen berechnet. Durch die Berücksichtigung der Rotation nach links bzw. rechts als voneinander unabhängiges Ereignis wurde das Rotationsverhalten in insgesamt 102 Atlantookzipitalgelenken und 102 Atlantoaxialgelenken der 51 Patienten untersucht (Tabelle 1).

Tabelle 1. Ergebnisse der Auswertung des Rotationsverhaltens in 102 Atlantookzipitalgelenken und 102 Atlantoaxialgelenken

Befund	Probanden (n)	Patienten (n)
Hypomobilität C0/1	9	46
Hypomobilität C1/2	12	43
Hypermobilität C0/1	6	3
Blockade C0/1	4	35
Gegenrotation im Segment C0/C1	2	28

Es wurde mit dem Wilcoxon-Mann-Whitney-Test geprüft, ob es sich bei den beiden Stichproben tatsächlich um 2 unterschiedliche Kollektive handelt. Die Wahrscheinlichkeit, daß die gefundenen Unterschiede zwischen der Patientengruppe und den Normalpersonen auf Zufall beruhen, beträgt nach dem Testergebnis weniger als 1:10 000.

Normwerte für die Rotationsausmaße im Segment C0/C1 und C1/22 haben Dvorák et al. [8–10] 1986 und 1987 (Abb. 6 d) publiziert, wobei diese Normwerte für passive Zwangsrotation gelten. Unsere mit aktiver Rotation für das Segment C1/2 bestimmten Normwerte liegen um etwa 4–5° niedriger als die mit Zwangsrotation von [3–5] bestimmten Normwerte (Meßbeispiele hierzu zeigt Abb. 6 a–c).

Bei 35 Patienten war eine Bewegungsblockade zwischen C0/1 nachweisbar, eine Hypomobilität in 46 Fällen (Abb. 7). Eine Blockade zwischen C0/C1 konnte im Kontrollkollektiv in 4 Fällen und eine Hypomobilität bei 9 von 31 Probanden beobachtet werden (Abb. 8). Bei einem Patienten konnten wir eine Subluxation im Segment C0/C1 im MRT (Abb. 10) und CT diagnostizieren, die über Jahre nicht erkannt worden war. Eine Gegenrotationsbewegung von C0 gegenüber C1 konnte 28mal bei Patienten und nur bei 2 Probanden beobachtet werden. Bei einem dieser Probanden fand sich in der Anamnese dann doch eine lang zurückliegende HWS-Distorsion.

Posttraumatische Beurteilung der Kopf-Hals-Region

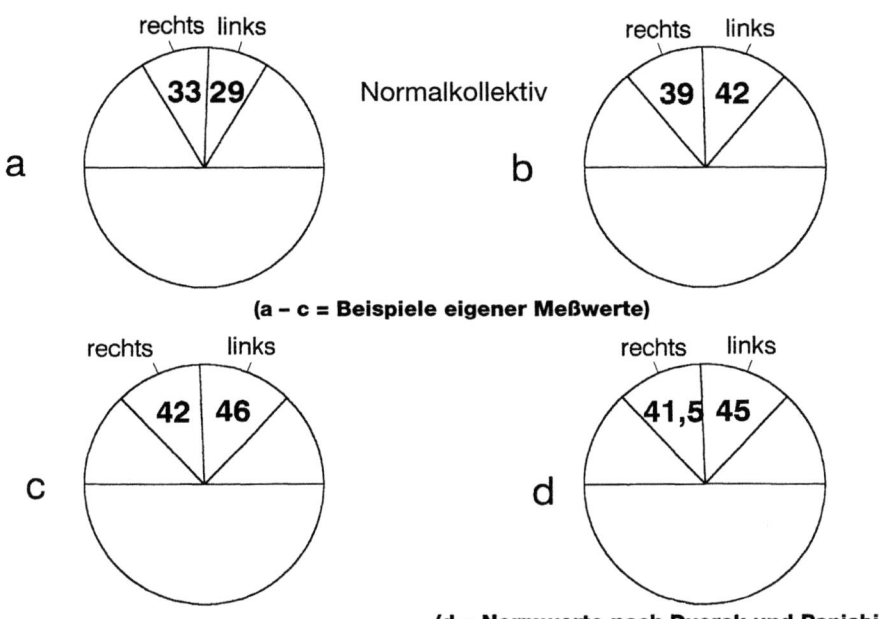

Abb. 6 a–d. Rotation C1/2. a–c Beispiele eigener Meßwerte im Normalkollektiv, d Normalwerte nach [8–10]

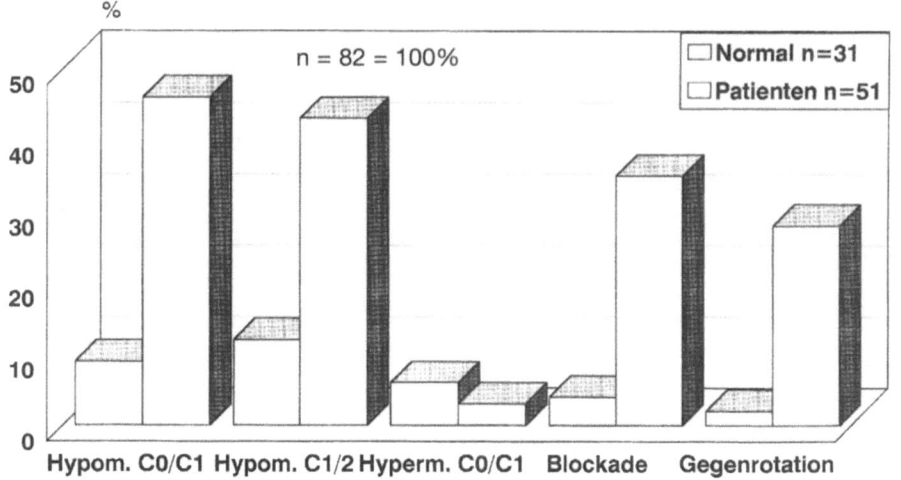

Abb. 7. Mobilität bei Rechts- und Linksrotation C0/C1 und C1/2

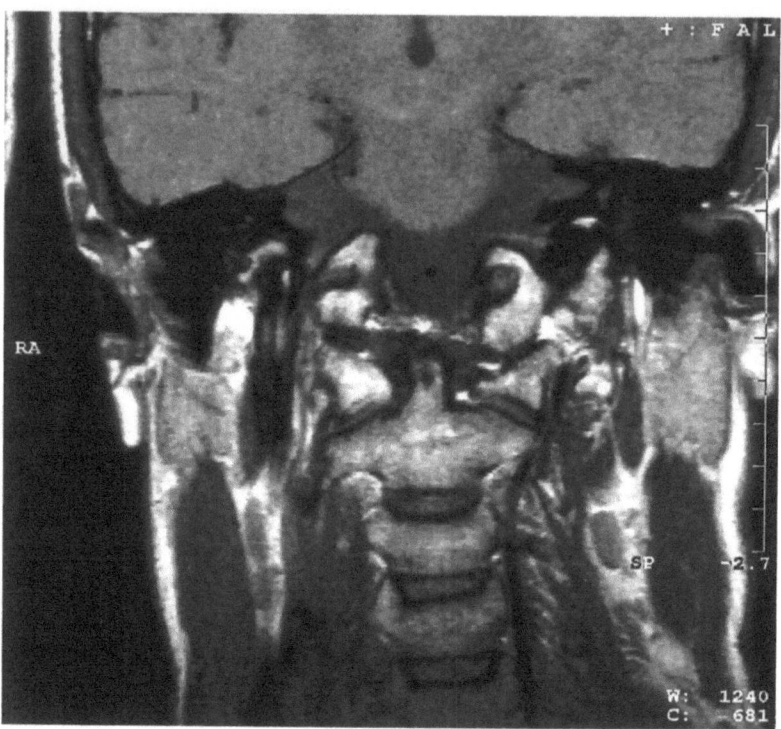

Abb. 8. Atlassubluxation in der MRT (im Funktions-CT bewiesen). Durch die Fehlrotation des Atlas mit atypischer Stellung des Axis kommt es zu einer asymmetrischen Darstellung der Ligg. alaria und der Kondylen des Okziput. Solche Fehlstellungen sind hinsichtlich möglicher Bandrupturen usw. zu berücksichtigen

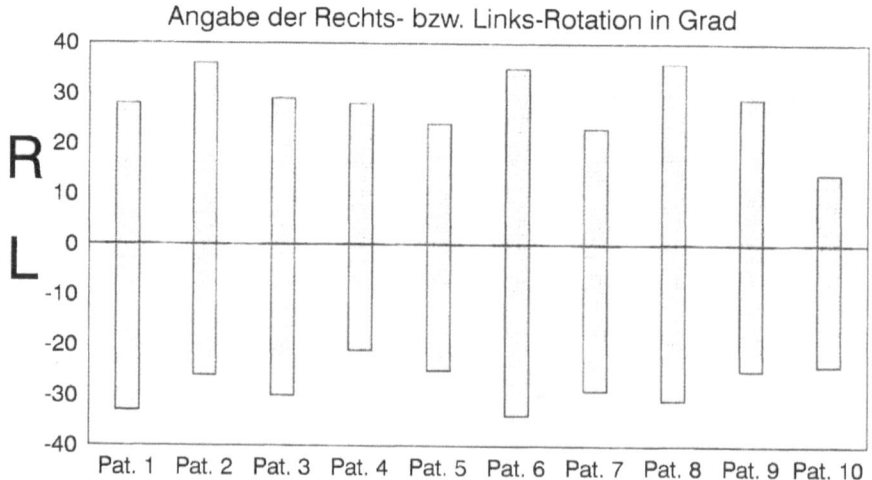

Abb. 9. Rotationsausschläge im Segment C1/2 im Funktions-CT bei Patienten (Angabe der Rechts- bzw. Linksrotation in Winkelgrad)

Posttraumatische Beurteilung der Kopf-Hals-Region

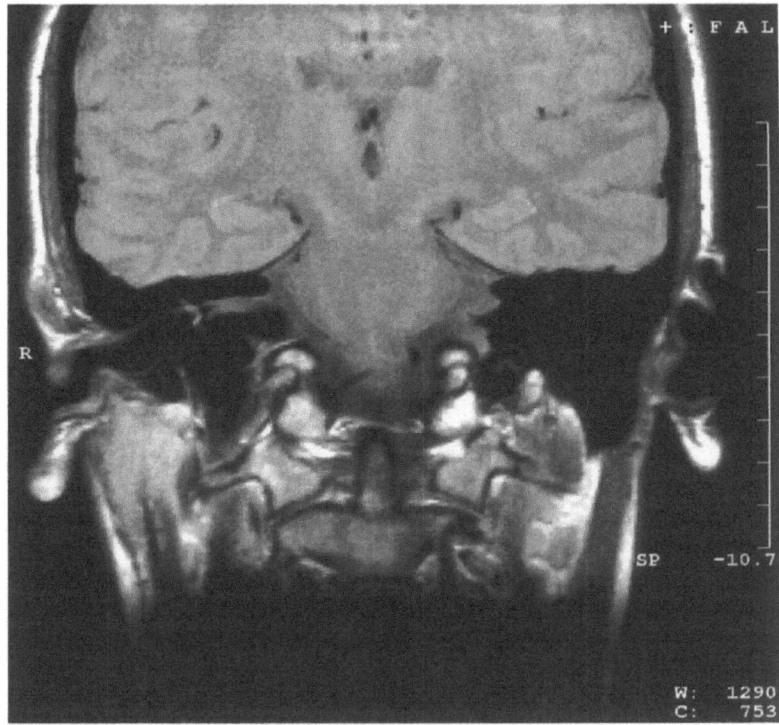

Abb. 10. Deutlich unterschiedliche Darstellung der Ligg. alaria. Das rechte Lig. alare ist erheblich dünner und zeigt eine höhere Signalintensität im Vergleich zum linken. Diagnose: alte Teilruptur des rechten Lig. alare

Eine Hypomobilität im Segment C1/C2 fand sich bei 43 Messungen, eine Hypermobilität 3mal. Das Säulendiagramm in Abbildung 9, gibt typische Bewegungsausschläge bei C1/C2 wieder.

MR-Beobachtungen

Bei 3 der 51 untersuchten Patienten fand sich eine so ausgeprägte Asymmetrie der Ligg. alaria mit unterschiedlichem Kaliber und unterschiedlicher Signalgebung, daß von einem Zustand nach Teilruptur bzw. Einblutung ausgegangen wurde (Abb. 10).

MR-Beobachtungen außerhalb dieser Studie

Einmal war bei einer Patientin, die wir vor Beginn dieser Studie untersuchten, ein Lig. alare nicht mehr abzugrenzen, so daß die Diagnose einer alten Ruptur ohne erhaltene Bandreste gestellt wurde. Klinische Untersuchungen und außerhalb durchgeführte radiologische Untersuchungen hatten eine derartige Hypermobilität ergeben, daß man der Patientin zu einer Fusionsoperation riet. Bei einer im Dezember 1995 durchgeführten MR-Untersuchung, die deshalb nicht zu dem ausgewählten Patientenkollektiv gehört, konnten wir eine frische Ruptur des Lig. alare nachweisen. Das abgerissene Band war in pathologischer Lage und mit atypischem Verlauf ohne Verbindung zur Densspitze gut zu erkennen.

Diskussion

Distorsionstraumata der HWS stellen unter allen Unfallverletzungen im Straßenverkehr die größte Gruppe dar. In der Sonderausgabe des Statusreport [18] des nordamerikanischen Versicherungsinstituts für „Highway Safety" vom September 1995 schwanken die prozentualen Häufigkeitsangaben bezüglich einer Beteiligung der HWS bei einem Verkehrsunfall je nach Nation zwischen 58% und 85%. Ein Teil dieser Unfallopfer mit erlittenem Distorsionstrauma der HWS werden nach Ablauf von 3-6 Monaten oder auch später nicht beschwerdefrei, in der kürzlich von Radanov [20] im Rahmen einer in der Schweiz prospektiv angelegten Studie untersuchten Gruppe (n = 117) waren 25% der Patienten (28 gegenüber 89) nach 12 Monaten noch nicht beschwerdefrei. Hildingsson u. Toolanen [13] haben ebenfalls eine prospektive Studie (n = 93) durchgeführt. Zum Zeitpunkt der Nachuntersuchung waren 39 Patienten beschwerdefrei, 13 klagten über leichtere Beschwerden und 41 Patienten litten unter schwerwiegenden Beeinträchtigungen. Als Folge der schweren Beeinträchtigung haben 17 dieser Patienten entweder die Arbeit gewechselt, konnten nur Teilzeitarbeit verrichten oder waren auf der Suche nach einer anderen Arbeit. 10 Patienten waren im Versuch zur Rehabilitation, ein Patient war pensioniert worden und 13 Patienten als krank bezeichnet worden. In typischer Weise klagen solche Patienten über Kopf-/Nackenschmerzen, Schulter-Arm-Beschwerden, Kopfschmerzen, Schwindel, Übelkeit bei Rotationsbewegungen, Brechreiz, z. T. auch über Seh-, Hör- und Sprachstörungen sowie über zentrale wie periphere vegetative Symptome [1, 5, 12, 27]. Die Sonderrolle, die der Kopf-Hals-Region bei dieser Problematik bzw. Symptomatologie zukommt, ist schon 1987 [27] dokumentiert bzw. gewürdigt worden.

Mit unserer Studie sollte erstens geprüft werden, ob mit modernen hochauflösenden MR-Techniken die Bänder der Kopf-Hals-Gelenke, insbesondere die Ligg. alaria, mit diagnostischer Relevanz dargestellt werden können. Zweitens wollten wir mit einer besseren computertomographischen Untersuchungstechnik die Ergebnisse der Funktions-CT von Dvorák et al. [8–10] überprüfen und wenn möglich zu neuen Schlußfolgerungen kommen.

Untersucht wurden mit aufwendigen MR- und CT-Techniken (s. Methodik) 51 Patienten, die mit wenigen Ausnahmen ein Distorsionstrauma der HWS erlitten hatten und nicht beschwerdefrei geworden sind, sondern seit dem Unfall oder nach einem unterschiedlich langen Intervall mit erheblichen Beeinträchtigungen bis zur Berufsunfähigkeit leben müssen. In den wenigen Ausnahmefällen hat kein klassisches Beschleunigungstrauma sondern ein sog. Kontakttrauma vorgelegen.

Bei 3 der 51 Patienten fanden wir in den MR-Bildern direkte Hinweise auf eine unfallbedingte Bandläsion, ohne daß allerdings ein kompletter Riß bzw. Abriß erkennbar war. Im Gegensatz zu den Ergebnissen oder Erwartungen von Lindner [19], Dvorák et al. [8–10] und Huguenin u. Hopf [14] ist nach unseren Ergebnissen eine Verletzung eines oder beider Ligg. alaria eine Rarität. Eine komplette alte Ruptur konnten wir nur einmal bei einer Patientin diagnostizieren, die aber nicht in diese Studie aufgenommen wurde, da bei dieser Patientin keine funktionelle CT erfolgt war. Die Anzahl der von uns diagnostizierten Bandläsionen liegt in der gleichen Größenordnung, wie sie Volle nach eigenen Angaben [23] bei seinen Untersuchungen mit anderer Technik [24] finden konnte. Wir konnten außerdem im Dezember 1995 einen Fall einer frischen Bandruptur in Form eines Abrisses des rechten Lig. alare an der Densspitze diagnostizieren, eine Verletzungsform der Ligg. alaria, die von Saternus [20, 21] sehr häufig bei Obduktionen beobachten konnte. In Ausnahmefällen kommt auch eine andere Form des Abrisses vor, indem die Insertion am okzipitalen Kondylus ausreißt. Häufiger ist aber wahrscheinlich eine Abrißfraktur, d. h., man kann dann eine Fraktur des okzipitalen Kondylus nachweisen. Nicht zuletzt aus diesem Grunde sollten CT-Untersuchungen des Schädels bei bewußtlosen Akutpatienten mit Schädel-Hirn-Trauma nach kaudal zumindest bis zum Atlas ausgedehnt werden, besser sogar bis zum Axis. Mit diesem Vorgehen können kondyläre Frakturen, Dens- und Atlasbogen- und Frakturen des Axis wie die sog. Hangman fracture frühzeitig erkannt werden.

Willauschus et al. [25] haben ebenfalls eine Studie zur Verletzung bzw. Ruptur der Ligg. alaria durchgeführt. Es gelang ihnen ebenfalls mit hochauflösenden MR-Techniken diese Bänder reproduzierbar darzustellen, wobei die Schnittführung etwas anders gewählt wurde. Sie haben allerdings nur 7 Patienten mit einem Distorsionstrauma der HWS und 17 Obduktionspräparate mittels MR untersucht, konnten allerdings in keinem Fall eine Ruptur nachweisen, was u. E. mit der geringen Fallzahl (7 Patienten) und der niedrigen Inzidenz einer solchen Bandläsion zusammenhängt.

Nach Ansicht von Willauschus et al. [25] hat die Funktions-CT-Untersuchung nach Dvorák et al. [8–10] eine nur sehr eingeschränkte Bedeutung, da falsch positive und falsch negative Ergebnisse zu häufig sind. Unsere Erfahrung deckt sich mit dieser Ansicht, wenn diese Funktionsuntersuchung in der Orginaltechnik [3–5] durchgeführt wird. Auch Kamieth [17] hatte schon Kritik an dieser Untersuchungstechnik geübt. Wir haben deshalb den Untersuchungsvorgang modifiziert, allerdings wurde von uns diese Methode nicht mit dem ursprünglichen Ansatz, Rupturen der Ligg. alaria nachzuweisen, angewandt, sondern um Aussagen zur rotatorischen Funktion der C0/C1- und C1/C2-Gelenke zu erhalten.

Wir führen die Funktionsuntersuchung erstens mit aktiver Rotation durch, d. h. der Patient rotiert den Kopf bis zum Erreichen der maximal tolerablen Schmerzgrenze. Zweitens legen wir nicht nur eine Einzelschicht durch jedes dieser 3 Segmente, sondern fertigen kontinuierliche Dünnschichten durch die Segmente ab der Mitte des Okziput bis C2 an. Nur dann ist gewährleistet, daß man verwertbare anatomische Referenzpunkte für eine Dreifachbestimmung der jeweiligen Winkelstellung eines Segments erhält. Zur Auswertung werden also anstelle von nur einer jeweils 3 anatomische Landmarken pro Segment ausgewählt, die in allen 3 Funktionsstellungen (Neutralstellung, maximale Rechts- und maximale Linksrotation) abgrenzbar sein müssen. Deshalb variieren diese Landmarken von Patient zu Patient, da solche Landmarken individuell unterschiedlich ausgeprägt sind, was aber für die individuelle Winkelbestimmung ohne Bedeutung ist, da innerhalb eines Patienten immer die gleichen Referenzpunkte verwendet werden.

Vergleicht man die von uns im Kontrollkollektiv gefundenen Rotationswinkel im Segment C1/C2 mit den Dvorák et al. [9, 10] vorgelegten Normwerten, ergibt sich eine Differenz von ca. 4–5°. Diese Differenz ist leicht zu erklären, da Dvorák et al. [8–10] im Gegensatz zu uns mit passiver Zwangsrotation gearbeitet haben, was bedeutet, daß über den physiologischen Arbeitsbereich der Atlantoaxialgelenke hinaus rotiert wurde und auch der Reservebereich dieses Gelenkes ausgeschöpft wurde. Dieser Reservebereich der Atlantoaxial-Gelenke ist in der manuellen Medizin wohlbekannt.

Die ermittelte Rechts- bzw. Linksrotation im C0/C1-Segment, die wir bei unseren Probanden feststellen konnten, bestätigt die von Dvorák u. Hayek [8], Depreux u. Mestdagh [7] postulierte Rotationsfähigkeit von durchschnittlich 5° in den Atlantookzipitalgelenken.

Durch die unterschiedliche Technik (passive Rotation nach Dvorák [8] versus passive Rotation) bleibt die Frage einer Hypermobilität bei kompletter Ruptur eines Lig. alare offen. Bei nach unserer Technik passiv bestimmter Rotabilität findet sich eine muskulär bedingte Schutzblockade in beide Drehrichtungen in den Atlantookzipitalgelenken, wie der eine von uns gesehene Fall mit sicherer Ruptur des rechten Lig. alare zeigt. Bei aktiver Rotationsmessung ließe sich u. a., wenn diese Schutzblockade überwindbar ist, eine Hypermobilität nachweisen, was wir aus Sicherheitsgründen usw. nicht getestet haben. Wir vermuten, daß solche Schutzblockaden für falsch negative Ergebnisse bei kompletter Ruptur eines Lig. alare verantwortlich sind. Die fehlende Aufwicklung eines gerissenen Bandes ist vermutlich mit der von Volle et al. [24] angegebenen Technik nachweisbar.

Wir konnten bei Patienten mit einem chronifizierten Distorsionstrauma mit in unserer Modifikation durchgeführten funktionellen CT-Untersuchungen überproportional häufig Bewegungsstörungen in den Atlantookzipital- und Atlantoaxialgelenken nachweisen.

Die Ergebnisse der statistischen Auswertung, bei der die bei den Patienten und den Probanden gemessenen Rotationswinkel der Segmente C0, C1, C2 bei Links- bzw. Rechtsrotation verglichen wurden, untermauern mit hoher Sicherheit die aufgestellte Hypothese, daß Probanden und Patienten mit chronifiziertem Distorsionstrauma zwei unterschiedlichen Gruppen bezüglich der Funktion der Kopf-Hals-Gelenke angehören.

Besondere Bedeutung kommt dabei dem Segment C0/C1 zu, da pathologische Atlasbewegungen nicht zu simulieren sind und eine atlantookzipitale Blockade oder Hypomobilität bei unseren Patienten mit Kopf-Nacken-Schmerzen bzw. Beschwerden wie Schwindel und anderen vegetativen Symptomen auffallend häufig kombiniert miteinander auftreten. Der Begriff atlantookzipitale Hypomobilität wurde 1993 in [5] behandelt. In den meisten Fällen ist nach unseren Ergebnissen eine Bewegungsstörung bei C0/C1 mit einer zusätzlichen Störung bei C1/2 vergesellschaftet. Der Nachweis einer kompletten oder inkompletten Ruptur eines Lig. alare bedeutet nach unserer Erfahrung nicht, daß es zu einer atlantoaxialen Hypermobilität kommt, wie Dvorák u. Hayek [8] postulierten, vielmehr ist eine muskulär bedingte Hypomobilität oder Blockade zu beobachten. Solche Blockaden können häufig von entsprechend geschulten Therapeuten aufgehoben werden, mit dem Ergebnis, daß für die Zeit der Deblockierung die Beschwerden gebessert oder zumindest deutlich gemindert sind. Objektive Kriterien einer Befundbesserung durch manipulative Atlastherapie wie Veränderungen der Hirnstammpotentiale hatte Arlen [3] schon früh beschrieben.

Die tägliche Erfahrung zeigt, daß röntgenmorphologische Kriterien zur Beurteilung der Kopf-Hals-Gelenke, wie sie z. B. von Arlen [2] und von Kamieth [16, 17] beschrieben sind, in der Praxis kaum berücksichtigt werden. Selbst in Gutachten haben wir wiederholt festgestellt, daß Röntgenkriterien zur Beurteilung von Schäden oder Funktionsstörungen sowohl der oberen wie unteren HWS [4, 16, 17] nicht oder unzulänglich gewürdigt werden. Hier bietet die Funktions-CT eine Alternative, wenn diese Untersuchung mit kontinuierlichen Schnitten durchgeführt wurde und die Winkelausmessung korrekt erfolgt. Seit 1996 führen wir solche computertomographischen Funktionsuntersuchungen innerhalb weniger Minuten mit der Spiral-CT-Technik durch. Es ist nach unserem Dafürhalten eigentlich nur noch die Frage einer entsprechenden Softwareentwicklung, um aus den Rohdaten einer aufgenommenen CT-Spirale einen dreidimensionalen Datensatz der HWS zu erstellen, der eine automatisierte Berechnung der Rotationswinkel erlaubt.

Schlußfolgerungen

Wir meinen, daß einer pathologischen Beweglichkeit der Kopf-Hals-Gelenke, die objektiv in der funktionellen CT bei adäquater Technik nachgewiesen werden kann, eine hohe Beweiskraft dahingehend zukommt, daß die von Patienten mit nicht ausgeheiltem Distorsionstrauma vorgebrachten Beschwerden begründet und echt sind. Neurootologische Befunde und manualmedizinische Befunde unterstützen diese These. Auch die Ergebnisse der Arbeitsgruppe Bogduk [1, 6, 11] sowie anderer Autoren [15] in früheren Publikationen, die alle dahingehende Befunde durch invasive Maßnahmen an den Kopf-Hals-Gelenken und den Facettengelenken der HWS erheben konnten, weisen darauf hin. Die Wahrscheinlichkeit ist sehr groß, daß es sich bei diesen nachweisbaren Funktionsstörungen an den Kopf-Hals-Gelenken bei Patienten mit einem Distorsionstrauma der HWS in der Anamnese um einen unfallbedingten Folgeschaden handelt. Uns ist nicht möglich, bei Patienten mit anderen HWS-Traumata (z. B. ein schweres Kontakttrauma durch Kopfprellung z. B. an einem Balken) mittels der Funktions-CT zu unterscheiden, ob dieses Trauma oder der angeschuldigte Verkehrsunfall die Funktionsstörung in der oberen HWS bzw. den Kopf-Hals-Gelenken ausgelöst hat. Das Zusammentreffen mehrerer Unfallereignisse führt aber nach den Ausführungen von Foreman u. Croft [12] zu einer Verschlimmerung vorbestehender Beschwerden und vermutlich auch zu einer Verschlechterung der Funktion der Kopf-Hals-Gelenke.

Aufgrund unserer Erfahrungen sollte eine direkte Darstellung der Ligg. alaria und eine Funktionsuntersuchung der Kopf-Hals-Gelenke erfolgen, wenn der manualmedizinische oder neurootologische Befund auf eine Funktionsstörung bei C0/C1 oder C1/2 hinweist. Sowohl aus der morphologischen wie funktionellen Untersuchung ergeben sich u. E. wichtige therapeutische wie forensische Konsequenzen.

Literatur

1. Aprill C, Dwyer A, Bogduk N (1990) Cervical zygapophyseal joint patterns II: a clinical evaluation. Spine 15: 458–461
2. Arlen A (1983) Röntgenologisch objektivierbare Funktionsdefizite der Kopfhalsgelenke beim posttraumatischen Zerviko-Zephalsyndrom. In: Hohmann D, Kügelgen B, Liebig K, Schirmer H (Hrsg) Neuroorthopädie 1: Halswirbelsäulenerkrankungen mit Beteiligung des Nervensystems. Springer, Berlin Heidelberg New York Tokyo
3. Arlen A (1985) Reversible Veränderungen der Hirnstammpotentiale nach manipulativer Atlastherapie bei zervikoenzephalen Syndromen – Erste Ergebnisse. In: Hohmann D, Kügelgen B, Liebig K, Schirmer H (Hrsg) Neuroorthopädie 3: Brustwirbelsäulenerkrankungen, Engpaßsyndrome, Chemonukleolyse, evozierte Potentiale. Springer, Berlin Heidelberg New York Tokyo
4. Arlen A (1987) Aussagen der Röntgenfunktionsanalyse zu posttraumatischen Funktionsstörungen der oberen HWS. In: Wolff HD (Hrsg) Die Sonderstellung des Kopfgelenksbereichs. Springer, Berlin Heidelberg New York Tokyo, S 155–164
5. Baumgartner H (1993) Arbeitsgruppe: Konsensus des Projektes „Manuelle Medizin" der Bertelsmannstiftung. Grundbegriffe der Manuellen Medizin. Springer, Berlin Heidelberg New York Tokyo, S 25 ff
6. Bogduk N, Marsland A (1988) The cervical zygapophyseal joints as source of neck pain. Spine 13: 610–417
7. Depreux R, Mestagh H (1974) Anatomie fonctionelle de l_articulation sousoccipitale. Lille Méd 19: 122
8. Dvorák J, Hayek K (1986) Diagnostik der Instabilität der oberen Halswirbelsäule mittels funktioneller Computertomographie. Fortschr Röntgenstr 145: 582–585
9. Dvorák J, Panjabi MM, Hayek J (1987) Diagnostik der Hyper- und Hypomobilität der oberen Halswirbelsäule mittels funktioneller Computertomographie. Orthopäde 16: 13–19
10. Dvorák J, Panjabi MM, Gerber M, Wichmann W (1987) CT-functional diagnostics of the rotatory instability of the upper cervical spine. Spine 12: 197–205
11. Dwyer A, Aprill C, Bogduk N (1990) Cervical zygapophyseal joint patterns I: a study in normal volunteers. Spine 15: 453–457
12. Foreman SM, Croft AC (1995) Whiplash injuries. The cervical acceleration deceleration syndrome. Williams & Williams, Baltimore
13. Hildingsson C, Toolanen G (1990) Outcome after soft-tissue injury of the cervical spine, Acta Orthop Scand 61 (4): 357–359
14. Huguenin F, Hopf A (1993) Die dynamische Untersuchung der Subokzipitalregion (Kopfgelenke) mit der Methode der Magnetresonanz. Manuelle Med 31: 82–84
15. Inman VT, Saunders JB de CM (1944) Referred pain from skeletal structures J Nerv Ment Dist 99: 660–667
16. Kamieth H (1983) Röntgenbefunde von normalen Bewegungen in den Kopfgelenken. Die Wirbelsäule in Forschung und Praxis, Bd 101. Hippokrates, Stuttgart
17. Kamieth H (1990) Das Schleudertrauma der HWS . Die Wirbelsäule in Forschung und Praxis, Bd 111. Hippokrates, Stuttgart
18. Kaufmann M, Lancaster K, Rassmussen S (1995) Saving our necks in car crashes, Status Report Insurance Institut for Highway Safety, vol 30, Nr. 8
19. Lindner H (1986) Zur Chronifizierung posttraumatischer Zustände der Halswirbelsäule und der Kopfgelenke. Manuelle Med 24: 77–80
20. Radanov P, Sturzenegger M, Di Stefano G (1994) Vorhersage der Erholung nach HWS-Distorsion (Schleudertrauma der HWS) mit initial erhobenen psychosozialen Variablen. Orthopäde 23: 282–286
21. Saternus KS, Thrun C (1987) Zur Traumatologie der Ligamenta alaria. Aktuel Traumatol 17: 214–218
22. Thrun C. (1989) Morphologie und Traumatologie der Ligamenta alaria, eine postmortale forensische Studie Inaugural-Dissertation, Universität Göttingen

23. Volle EP (1996) Persönliche Mitteilung
24. Volle EP, Kreisler H-D, Wolff M, Hülse WL, Neuhuber WL (1996) Funktionelle Darstellung der Ligamenta alaria in der Kernspintomographie. Manuelle Med 34 (im Druck)
25. Willauschus WG, Kladny B, Beyer WF, Glückert K, Arnold H, Scheithauser R (1995) Lesions of the alar ligaments. In vivo and in vitro studies with magnetic resonance imaging. Spine 20: 2493–2498
26. Wolff H-D (1987) Die Sonderstellung des Kopfgelenksbereichs. Springer, Berlin Heidelberg New York Tokyo
27. Wolff H-D (1982) Die Sonderstellung des Kopfgelenksbereiches: „Die Voraussetzungen für die Klinik des hohen Zervikalsyndroms." ZFA 503–508

Untersuchungsergebnisse mit der Zervikomotographie*

J. L. Hinzmann, G. Harke, A. Dietrich, U. Kuhlow

Nach Beschleunigungsverletzungen sind die posttraumatischen Zervikalsyndrome in den meisten Fällen auf Weichteil-(Gelenk-, Band-, Muskel- und Nerven-)verletzungen der HWS zurückzuführen.

Aus manualmedizinischer Sicht sind nach Abheilen der frischen Läsionen u. a. komplexe arthromuskuläre Störungen der HWS (insbesondere der Kopfgelenke), die sich der üblichen bildgebenden Diagnostik entziehen, wesentliche Ursache für teils lange anhaltende Beschwerden und klinische Symptomatik [8, 15, 18, 19].

Traumafolgen an der HWS werden zwischen Vertretern der an traditionellen, morphologisch-mechanistischen Modellen orientierten Bestandsmeinung der „Schulmedizin" einerseits und funktionspathologischer Modelle andererseits teils kontrovers diskutiert [17, 19].

In der Literatur findet sich neben teils extrem widersprüchlichen Meinungen zu den Folgen von HWS-Verletzungen die Suche nach einem interdisziplinären Konsensus unter Einbeziehung manualmedizinischer Kenntnisse [17].

Probleme im Meinungsstreit ergeben sich für die Funktionsmedizin, die u. a. auf praktischen Erfahrungen der manuellen Medizin [15] aufbaut und die Besonderheiten der HWS und speziell der Kopfgelenksregion berücksichtigt [8, 16, 18], aus der Schwierigkeit der Erfassung sogenannter „objektiver Befunde".

Mit der Zervikomotographie nach Berger (CMG) steht eine Meßmethode zur Erfassung quantitativer und qualitativer Parameter der HWS-Funktionen (Bewegungsabläufe) zur Verfügung, die zur Befundobjektivierung beitragen kann.

Über erste Ergebnisse der Messungen der HWS-Funktionen an beschwerdefreien Probanden [14], Kopfschmerzpatienten [3] sowie an Patienten nach HWS-Trauma [9, 11] im Zusammenhang mit einer manualmedizinisch orientierten neuropsychiatrischen Sprechstunde wird zusammenfassend berichtet.

Probanden und Methodik

Die von Berger 1984 in Innsbruck entwickelte CMG (ein computergestütztes, elektronisches Meßverfahren zur dreidimensionalen und objektiven Erfassung von Kopfbewegungen) wurde zur HWS-Funktionsanalyse verwendet.

---

* Unter Verwendung des Vortragstextes „Anwendung der Cervicomotographie (Berger) in einer neurologisch-manualmedizinischen Spezialsprechstunde mit Schwerpunkt HWS-Trauma", gehalten auf dem 11. Internationalen Kongreß für Manuelle Medizin 26.–29. 4. 1995 in Wien [12].

Untersuchungsergebnisse mit der Zervikomotographie

Tabelle 1. Probandengruppen

	n	Männer	Frauen	Durchschnittsalter (in Jahren)
Gesamt	189	77	112	37,0
„gesund"	49	25	24	30,5
Kopfschmerz	109	37	72	40,0
davon KS o. T.	52	17	35	38,0
davon KS m. T.	57	20	37	42,0
HWS-Trauma	31	15	16	36,5

Probanden

Die Zusammensetzung der Probanden geht aus Tabelle 1 hervor:
Für den Normbezug wurden 49 beschwerdefreien Probanden („gesund") im Alter von 22–59 Jahren in 77 Messungen untersucht.
 Es wurden weiterhin *109 Kopfschmerzpatienten (KS) im Alter von 20–63 Jahren untersucht, davon:*
- Patienten ohne faßbares Trauma in der Anamnese (KS o. T.),
- Patienten mit mindestens 3 Jahre zurückliegendem Trauma im Bereich der Wirbelsäule (außer :Beschleunigungstrauma) (KS m. T.).

Ausgeschlossen von der Untersuchung wurden u.a. Patienten mit Tumorleiden, neurologischen Erkrankungen wie Morbus Parkinson, Tortikollis, Fehlbildungen und knöchernen Traumafolgen im Bereich der HWS sowie psychiatrischen Erkrankungen.
 Bisher wurden *316 Patienten nach HWS-Trauma* mittels CMG [2, 9] untersucht. Davon wurden Patienten für diese erste Auswertung ausgewählt, die nur **ein** Unfallereignis in Form eines Beschleunigungsmechanismus (mit und ohne Kopfanprall, unterschiedliche Kollisionsrichtung) erlitten hatten.
 Bei 31 Patienten [Alter 17–59 Jahre, Durchschnittsalter 36,5 Jahre, davon 16 Frauen (17–52 Jahre, Mittel 37 Jahre) und 15 Männer (22–59 Jahre, Mittel 36 Jahre] konnten je 4 Meßabläufe (Anfangsuntersuchung innerhalb eines Vierteljahres nach Unfall, Kontrollen nach 3 und 6 Monaten sowie 1 Jahr nach Unfall) durchgeführt werden, deren Ergebnisse hier vorgestellt werden.

Methodik

Die *Meßvorrichtung (CMG)* besteht aus einem Meßhelm mit dreidimensional angeordneten digitalen Winkelgebern, der Befestigungseinrichtung an der Decke des Untersuchungsraumes sowie dem EDV-System zur Meßwerterfassung und -verarbeitung. Der Meßhelm wird auf dem Kopf des Probanden, der auf einem Stuhl sitzt, befestigt.
 Das Meßsystem wurde von der Innsbrucker Arbeitsgruppe im Rahmen gemeinsamer Forschungsprojekte zur Verfügung gestellt.

Während der Untersuchungen erfaßte Testbewegungen waren z. B.: *GES:* aktive Rotation des Kopfes, *FLA:* aktive Antero- und Retroflexion der HWS, *LFLA:* aktive Lateroflexion der HWS. Abbildung 1 zeigt einen Ausschnitt einer Meßwertaufzeichnung.

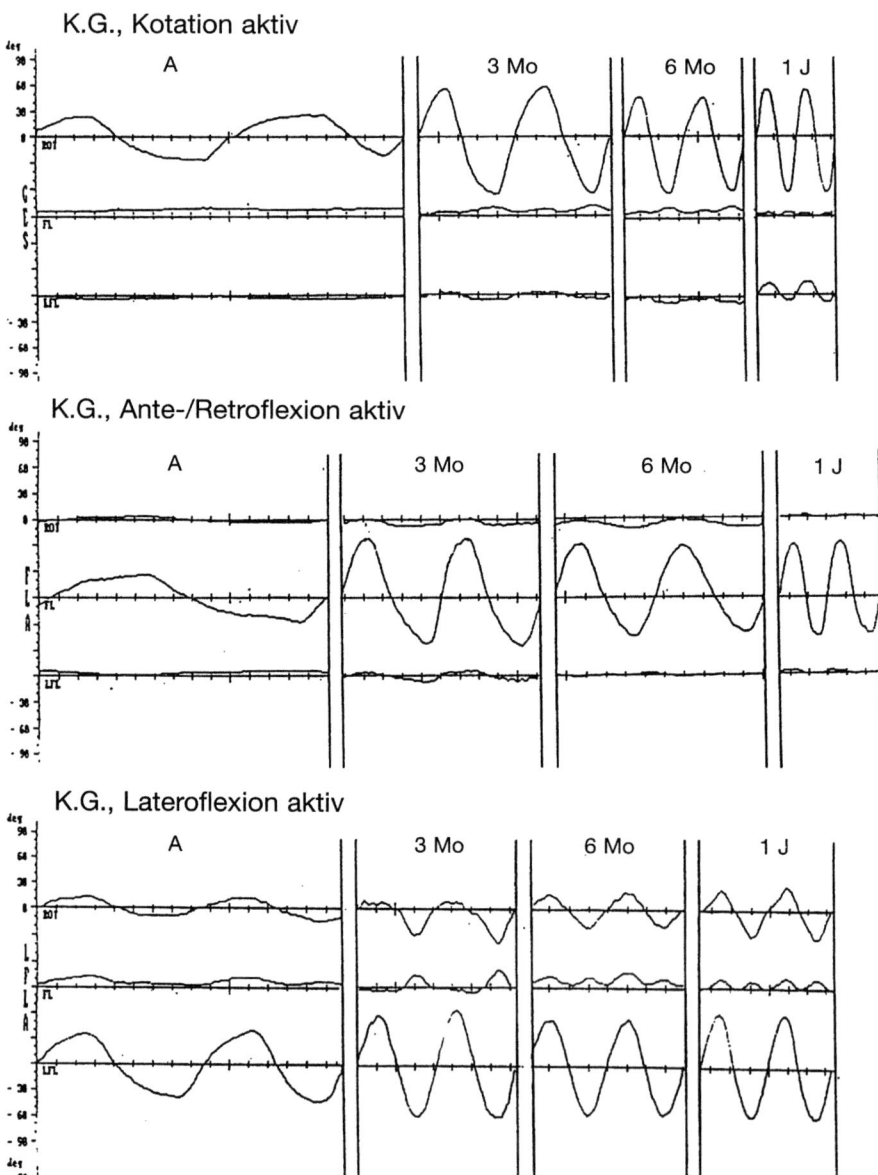

Abb. 1. CMG-Kurvenaufzeichnungen im Verlauf nach HWS-Trauma (Akutphase, nach 3 und 6 Monaten sowie nach 1 Jahr; K.G., 21 Jahre, weiblich)

Neben den quantitativen Parametern: Ausschlag und Frequenz wurde die Qualität der Bewegungen (Kurvenform, s. Abb. 2) beurteilt.

Bewegungswinkel (Amplituden), Tempo (Frequenz) und Kurvenform wurden ausgewertet. Zur Auswertung der Bewegungsabläufe wurde eine Kurvendiskussion bezüglich qualitativer Parameter wie Kurvenform, Synkinesen u. a. durchgeführt. Die vorgestellten Parameter können bei derzeitigem Kenntnisstand nur als „vorläufige Bewertungskriterien" aufgefaßt werden. Eine genaue Berechnung der Daten liegt u. a. aus technischen Gründen noch nicht für alle Einzelheiten vor.

In die Auswertung wurden nur die Meßergebnisse der aktiven Bewegungen einbezogen. Erfaßt wurden Bewegungsausmaß und -qualität, letztere in Form visuell beobachtender/beschreibender Beurteilung. Bewertet wurden: Form, Frequenz und Amplituden der Hauptbewegung sowie der Mitbewegungen in den anderen Ebenen (Synkinesen). Nach dem Ausmaß der Veränderungen erfolgte eine Grobeinteilung nach Schweregraden [3].

Bei den Traumapatienten wurden neben den quantitativen und qualitativen Meßergebnissen klinische Befunde der Prüfungen auf Schmerz bei Erschütterung, Stauchung und isometrischer Anspannung ausgewertet [9]. Die Kurven wurden nach dem Ausmaß der qualitativen Veränderungen in Schweregrade eingeteilt.

Es handelt sich nur um eine **vorläufige Trendanalyse,** da noch nicht alle Ergebnisse statistisch ausgewertet werden konnten.

Ergebnisse

Beschwerdefreie Probanden

Die wesentlichsten Ergebnisse der *visuell beschreibenden Bewertung* der Bewegungsqualität werden in folgenden Punkten im Sinne einer Trendanalyse zusammengefaßt:
- Die beschwerdefreien Probanden zeigten zu 100% Kurvenverläufe mit Annäherung an die „ideale" Sinuskurve mit geringen Abweichungen (Abb. 2a) für alle Bewegungsrichtungen (s. auch Abb. 3).

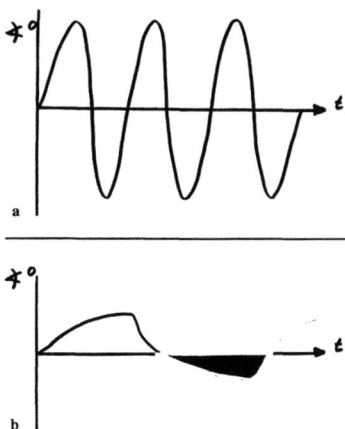

Abb. 2 a, b. CMG: Beispiele für HWS-Bewegungsaufzeichnungen. a ideale Normkurve (Sinuskurve), b typische Kurve bei schwersten Störungen der Bewegungsabläufe nach HWS-Trauma

Tabelle 2. Ergebnisse quantitativ (Winkelgrade, auf 5° gerundet). Aktive Bewegungen, für Rotation und Lateroflexion einseitig (Rechts/links-Mittelwert)

	Rotation	Lateroflexion	Anteflexion	Retroflexion
„Gesund"	75	50	70	70
KS o. T.	70	45	60	60
KS m. T.	65	45	60	60
HWS-Tr. A	55	40	55	50
HWS-Tr. 3 M	65	45	60	55
HWS-Tr. 6 M	65	45	60	55
HWS-Tr. 1 J	60	45	55	50

- Die Amplituden wiederholter Bewegungen wiesen meist nur geringe Schwankungen auf.
- Auch das Bewegungstempo wurde meist gut beibehalten, soweit dies bei visueller Bewertung zu beurteilen ist.
- Die auf 5° gerundeten Mittelwerte der Bewegungswinkel der einseitigen Bewegungen lagen bei 75° (Rotation), 50° (Lateroflexion) und je 70° (Retro- und Anteflexion) (Tabelle 2).

Kopfschmerzpatienten

Bei insgesamt 109 Patienten erfolgte die Unterteilung in Kopfschmerzpatienten ohne Trauma (n = 52; KS o. T.) und mit Trauma in der Anamnese (n = 57; KS m. T.)

Die Mittelwerte in den 3 Bewegungsrichtungen GES, LFLA und FLA differieren kaum innerhalb der beiden Patientengruppen (Tabelle 2). D. h., der *quantitative Bewegungsumfang* beider Gruppen stimmt annähernd überein, ist aber kleiner als bei den „gesunden" Probanden.

Hinsichtlich der *Qualität der Bewegungen* wurden in beiden Patientengruppen Veränderungen der Kurvenformen beobachtet, die nach dem Schweregrad im Trend die Einteilung in 3 Gruppen zulassen (Abb. 3):
1. *Überwiegend „normale" Kurvenverläufe* mit Annäherung an die ideale Sinuskurve *mit geringen Abweichungen,* zutreffend bei 1 (2%) Patienten mit Trauma und bei 7 (13%) Patienten ohne Trauma.
2. *Überwiegend unharmonische Bewegungsabläufe* mit Abweichungen in den Relationen zwischen Hauptbewegung und Begleitbewegungen. Besonders auffällig war dies in der LFLA, in der die begleitende Rotation stark zunahm und z. T. in ihrer Amplitude den Werten der Lateroflexion entsprach. Diese Veränderungen werden als Störungen der Synkinese bezeichnet und als *mittelschwere Abweichungen* vom Idealzustand eingeschätzt, zutreffend bei 31 (54%) Patienten mit Trauma und bei 39 (75%) Patienten ohne Trauma.
3. *Ausgeprägt unharmonische Kurvenveränderungen* mit unregelmäßigen Amplituden und langsamen Bewegungsabläufen als Ausdruck *schwerer Störungen,* zutreffend bei 25 (44%) Patienten mit Trauma und bei 6 (12%) Patienten ohne Trauma.

Untersuchungsergebnisse mit der Zervikomotographie

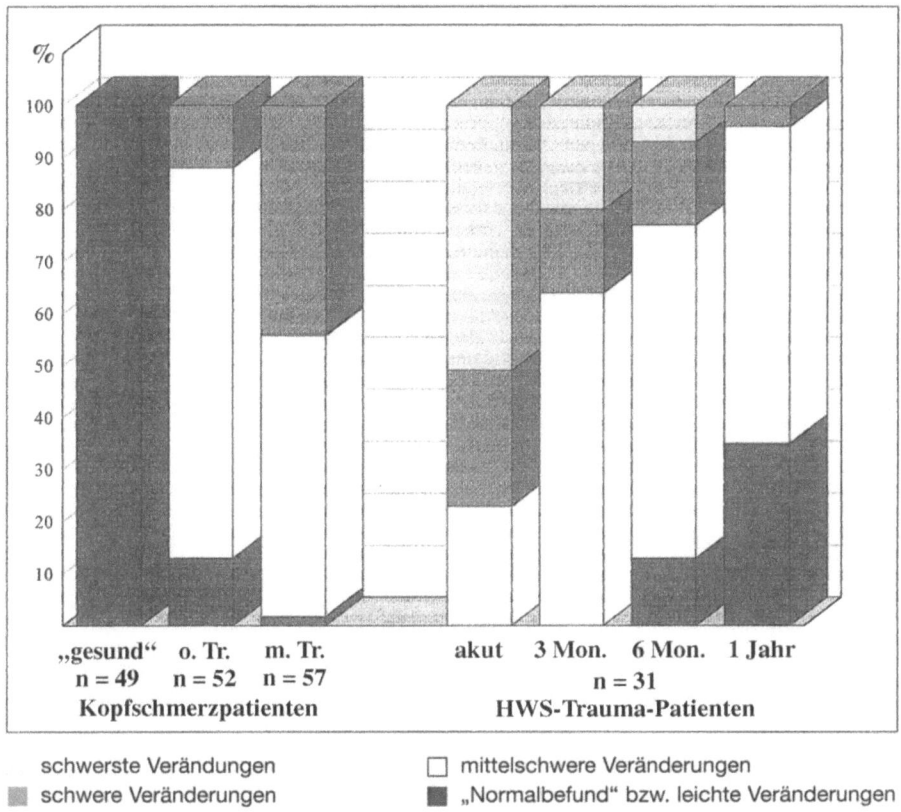

Abb. 3. Qualität der HWS-Bewegungen

HWS-Traumapatienten

Die quantitativen Meßwerte werden in Tabelle 2 dargestellt.

Das Bewegungsausmaß der HWS war vor allem in der Akutphase (HWS-Tr. A) im Durchschnitt deutlich verringert mit 55° für einseitige Rotation und bei der Anteflexion sowie 40° bei Seitneige und 50° bei Retroflexion. Bereits nach 3 Monaten (HWS-Tr. 3 M) erreichten die meisten Patienten wieder größere Bewegungsausschläge, mit Ausnahme der Retroflexion, die im Vergleich mit den anderen Patientengruppen und den beschwerdefreien Probanden am längsten und deutlichsten eingeschränkt bleibt. Nach 1 Jahr (HWS-Tr. 1J) ist im Durchschnitt bei allgemein verbesserter Bewegungsqualität und verbessertem klinischen Bild wieder eine geringe Abnahme der Bewegungsausschläge zu beobachten.

Hinsichtlich der *Qualität der Bewegungen* konnten in der *visuell beschreibenden Kurvenauswertung* die HWS-Traumapatienten in 4 Gruppen mit schwersten, schweren, mittelschweren und geringen bzw. ohne Veränderungen unterteilt werden (Abb. 3).

1. *Überwiegend „normale" Kurvenverläufe* mit Annäherung an die ideale Sinuskurve mit geringen Abweichungen, zutreffend bei keinem Patienten in der Akutphase und nach 3 Monaten, bei 13 % der Patienten nach 6 Monaten und nur bei 35 % der Patienten nach 1 Jahr.
2. *Überwiegend unharmonische Bewegungsabläufe (mittelschwere Abweichungen,* Kriterien s. Kopfschmerzpatienten) wurden bei 23 % der Patienten in der Akutphase, bei 64 % der Patienten nach 3 und 6 Monaten und noch bei 61 % der Patienten nach 1 Jahr beobachtet.
3. *Ausgeprägt unharmonische Kurvenveränderungen* mit unregelmäßigen Amplituden und langsamen Bewegungsabläufen als Ausdruck *schwerer Störungen,* zutreffend bei 26 % der Patienten in der Akutphase, bei 16 % der Patienten nach 3 und 6 Monaten und bei 4 % der Patienten nach 1 Jahr.
4. *Massive Kurvenveränderungen* als Ausdruck *schwerster Funktionsbehinderung* der HWS (Abb. 2 b) mit folgenden Kriterien:
   - Verlangsamter Bewegungsablauf,
   - meist erheblich eingeschränkte Beweglichkeit,
   - langsame Annäherung an das Bewegungsende (sog. „Schmerzhemmungsphänomen" nach Berger) bei guter Kooperation des Patienten und relativ rasche Rückkehr zur Mittelstellung,
   - die parallel aufgezeichneten Synkinesen in den anderen Bewegungsrichtungen sind teils entweder gänzlich aufgehoben oder aber im Sinne von Ausweichbewegungen sehr groß, teils sogar größer als die intendierte Hauptbewegung.

Diese Kurvenbewertung war anzuwenden bei 51 % der Patienten in der Akutphase, bei 20 % der Patienten nach 3 Monaten, bei 17 % der Patienten nach 6 Monaten und bei keinem Patienten **der hier ausgewählten Gruppe** nach 1 Jahr. In der Gesamtgruppe von 316 Patienten konnten mehrere Fälle mit über das 1. Jahr hinaus anhaltenden schwersten Kurvenveränderungen beobachtet werden.

Abbildung 1 zeigt einen typischen Kurvenverlauf innerhalb eines Jahres nach Unfall mit deutlicher Besserungstendenz (K.G., 21 Jahre, weiblich).

Nach **klinischen Kriterien** konnten die 31 Patienten zum jeweiligen Untersuchungszeitpunkt in 4 Gruppen eingeteilt werden (Abb. 4):

A. *Schmerz bei allen genannten Prüfungen mit Erschütterung, Stauchung und isometrischer Anspannung,* zutreffend bei 29 % der Patienten in der Akutphase, 7 % nach 3 Monaten, 4 % nach 6 Monaten und bei keinem der hier ausgewählten Fälle nach 1 Jahr.

B. *Schmerz bei 2 dieser Tests* (bei 39 % der Patienten in der Akutphase, 16 % nach 3 Monaten, 7 % nach 6 Monaten und in dieser Gruppe nicht mehr gefunden nach 1 Jahr).

C. *Schmerz bei 1 dieser Tests* (bei 22 % der Patienten in der Akutphase, 67 % nach 3 Monaten, 60 % nach 6 Monaten und 56 % nach 1 Jahr!).

D. *Schmerz bei keinem dieser Tests* (bei 9 % der Patienten am Anfang, 44 % nach 1 Jahr).

Die Einzelfallbetrachtung ergibt sehr unterschiedliche Verläufe. Neben überwiegendem Trend der verbesserten Bewegungsausmaße und Befindlichkeit fanden sich Fälle mit einem wechselhaften Verlauf sowie mit gleichbleibend schlechter Beweglichkeit, meist auch mit anhaltenden Beschwerden korrelierend.

Untersuchungsergebnisse mit der Zervikomotographie

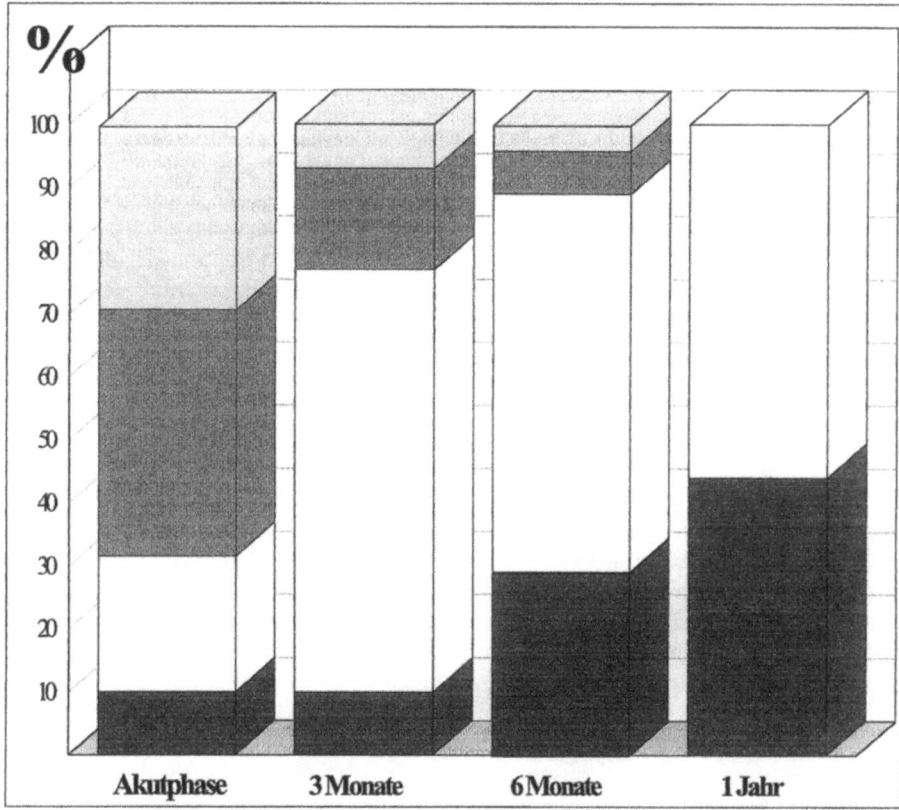

Schmerz bei Erschütterung,
Stauchung und isometrischer
Anspannung = D – schlechtes Bild
■ Schmerz bei 2 der genannten
Kriterien = C

☐ Schmerz bei 1 der genannten Kriterien = B
■ Kein Schmerz bei den genannten Prüfungen
 = A (bedeutet aber nicht „gesund")

Abb. 4. Klinisches Bild nach HWS-Trauma

Gruppenvergleich

Die quantitativen Ergebnisse mit durchschnittlich geringerem Bewegungsausmaß nach HWS-Trauma enthält Tabelle 2.

In Abbildung 3 sind die Ergebnisse der visuell beschreibenden Kurvenbewertung zusammengestellt. Hervorzuheben ist neben dem allgemeinen Trend der Besserung die Beobachtung schwerster Veränderungen nur bei der hier ausgewählten Gruppe von 31 Patienten mit frischen HWS-Traumafolgen. In der Vergleichsgruppe der „gesunden" Probanden aller Altersgruppen (bis 59 Jahre!, 100 % „Normkurven") sowie bei den hier vorgestellten Kopfschmerzpatienten finden sich keine damit vergleichbaren Kurvenveränderungen.

Abbildung 4 zeigt die dazugehörige Bewertung der klinischen Parameter Schmerz bei Erschütterung, Stauchung und isometrischer Anspannung mit deutlichem Besserungstrend, aber „Restsymptomatik" nach 1 Jahr bei mehr als der Hälfte der Patienten nach frischem HWS-Trauma. In Abbildung 3 und 4 zeigt sich in guter Übereinstimmung der Heilungsverlauf mit zunehmend besseren klinischen und meßtechnischen Befunden nach frischem HWS-Trauma. Es zeigt sich aber auch, daß bei einem großen Teil der hier ausgewählten Patientengruppe dieser Heilungsprozeß nach 1 Jahr noch längst nicht abgeschlossen ist!

Abbildung 2a zeigt zum Vergleich eine ideale „Normkurve" (Sinuskurve) neben den schwersten Veränderungen (Abb. 2b), wie sie typischerweise nach einem frischen Trauma der HWS – oft über Monate, in Einzelfällen noch nach Jahren – zu beobachten sind. Kennzeichen sind verringertes Bewegungsausmaß, langsamer Bewegungsablauf sowie eine nach unseren Beobachtungen fast pathognomonische Veränderung der Kurvenform.

Diskussion

Die CMG [2] ist zur objektiven Erfassung von Funktionsabläufen der HWS geeignet und erlaubt Aussagen zu Quantität und Qualität der Bewegungen.

Da für die Untersuchung keine „Normwerte" vorlagen, wurden zur Vorbereitung der Untersuchungen an verschiedenen Patientengruppen beschwerdefreie Probanden untersucht. Die dabei gewonnenen Ergebnisse können nur als vorläufige Normvergleichswerte dienen, da die Stichprobe zur Ermittlung methodenbezogener alters- und geschlechtsspezifischer Normwerte, die noch nicht zur Verfügung stehen, zu klein ist.

Die in der Literatur genannten unterschiedlichen Normwertangaben für Bewegungen der HWS resultieren aus unterschiedlichen Untersuchungsmethoden an different zusammengesetzten Stichproben [10]. Die Normwertangaben z. B. für die einseitige Kopfdrehung liegen laut Literatur (Auswertung von 35 Veröffentlichungen [10]) zwischen 30 und 90°, für die unilaterale Seitneige zwischen 25 und 45°. Eigene Messungen an ca. 500 beschwerdefreien 20jährigen Probanden ergaben für die aktive einseitige Kopfdrehung einen Normbereich von 60–95° [10]. Die hier bei 49 beschwerdefreien Probanden ermittelten Durchschnittswerte liegen in diesen Normbereichen.

Für die visuell erfaßten Qualitätsmerkmale der Kurven, d. h. für die Funktionsanalyse von HWS-Bewegungen ist die Erarbeitung von „Normen" und die „Mathematisierung" noch schwieriger als für die Bewegungsausmaße. Vergleichbare Untersuchungen sind bisher nicht bekannt. In dieser Arbeit wird der Versuch vorgestellt, Kriterien für eine qualitative Funktionsanalyse der HWS in Bezug auf eine „Norm" und die davon im pathologischen Sinne abweichenden Veränderungen zu beschreiben.

Die vorliegenden CMG-Untersuchungen an Kopfschmerz- und HWS-Traumapatienten lassen im Vergleich mit beschwerdefreien Probanden folgende Trends erkennen:

Beschwerdefreie Probanden weisen neben wenigen „idealen Bewegungskurven" leichte und subjektiv asymptomatische Funktionsstörungen auf. Die Möglichkeit des Bestehens klinisch stummer Störungen der Bewegungsabläufe muß durch weitere Untersuchungen abgeklärt werden.

Bei der Mehrheit der Patienten fanden sich im Gegensatz zu den beschwerdefreien Probanden aller Altersgruppen (ca. 20 bis fast 60 Jahre) ausgeprägtere qualitative und quantitative Funktionsstörungen im Bereich der HWS. Die Kopfschmerzpatienten mit wesentlichem vertebragenen Faktor unterscheiden sich von der Gruppe der beschwerdefreien Probanden im Trend durch häufigeres Vorkommen von auch meßtechnisch erfaßbaren Störungen der HWS-Bewegungen. Dies bestätigt die jedem Manualmediziner bekannte Tatsache, daß Funktionsstörungen der HWS bei chronischen Kopfschmerzpatienten ein wesentlicher pathogenetischer Faktor sind [1, 15].

Bei Kopfschmerzpatienten mit bekanntem (mehr als 3 Jahre zurückliegendem) Trauma im Kopf-Hals-Bereich fanden sich häufiger und stärker ausgeprägt Störungen der Qualität der Bewegungen als bei Kopfschmerzpatienten ohne bekanntes Trauma. Damit läßt sich die in der manuellen Medizin bekannte Tatsache erhärten, daß Unfälle wesentliche Bedeutung in der Pathogenese von vertebragenen Schmerzsyndromen haben [15]. Weiterhin ist zu schlußfolgern, daß auch längere Zeit zurückliegende Unfälle noch nach vielen Jahren Funktionsstörungen und Beschwerden verursachen können.

Die 1jährige Verlaufsbeobachtung bei Patienten nach einem frischen HWS-Trauma zeigt die massiven Auswirkungen des Unfalles auf die Funktion der HWS in der Akutphase. Der Heilungsprozeß benötigt bei vielen Verletzten einen längeren Zeitraum und ist häufig nach 1 Jahr noch nicht abgeschlossen. Mit der CMG können im Vergleich mit klinischen Parametern auch noch nach 1 Jahr bei vielen Patienten unfallbedingte Funktionsstörungen erfaßt werden. Nur bei 35 % dieser Patienten normalisierten sich die Bewegungsabläufe innerhalb eines Jahres. Bei den klinischen Tests (Erschütterungs-, Stauchungs- und isometrischer Anspannungsschmerz) waren nur 44 % nach 1 Jahr asymptomatisch. Ein Teil der Unfallpatienten, die nach 1 Jahr noch mehr oder weniger deutliche CMG-Kurvenveränderungen (bei 61 % mittelschwere Funktionsstörungen!) und Einzelsymptome beim klinischen Test aufwiesen, war subjektiv bereits weitgehend beschwerdefrei oder klagte nur noch über unterschiedlich ausgeprägte Restbeschwerden und war wieder in den Arbeitsprozeß integriert. Nur ein kleiner Teil der 31 Patienten war nach 1 Jahr noch subjektiv, klinisch und nach CMG-Kriterien (objektiv) erheblich beeinträchtigt. Die Auswertung der Verläufe und der sozialmedizinischen Daten der 316 Unfallpatienten ist noch nicht abgeschlossen, deshalb kann hier keine detailliertere Aufschlüsselung erfolgen.

Zur Dauer der Beschwerden nach HWS-Distorsionen finden sich in der Literatur sehr unterschiedliche Angaben [13, 19]. Keidel u. Diener [13] geben eine Zusammenstellung aus mehreren Quellen mit unterschiedlichen Häufigkeitsangaben zu langzeitigen Beschwerden nach HWS-Trauma (bis ca. 25 % über 1 Jahr hinausgehend, bis zu mehreren Jahren Dauer) an. Nach Dvorák [5] können bis zu 25 % langzeitige Beschwerden haben. Bei Moorahrendt [17] ist von über das 1. Jahr hinaus anhaltenden Beschwerden „in einem gewissen Prozentsatz Unfallbeteiligter" die Rede. Barolin [1] erkennt die Beschwerden bis zu 2 Jahren überwiegend als Unfallfolgen an, führt dann andere Faktoren, die wirksam werden, mit ins Feld. Über Verschlechterungen nach 2 Jahren nach dem Unfall berichten Gargan et al. [7]. Eine von Erdmann [6] vorgeschlagene Stadieneinteilung wird in der Gutachtenpraxis oft als Orientierungshilfe benutzt. Bei ca. 15–20 % entsprechend Verunfallter kommt es zu einem Verlauf, der mit dieser Stadieneinteilung nicht vereinbar ist [4].

Die Auswahl der hier vorgestellten 31 Patienten, bei denen der Verlauf über 1 Jahr mit mehreren Messungen verfolgt wurde, enthält nicht die schlimmsten Fälle – diesen konnte eine mehrfache Messung in regelmäßigen Abständen nicht zugemutet werden Es sind auch nicht die Bagatellfälle enthalten, die nach wenigen Wochen bezüglich der Unfallfolgen beschwerdefrei waren. Diese kamen meist nicht mehr zur Behandlung bzw. zu Kontrolluntersuchungen und standen also für eine regelmäßige Meßreihe nicht zur Verfügung. Genaue epidemiologische Daten sind aus unserer kleinen Patientengruppe deshalb nicht ableitbar.

Es kann aber festgestellt werden, daß bei nicht wenigen Patienten nach 1 Jahr mit objektiven Untersuchungsmethoden noch Funktionsstörungen der HWS nachweisbar sind, daß die meßtechnisch und klinisch erfaßbaren Unfallfolgen langsam abklingen und dieser Heilungsprozeß in vielen Fällen nach 1 Jahr noch nicht abgeschlossen ist.

Kopfschmerzpatienten, die früher (mehr als 3 Jahre zurückliegend!) einen Unfall (unterschiedliche Mechanismen) im Kopf-Hals-Bereich erlitten hatten, weisen eine schlechtere Qualität der Bewegungen auf als die übrigen Kopfschmerzpatienten. Aus dieser Beobachtung läßt sich die vorsichtige Schlußfolgerung ableiten, daß eine Funktionsbehinderung im Sinne einer schlechteren Qualität und damit eingeschränkter Kompensationsbreite – gewissermaßen als „Funktionsnarbe" – wahrscheinlich bei nicht wenigen Patienten jahrelang, evtl. lebenslang bestehen bleibt.

Wesentlich erscheint der Hinweis auf die Beobachtung, daß bei den beschwerdefreien Probanden derartige mittelschwere bis schwerste Kurvenveränderungen wie bei den Patientengruppen nicht beobachtet werden konnten. Schwerste Kurvenveränderungen fanden sich nur bei einem Teil der hier vorgestellten 31 frisch verunfallten Patienten.

In der Praxis wird von einem Teil der Gutachter immer wieder auf die Rolle des sog. „Vorschadens" in Form von sogenannten „degenerativen" Veränderungen als „unfallfremde Ursache" der (eigentlich unfallbedingten) chronischen Beschwerden unter Ablehnung von Unfallfolgen hingewiesen. Bei den hier untersuchten älteren beschwerdefreien Probanden (bis 59 Jahre) fanden sich im Vergleich mit den jüngeren Personen durchschnittlich kleinere Bewegungsausschläge, diese jedoch mit weitgehend harmonischen „Normalkurven"! Obwohl in diesem Zusammenhang keine Röntgenbildauswertung erfolgte, ist davon auszugehen, daß (wie in der Allgemeinpopulation) mit dem Alter korrelierende, jedoch klinisch völlig irrelevante (paraphysiologische) Altersveränderungen der HWS [1, 15] auch bei unseren beschwerdefreien Probanden bestehen. Daraus läßt sich schlußfolgern, daß der Altersunterschied zwischen den Probanden- und Patientengruppen nicht der entscheidende Faktor für die qualitativen CMG-Kurvenveränderungen sein kann. Die in Abb. 2b vorgestellte Form der schwersten arthromuskulären Dysfunktion der HWS wurde bei einer Vielzahl von Messungen an unterschiedlichen Probandengruppen bisher ausschließlich bei Unfallpatienten (akute und chronische Zustände) als dafür fast pathognomonisch erscheinendes objektives Zeichen beobachtet.

Die quantitative Auswertung der Amplitudenmittelwerte ergab im Vergleich keine nennenswerten Unterschiede zwischen den Kopfschmerzpatienten mit und ohne (altes) Trauma. Die frisch verunfallten Patienten wiesen in der Akutphase teils erhebliche Bewegungseinschränkungen auf, die bereits nach 3 Monaten in vielen Fällen deutlich gebessert waren, um sich nach 1 Jahr durchschnittlich wieder leicht zu verschlechtern.

Wieweit diese geringe Verschlechterung der durchschnittlichen Beweglichkeit bedeutsam ist, kann wegen der kleinen Probandenzahl noch nicht hinreichend sicher beurteilt werden. Bei einigen Patienten hängt eine solche Verschlechterung möglicherweise mit dem Mißverhältnis zwischen verminderter Belastbarkeit der HWS (unfallbedingt durch chronifizierte Funktionsstörungen infolge der Weichteilläsionen) und der Alltags- und Berufsbelastung der Patienten zusammen. Als chronifizierende Faktoren sind sowohl die pathophysiologischen Veränderungen in der Schmerzverarbeitung als auch die infolge chronischer lokaler Funktionsstörungen entstehenden sensomotorischen Stereotypstörungen zu diskutieren.

Korrelationen zwischen genau zugeordneten segmentalen Störungen und bestimmten Veränderungen der Kurvenformen können aus dieser Studie nicht abgeleitet werden.

Aus der manualmedizinischen Erfahrung ist bekannt, daß z.B. die Rotation in Neutralhaltung bei orientierender Prüfung trotz tastbarer segmentaler Rotationsblockierungen infolge kompensatorischer Vorgänge in anderen Segmenten ungestört erscheinen kann. Die mittels CMG mögliche segmentale Rotationsuntersuchung gestattet eine gewisse Aussage. Hierbei spielen jedoch Ausbildungsstand und Erfahrungen des Untersuchers eine entscheidende Rolle. Deshalb wurden die Ergebnisse dieser Meßabläufe hier nicht ausgewertet. Für die anderen Bewegungsrichtungen ist eine exakte segmentale Fixierung bei der derzeitigen Meßanordnung nicht möglich.

Folgen von HWS-Verletzungen erfordern eine differenzierte Betrachtung. Die alleinige Beurteilung der Funktion nach dem Bewegungsausmaß ist nicht ausreichend.

Die wiederholte CMG-Bewegungsanalyse mit Erfassung quantitativer und qualitativer Parameter der HWS-Funktion ermöglicht neben der manualmedizinischen Untersuchung und klinischen Verlaufsbeobachtung eine bessere Einschätzung der Traumafolgen in bezug auf den Schweregrad der (Weichteil-) Verletzungen, therapeutische Möglichkeiten und die Prognose.

Die hier vorgestellten Ergebnisse der Auswertung von 31 HWS-Trauma-Fällen können nur als Trend gewertet werden, da aus verschiedenen Gründen eine mathematisch-statistische Auswertung noch nicht möglich war. Im Einzelfallvergleich von klinischen Befunden (Schmerz bei Erschütterung, Stauchung und isometrischer Anspannung) mit der Kurvenauswertung nach Schweregraden ergibt sich eine große Übereinstimmung in den Patientengruppen.

Die wiederholte quantitative und qualitative Bewegungsanalyse mittels CMG ermöglicht neben der manuellen Untersuchung und Verlaufsbeobachtung eine bessere Einschätzung der Unfallfolgen (Schweregrad der Weichteilverletzung) mit Konsequenzen für die Therapieplanung und trägt zur Objektivierung der Beschwerden bei. So sind nach unseren Erfahrungen bei den Patienten nach HWS-

Trauma, die schwerste Kurvenveränderungen aufweisen, manuelle Therapie und andere mobilisierende sowie viele physikalische Behandlungsverfahren im Bereich der HWS kontraindiziert. Patienten mit schwersten Kurvenveränderungen sind in der Regel arbeits- und erwerbsunfähig, dies trifft auch auf einen großen Teil der Verletzten mit schweren Veränderungen zu. Das gilt sowohl in der Akutphase als auch noch nach mehreren Jahren.

Zur Verbesserung der Aussagefähigkeit der CMG-Untersuchungen müssen alters- und geschlechtsspezifische Normwerte erarbeitet werden. Weiterhin sind die Veränderungen durch Allgemein- und Trainingszustand, Therapieauswirkungen, verschiedene andere Krankheitsprozesse und Funktionsstörungen abzuklären und gegen die Unfallfolgen abzugrenzen.

Die Anwendung solcher Meßverfahren sollte nach weiterer Grundlagenforschung zunehmend Eingang in die Diagnostik, Therapieplanung und Begutachtung von Unfallfolgen im Bereich der HWS finden.

Literatur

1. Barolin GS (1994) Kopfschmerzen – multifaktoriell. Enke, Stuttgart
2. Berger M (1990) Cervicomotographie – eine neue Methode zur Beurteilung der HWS-Funktion. Enke Copythek. Enke, Stuttgart
3. Dietrich A, Kuhlow U, Hinzmann JL (1994) CMG-Befunde bei Kopfschmerzpatienten. Erste Erfahrungen. In: Scholle H-C et al. (Hrsg) Motodiagnostik – Motherapie II. Universitätsverlag, Jena, S 201–204
4. Dvorák J et al. (1987) Verletzungen der HWS, i. d. Schweiz. Orthopädie 16 (1): 2–12.
5. Dvorák J (1990) Klinik der HWS-Verletzungen. In: Tagungsbericht „Schleudertrauma" HWS, European Spine Society, Zürich, 24.–27. Oktober 1990. Manuel Med 29: VIII (MM aktuell)
6. Erdmann H (1983) Versicherungsrechtliche Bewertungen des Schleudertrauma. In: Hohmann D, Kügelgen B, Liebig K, Schirmer M (Hrsg) Neuroorthopädie, Bd 1. Springer, Berlin Heidelberg New York Tokyo, S 304–315
7. Gargan MF et al. (1994) The rate of recovery following whiplash injury. Eur Spine J 3: 162–164. Zitiert nach HWS-Schleudertrauma – Verschlimmerung nach zwei Jahren möglich. In: Extracta psychiatrica(H12): 13
8. Gutmann G (1988) Klinik von posttraumatischen Funktionsstörungen der oberen HWS: Symptomkombination und Symptomdauer, Frage der Latenz. In: Wolff HD (Hrsg) Die Sonderstellung des Kopfgelenkbereichs. Grundlagen, Klinik, Begutachtung. Springer, Berlin Heidelberg New York Tokyo, S 129–148
9. Harke G, Hinzmann IL (1994) Erste Erfahrungen mit der Anwendung der HWS-Bewegungsanalyse mittels CMG bei Patienten nach HWS-Trauma. In: Scholle H-C et al. (Hrsg) Motodiagnostik – Motherapie II. Universitätsverlag, Jena, S 205–208
10. Hinzmann JL (1989) Untersuchung der Beweglichkeit an jungen Erwachsenen im Alter von 18 bis unter 23 Jahren – Messungen von Gelenk- und Wirbelsäulenbewegungen mit Lot- bzw. Kompaßwinkelmesser. Inaug-Diss Med Humboldt-Universität, Berlin
11. Hinzmann JL (1994) HWS-Bewegungsanalyse mittels CMG nach Berger in einer neuroorthopädischen Sprechstunde. In: Scholle H-C et al. (Hrsg) Motodiagnostik – Motherapie II. Universitätsverlag, Jena, S 191–194
12. Hinzmann JL (1995) Anwendung der Cervicomotographie (Berger) in einer neurologisch-manualmedizinischen Spezialsprechstunde mit Schwerpunkt HWS-Trauma. Vortrag 11. Internationalen Kongreß für Manuelle Medizin, 26.–29.4.1995, Wien Abstract in: Manuelle Med 33: 41

13. Keidel M, Diener HC (1993) Schleudertrauma der Halswirbelsäule. In: Brandt T, Dichgans J, Diener HC (Hrsg) Therapie und Verlauf neurologischer Erkrankungen. 2. überarb. und erweiterte Aufl. Kohlhammer, Stuttgart Berlin Köln, S 642–652
14. Kuhlow U, Dietrich A, Hinzmann JL (1994) Bewegungsanalyse der HWS mittels Zervikomotographie (CMG nach Berger)-Befunde bei beschwerdefreien Probanden. In: Scholle H-C et al. (Hrsg) Motodiagnostik – Mototherapie II. Universitätsverlag Jena, S 195–199
15. Lewit K (1992) Manuelle Medizin, 6. Aufl. Barth, Leipzig Heidelberg
16. Mollowitz GG (1993) Zusammenhangsfragen zwischen Unfall und Körperschaden. Bewegungsapparat. In: Mollowitz GG (Hrsg) Der Unfallmann (Begutachtung der Folgen von Arbeitsunfällen, privaten Unfällen und Berufskrankheiten!, 11. überarb. Aufl., Springer, Berlin Heidelberg New York Tokyo, S 161–206
17. Moorahrend U (1993) Interdisziplinärer Konsens zur HWS-Beschleunigungsverletzung. In: Moorahrend U (Hrsg) Die Beschleunigungsverletzung der Halswirbelsäule (mit interdisziplinärem Konsens). Fischer, Stuttgart, S 197–207
18. Wolff HD (1983) Manual-medizinische Erfahrungen bei Weichteilverletzungen der Halswirbelsäule. In: Hohmann D, Kügelgen B, Liebig K, Schirmer M (Hrsg) Neuroorthopädie 1. Springer Berlin Heidelberg New York Tokyo, S 284–291
19. Zenner P (1987) Die Schleuderverletzung der Halswirbelsäule und ihre Begutachtung. Springer, Berlin Heidelberg New York Tokyo

Neurootologische Diagnostik und Therapienachweise

Neurootologische Diagnostik

M. Hülse

Das subjektive Beschwerdebild, das ein Verletzter mit einer HWS-Distorsion klagt, wird neben einer Nackensteifigkeit und vom Nacken bis zum Gesicht ausstrahlenden Schmerzen von der Symptomatik im HNO-Bereich geprägt. Dies bedeutet, daß jeder Arzt, der sich diagnostisch, therapeutisch oder gutachterlich mit den Traumafolgen der HWS-Distorsion befaßt, diese HNO-Symptomatik kennen muß. In weit über 90% der Fälle liegt als Ursache der häufig länger anhaltenden Beschwerden ein funktionelles Defizit im Kopfgelenksbereich vor. Bisher nicht geklärt ist das fast regelmäßig zu beobachtende Phänomen, daß bei Frakturen im Bereich des Atlas, des Dens oder der okzipitalen Kondylen eine zervikoenzephale Symptomatik kaum auftritt. Selbst die in neuerer Zeit mögliche Darstellung einer Verletzung der Ligg. alaria (Voller et al. 1996) läßt noch kein umschriebenes Krankheitsbild abgrenzen. Im Vordergrund der Beschwerden scheint hier nach den einzelnen Beobachtungen eher eine deutliche Bewegungseinschränkung und eine Haltungsinsuffizienz der HWS zu stehen. Ein umschriebenes neurootologisches Krankheitsbild bei dieser Verletzung ist noch nicht erkennbar. Diese Verletzungsfolgen sollen hier daher ebensowenig besprochen werden wie die seltenen Verletzungen der Aa. vertebrales bei der HWS-Distorsion. Verletzungen der Vertebralarterien führen zu ausgeprägten Störungen im kochleovestibulären System, die weit über die funktionellen Störungen hinausgehen und regelmäßig von einer weiteren, zentralen, objektivierbaren Symptomatik begleitet sind. Neben synkopalen Anfällen finden sich in diesen Fällen massive Störungen in der Hirnstammaudiometrie, Sehstörungen mit Doppelbildern, Amaurosis und Veränderungen der visuell evozierten Potentiale, Sprachstörungen bis hin zur Dysarthrie, Schluckstörungen und Symptome der langen Bahnen (Neundörfer 1988). Diese A.-vertebralis-Symptomatik ist in aller Regel von einer postkommotionellen und postkontusionellen Symptomatik mit ihrer initialen Bewußtlosigkeit abzugrenzen. Diese eindeutig zentrale Symptomatik kann nicht als Folge einer funktionellen Kopfgelenksstörung gewertet werden, sondern findet sich nur nach einer Traumatisierung des Zerebrums bei dem Unfall. In diesen Fällen steht die Hirnverletzung im Vordergrund, und die HWS-Distorsion ist als Begleitverletzung aufzufassen. Besonders in der neueren Gutachterpraxis bei HWS-Verletzungen wird häufiger auf eine zerebrale Beteiligung auch bei Non-contact-Verletzungen hingewiesen. Solche Verletzungen sind sicher möglich. Es darf nicht vernachlässigt werden, daß es bei einer Retroflexion des Kopfes bei einem Auffahrunfall zu einer Elongation der Medulla oblongata um mehrere Zentimeter kommen kann. Fischer

u. Palleske (1976) sahen in EEG-Veränderungen eine Hirnbeteiligung, weshalb sie statt des Begriffes des „Schleudertraumas" die Bezeichnung zervikozephales Beschleunigungstrauma vorschlugen.

Besonders in der Gutachtenpraxis wird in jüngster Zeit der sehr umstrittene Ausdruck des „late whiplash syndrome" (Balla 1980, 1988) gebraucht, um eine progrediente, zerebrale Störung als Folge einer HWS-Distorsion und damit als Unfallfolge erklären zu können. Eine solche Interpretation widerspricht allen bekannten unfallchirurgischen Gesetzen, da sie die Entwicklung einer progredienten zerebralen Störung mit einer Latenz von Monaten oder gar Jahren ohne eine primäre, initiale, zerebrale Schädigung postuliert. Hierzu muß Kügelgen (1989) zitiert werden:

Ob es ein zervikoenzephales Syndrom gibt oder nicht, kann nach dem jetzigen Wissensstand nicht entschieden werden. Die Diagnose einer zusätzlichen Hirnbeteiligung ist schwerwiegend und sollte wirklich nur dann erfolgen, wenn sie sich mit hinreichender Wahrscheinlichkeit belegen läßt. Die leichtfertige Attestierung einer solchen Komplikation im Gutachtenverfahren hat verheerende Folgen. Erkrankungen des Hirnstammes sind dem Nervenarzt bestens bekannt. Die beim zervikoenzephalen Syndrom beschriebene Symptomenkombination paßt zu keinem anderen, dem Nervenarzt vertrauten Krankheitsbild mit Beeinträchtigung des Hirnstammes. Daß der Begriff bis heute nicht von den zuständigen Vertretern des entsprechenden Fachgebietes (Neurologen, Psychiater) übernommen worden ist, muß Nachdenklichkeit erzeugen. Wenn von manualtherapeutischer Seite (Wolff 1983) behauptet wird, daß ein zervikoenzephales Syndrom infolge Kopfgelenksstörungen durch eine Manualtherapie schlagartig behoben werden kann, so ist dies der Beleg dafür, daß es sich eben nicht um eine Gehirnerkrankung handelt. Diese pflegt nämlich eine eigene Dynamik zu entwickeln und nach Beseitigung der Läsion niemals sofort abzuklingen.

Entscheidend für die Diagnostik und für die Zusammenhangsfrage sind die ersten anamnestischen Angaben und die medizinischen Befunde, die uns Hinweise auf eine zerebrale Beteiligung liefern. Hier muß auf die Angabe einer Bewußtlosigkeit, Benommenheit oder Verwirrtheit geachtet werden, die in den ersten Tagen notiert wurde und sich nicht erst in den Angaben Monate später retrospektiv finden. Eine frühzeitige neurootologische Diagnostik mit Ableitung der akustisch und visuell evozierten Potentiale und eine ausführliche elektronystagmographische Untersuchung können hierbei wichtige Parameter aufzeigen. Dieser Aufwand ist sicher zu rechtfertigen, wenn bedacht wird, daß eine neurologische Untersuchung nach nahezu jedem Schädel-Hirn-Trauma (SHT) routinemäßig durchgeführt wird. Andererseits muß bei einem SHT auch eine HWS-Distorsion angenommen werden (Penning 1970), so daß nach einem SHT die Untersuchung der HWS nicht fehlen darf. Nicht selten wird auch eine postkommotionelle Symptomatik nur durch eine fKGS unterhalten.

Während die SHT und die HWS-Traumen mit röntgenologisch erkennbaren Frakturen oder Luxation oder mit Verletzungen der A. vertebralis (Erdmann 1985; Saternus u. Burtscheidt 1985; Stevens 1985) diagnostisch und gutachterlich eher abgrenzbar sind, stellen die reinen HWS-Distorsionen ohne zerebrale und ohne knöcherne oder arterielle Beteiligung ein diagnostisch wesentlich schwierigeres Problem dar. Die Häufigkeit einer solchen „reinen HWS-Distorsion" unterstreicht aber die klinische Bedeutung.

Otoneurologisch können nach der HWS-Distorsion 3 verschiedene Beschwerdebilder als gesichert gelten:

1. vertebragene Schwindelbeschwerden,
2. vertebragene Hörstörungen,
3. vertebragene Stimmstörungen.

Noch nicht gesichert ist der kausale Zusammenhang zur nicht selten geklagten *vasomotorischen Rhinitis*. Jansen et al. (1989) konnten in einigen Fällen einer Irritation der Wurzeln von C2 eine „laufende Nase" beobachten. Ein solcher Nachweis ist wegen des häufigen unfallunabhängigen Auftretens sehr schwierig. Hypothetisch ist eine solche vegetative Dysregulation der Nase durchaus im Rahmen der vegetativen Dysregulationen und neurasthenischen Symptome, wie sie auch von Keidel 1996 berichtet wurden, zu diskutieren.

Häufig findet sich nach HWS-Distorsion die Angabe von *funktionellen Sehstörungen*. Patienten mit einer vertebragenen Augenstörung klagen meist über „diffuse" Sehstörungen. Die Brille würde nicht mehr stimmen; Alterssichtige finden ihre stärkste Lesebrille zu schwach. Beim ausdrücklichen Befragen finden sich folgende Angaben: Beim Fixieren schwindet das Bild, das Bild verändert seine Tiefenschärfe. Graue Flecken erscheinen im Bild, die Farbintensität eines Bildes schwindet. Seltener werden Doppelbilder geklagt. Schimek (1988) berichtet, daß bei 183 Patienten mit chronischen Kopfschmerzen extrakranieller Art, d. h. ohne Gehirnpathologie (Spannungskopfschmerz, Kopfschmerz bei Dysfunktion des Kauapparates), 111mal über ein Verschwommensehen, 106mal über ein Gefühl des „kleineren Auges" geklagt wurde. Schimek berichtet, daß diese Augenbeschwerden nach Manipulation der Kopfgelenke zurückgegangen seien, wobei sich insbesondere die Sehschärfe verbessert habe. In 18 Fällen wurde von Schimek eine schwache, träge oder eingeschränkte Fusionsfähigkeit festgestellt, die er durch Chirotherapie der Kopfgelenke erfolgreich behandelt hat. Die Funktionsstörungen lagen bei allen Patienten zwischen 0/C1 und C2/3.

Im eigenen Patientengut wird bei ca. 14% über eine solche „Sehstörung" berichtet, ähnliche Zahlen berichten auch Keidel (1996) von neurologischer Seite und Lewit (1992) von manualtherapeutischer Seite. Diese Angaben unterstreichen die Häufigkeit der geklagten Augenbeschwerden, da die Angaben als Nebenbefund von einem HNO-Arzt, von einem Neurologen und von einem Manualtherapeuten erhoben wurden.

Der Pathomechanismus der vertebragenen Augenstörungen ist noch vollkommen unklar. Eine Krankheitsentität kann aber hergestellt werden aufgrund des häufigen Zusammentreffens einer Kopfgelenksblockierung und einer funktionellen Augenstörung einerseits und aufgrund der guten Beeinflußbarkeit der Sehstörung durch Behandlung der funktionellen Defizite im Kopfgelenksbereich andererseits.

Der vertebragene Schwindel

Im Vordergrund stehen bei der zervikoenzephalen Symptomatik nach einer HWS-Distorsion bei weitem die subjektiven Schwindelbeschwerden. Die Arbeiten von Neuhuber (Neuhuber u. Zenker 1989; Neuhuber et al. 1990; Neuhuber u. Bankoul 1992) und von Jansen (Jansen et al. 1989; Jansen 1993) weisen auf die engen neuralen Verbindungen von den Propriorezeptoren im Kopfgelenksbereich zu den vestibulären Kerngebieten hin. Meist findet sich die Angabe über einen eher asystemischen Schwindel wie Schwankschwindel, Taumeligkeitsgefühl, Unsicherheitsgefühl, Gehen auf Watte, aber auch Benommenheitsgefühl und „dummes Gefühl im Kopf". Diese Beschwerden können Stunden bis Tage anhalten. Eine subjektive Besserung wird oft durch das Tragen einer Schanz-Krawatte erreicht, nach Weglassen der Krawatte sind die Beschwerden aber wieder vorhanden oder gar verstärkt.

In ca. 36% der Fälle wird anfänglich ein Drehschwindel angegeben. Im Gegensatz zu dem asystemischen Schwindel ist der Drehschwindel gut reproduzierbar auszulösen: Eine bestimmte Kopfbewegung oder -stellung lösen den Schwindel aus, der nach wenigen Minuten, wenn eine Kopfneutralhaltung wieder eingenommen wird, abklingt. Der Provokationsmechanismus und die Drehschwindeldauer weisen schon auf einen vertebragenen Schwindel hin. Labyrinthäre Schwindelbeschwerden halten dagegen länger an, so der Ménière-Anfall, der meist zwischen 1/2 h und 24 h dauert, oder ein Labyrinthausfall, der mehrere Tage von einem Drehschwindel geprägt wird. Aber auch der von Brandt (1983) angeführte Lagerungsschwindel ist schon von der Anamnese her und durch den Provokationsmechanismus, das Lagerungsmanöver von Hallpike, sicher abzugrenzen.

Bei der posttraumatischen vertebragenen Schwindelsymptomatik ändert sich in 1/3 der Fälle während der ersten Monate nach dem Unfall der Schwindelcharakter, der Drehschwindel klingt ab, es bleiben aber ein anhaltender asystemischer Schwankschwindel und Unsicherheitsgefühl.

Drehschwindel ist sicher nicht das dominierende Symptom. Es muß aber Jansen et al. (1989) und Doerr u. Thoden (1995) widersprochen werden, wenn Drehschwindelbeschwerden nicht im Rahmen eines zervikoenzephalen Syndromes gesehen werden können. Ein ausgeprägter Drehschwindel, verbunden mit einem grobschlägigen Nystagmus, der ohne Frenzel-Brille beobachtet werden konnte, gehört zu den selteneren Bildern der vertebragenen Gleichgewichtsstörungen, ist aber auch keine Einzelbeobachtung (Hülse 1983).

Die Schwindelbeschwerden beginnen in den ersten Stunden nach dem HWS-Trauma. Berücksichtigt werden muß aber, daß die Ruhigstellung der HWS Schwindelbeschwerden verhindern kann, so daß die subjektive Symptomatik erst nach einer Remobilisierung der HWS einsetzt. Die Frage nach der Latenz zwischen Unfall und Einsetzen der zervikoenzephalen Symptomatik muß die Dauer der Ruhigstellung der HWS berücksichtigen.

Nach der exakten Anamneseerhebung, der besonders bei allen Schwindelbeschwerden eine besondere Bedeutung zukommt, muß eine exakte neurootologische Untersuchung folgen, schon um andere Krankheitsbilder ausschließen zu können. Hier sei auf den Bericht von Lewit (1977) hingewiesen, der eine durch ein Akustikusneurinom ausgelöste Schwindelsymptomatik manualtherapeutisch für einige Monate lindern konnte. Eigene Beobachtungen bestätigen dieses Phänomen.

Die experimentelle Gleichgewichtsprüfung, rotatorisch und kalorisch, läßt eine seitengleiche Erregbarkeit der peripheren Labyrinthe erkennen. Sehr häufig findet sich jedoch eine sehr ausgeprägte Reaktion im Sinne einer Hyperexzitabilität (Albertus 1984; Hülse 1990). Diese seitengleiche Hyperexzitabilität spricht gegen eine periphere Gleichgewichtsstörung und kann als Hinweis auf eine vertebragene Komponente gewertet werden.

Pathognomonisch ist der *Zervikalnystagmus* (CN). Dieser CN, der als objektiver Parameter der vertebragenen Gleichgewichtsstörung gilt, wird besonders kontrovers diskutiert. Der frühere Streit über die Existenz einer vertebragenen Gleichgewichtsstörung hat sich unter dem Druck der manualtherapeutischen Erfolge heute auf den CN verlagert.

Der CN wird von den Propriozeptoren im Kopfgelenksbereich ausgelöst. Um diese Rezeptoren isoliert und ohne gleichzeitige Aktivierung der Sinneszellen im peripheren Gleichgewichtsorgan im Labyrinth zu reizen, wird bei fixiertem Kopf der Körper auf einem Drehstuhl gedreht, so daß eine reine Bewegung im Bereich der Kopfgelenke resultiert (Abb. 1).

Üblicherweise wird der Zervikalnystagmus untersucht, indem die notwendigen Drehstuhlbewegungen sowie die Fixierung des Kopfes des Patienten manuell durchgeführt werden. Damit sind labormäßig reproduzierbare Testbedingungen nicht gegeben. Holtmann et al. (1988) und Holtmann u. Reimann (1989) führen eine Fixierung des Kopfes mit einem „Kopffixiergestänge" durch. Erfolgt nun eine Rumpfdrehung mit einer Geschwindigkeit von 5°/s, so ist bei gesunden Probanden „fast immer" (Holtmann u. Reimann 1989) ein Zervikalnystagmus zu registrieren. Fast regelmäßig ist ein sog. zervikaler Nachnystagmus zu beobachten, der *einige* Sekunden in den tonischen Halteteil der Untersuchung hineinreicht. In ihrem Artikel schreiben Holtmann u. Reimann (1989) abschließend: „Der Halsdrehtest wird sich nur dann als eine gültige klinische Untersuchungsmethode etablieren, wenn sich die zervikookulären Reizantworten Gesunder von denen Kranker unterscheiden und wenn die erhobenen Befunde reproduzierbar sind."

Doerr u. Thoden (1988) sprechen nicht von einem CN, sondern von einer zervikookulären Reaktion (COR). Diese COR ist in hohem Maße variabel und ist „höchstens" in der Hälfte der Fälle auszulösen. Doerr u. Thoden (1995) betonen, daß die klinisch-diagnostische Aussagekraft der COR als sehr gering angesehen werden muß.

Patijn et al. (1994) haben darauf hingewiesen, daß bei gesunden Probanden wie auch bei Schwindelpatienten mit einem Zervikalsyndrom ein CN nicht nachweisbar sei. Sie kommen zu dem Schluß, daß in der täglichen Praxis auf die Unter-

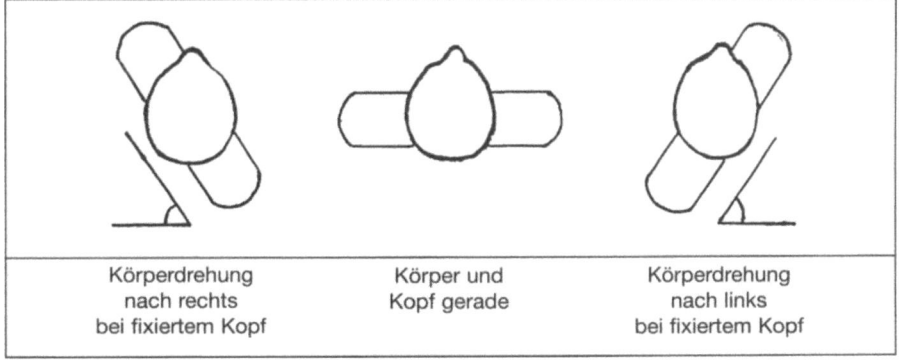

Abb. 1. Untersuchung auf einen propriozeptiven CN

suchung eines statischen und dynamischen propriozeptiven Reiznystagmus verzichtet werden sollte.

Es wurden hier 3 Arbeiten angeführt, die alle Positionen dokumentieren: Jeder Gesunde hat einen CN, höchstens die Hälfte und nahezu kein Patient mit „zervikalem Schwindel" hat einen CN.

Im Gegensatz zu diesen zitierten Angaben finden sich aber auch klinische Untersuchungen, die die Aussagekraft des CN unterstreichen. So berichtet Moser (1985), daß er bei über 11000 Patienten in 6% einen Zervikalnystagmus habe registrieren können. Bei diesen 700 Fällen lagen in 68% ein HWS-Syndrom oder ein Schädel-Hirn-Trauma vor. Oosterveld (1991) beschreibt bei 79% seiner untersuchten Patienten mit einer Schleuderverletzung der HWS einen pathologischen propriozeptiven CN.

In dem eigenen Patientengut mit über 500 Patienten mit vertebragenem Schwindel konnte in über 90% ein Zervikalnystagmus nachgewiesen werden, nicht aber bei Patienten ohne eine funktionelle Kopfgelenksstörung.

Einem solchen propriozeptiven CN kommt eine pathognomonische Bedeutung zu. Der Manualbefund der Kopfgelenke und in über 90% der Fälle auch der Zervikalnystagmus erlauben die Diagnose der vertebragenen Gleichgewichtsstörung.

Eine Erklärung für die widersprüchliche Wertung des CN zwischen den verschiedenen Forschungsgruppen kann nur hypothetisch versucht werden und ist möglicherweise in der manualtherapeutischen „Vorbildung" zu suchen. Holtmann, Doerr und auch Patijn untersuchen einen CN, wie Moser et al. (1972) angeben, bei fixiertem Kopf und Körperrotation um 60°. Die Beschränkung der Körperrotation auf 60° sollte eine Kompression der A. vertebralis verhindern, wodurch einerseits ein „vaskulärer CN" (Hülse 1983) ausgeschlossen und andererseits eine zerebrale Schädigung durch Ischämie vermieden werden sollte. Damit werden aber nicht die bekannten Störungen eines funktionellen Defizites im Kopfgelenksbereich berücksichtigt: Eine *Blockierung* erlaubt einem Gelenk im „normalen" Arbeitsbereich eine freie Bewegung. Erst die endgradige Bewegung ist eingeschränkt (Wolff 1983). Wird nun der CN nur mit einer Körperrotation von 60° untersucht, arbeiten die Kopfgelenke vollkommen frei, ein CN kann nur unsicher oder gar nicht provoziert werden.

In unserer Klinik wird bei manuell fixiertem Kopf der Stuhl innerhalb von 5–10 s soweit wie vom Patienten toleriert gedreht. Da bei dieser Untersuchung der Patient die Augen geschlossen hält und die Drehung des Stuhles langsam von Hand erfolgt, fehlt dem Patienten die Orientierung, wie weit der Stuhl gedreht wird. Häufig ist so eine Rotation im Bereich der Kopfgelenke weiter möglich als nach der aktiven Halsdrehung zu erwarten wäre. In der Regel werden 70–80° erreicht. Eine Augenunruhe oder ein Nystagmus während der Drehung werden nicht gewertet. Die Endstellung mit der Körperrotation wird mindestens 60 s, bei Auftreten eines Nystagmus bis zu 120 s, beibehalten. Der Nystagmus wird dann als echter „Zervikalnystagmus" gewertet, wenn er in mindestens 15 s mindestens 6 Schläge aufweist und eine Amplitude von > 2° pro Schlag besitzt. *Entscheidend ist der „Nachnystagmus" nach Erreichen der maximalen Körperrotation, also der „tonische" CN* [im Gegensatz zum „dynamischen" CN (Norré 1985)].

Neurootologische Diagnostik

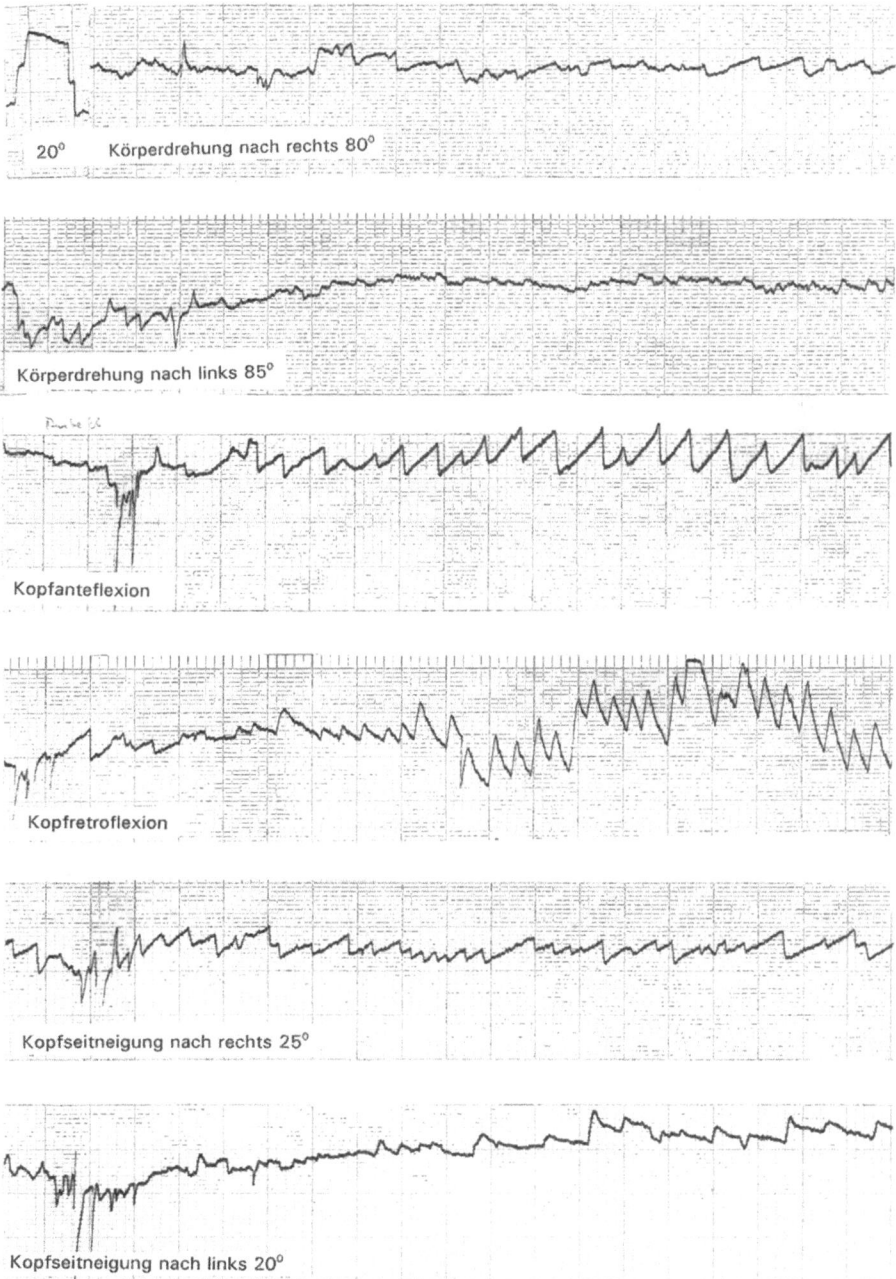

Abb. 2. Propriozeptiver CN bei Körperrotation nach rechts und links, bei Kopfante- und Kopfretroflexion und bei Kopfseitneigung nach rechts und nach links

Eine weitere Zuordnung eines pathologischen CN ist dadurch möglich, daß häufig ein Zusammenhang zwischen Richtung des CN und Manualbefund beobachtet werden kann: Meist schlägt ein einseitiger oder einseitig betonter CN zu der Seite, auf der sich das funktionelle Defizit der Kopfgelenke am ausgeprägtesten findet. (So ist z.B. bei einer Kopfgelenksstörung links ein propriozeptiver CN nach links zu erwarten.) Ein CN ist in ca. 85% der Fälle nach rechts *und* nach links nachweisbar. Auf Grund der neueren Beobachtungen kann aber nicht mehr gefordert werden, daß ein propriozeptiver CN nach beiden Seiten nachweisbar sein muß, um als CN identifiziert werden zu können; bei einem nur in eine Richtung schlagenden propriozeptivem CN muß aber ein korrelierender Manualbefund vorliegen.

Die reine „Körperrotation bei fixiertem Kopf" führt vor allem zu einer Bewegung im Gelenk C1/2. Um auch die anderen Kopfgelenke erfassen zu können, muß diese Untersuchung auf einen CN auch bei Kopfante- und Kopfretroflexion sowie bei Kopfseitneigung durchgeführt werden (Abb. 2). Die Kopfseitneigung läßt aufgrund ihres komplexen Bewegungsmechanismus häufiger noch als bei Kopfante- und Kopfretroflexion einen CN erkennen.

Daß der von uns beschriebene und registrierte CN tatsächlich von pathognomonischer Bedeutung für den „zervikogenen Schwindel" ist, ist daran zu erkennen, daß, wenn die subjektive Schwindelsymptomatik nach erfolgreicher Manualtherapie abgeklungen ist, eine ENG-Kontrolle 1/2 h nach der Manipulation einen CN nicht mehr nachweisen kann (Abb. 3).

Eine Normalisierung des Kopfgelenkbefundes, die mit einem Abklingen der subjektiven Schwindelbeschwerden einhergeht, dürfte kaum zum Verschwinden eines „physiologischen" Phänomens führen.

Es muß nochmals betont werden, daß ein CN in unserem Patientengut in 90% der Fälle nachweisbar ist. Die Frage, ob es einen vertebragenen Schwindel ohne objektivierbaren CN gibt, ist derzeitig kaum zu beantworten. Eingangs wurde ausgeführt, daß eine funktionelle Kopfgelenksstörung eine postkommotionelle Symptomatik deutlich verschlimmern kann, ohne daß ein „echter vertebragener Schwindel" angenommen werden darf. Ähnlich muß die Beobachtung von Seifert (1987) interpretiert werden, der bei Patienten mit Neuronopathia vestibularis die subjektive Schwindelsymptomatik durch Manualtherapie der Kopfgelenke lindern konnte, ohne daß jedoch der vestibuläre Nystagmus beeinflußt wurde. Es darf nach diesen Berichten also nicht zwangsläufig gefordert werden, daß eine erfolgreiche Manualtherapie der Kopfgelenke beweist, daß die geklagten Schwindelbeschwerden auf eine fKGS zurückgeführt werden muß. Diese Diskussion unterstreicht, daß besonders bei Begutachtungen zum Nachweis einer vertebragenen Gleichgewichtsstörung ein „propriozeptiver CN" gefordert werden muß.

Die vertebragene Hörstörung

Die Häufigkeitsangaben über Hörstörungen nach HWS-Traumen schwanken von 10–15% bei Rubin (1973) bis 80% bei Pang (1971). Der subjektive Schwindel nach einem HWS-Trauma wird von dem Betroffenen meist als stärkste Behinderung empfunden, er ist auch das zahlenmäßig häufigste Symptom, so daß die Angabe über eine Hörstörung oft erst beim Nachfragen erfolgt. Im eigenen Patientengut

Neurootologische Diagnostik

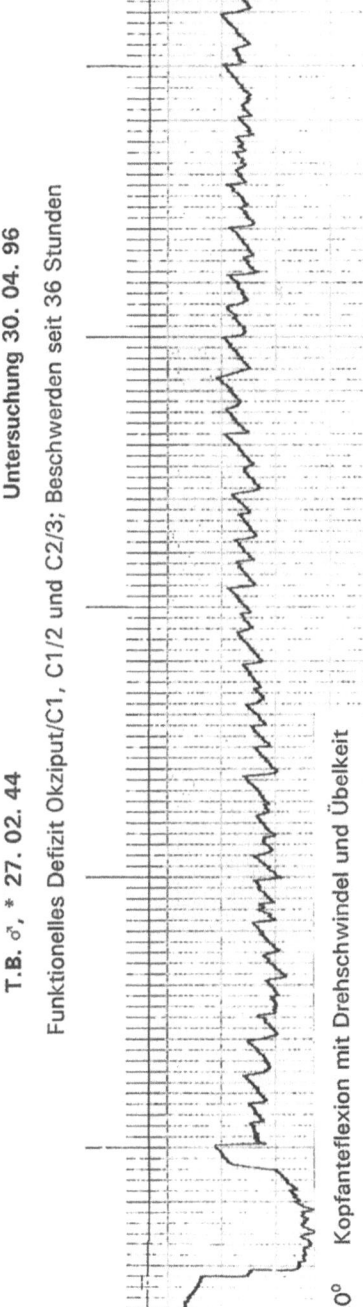
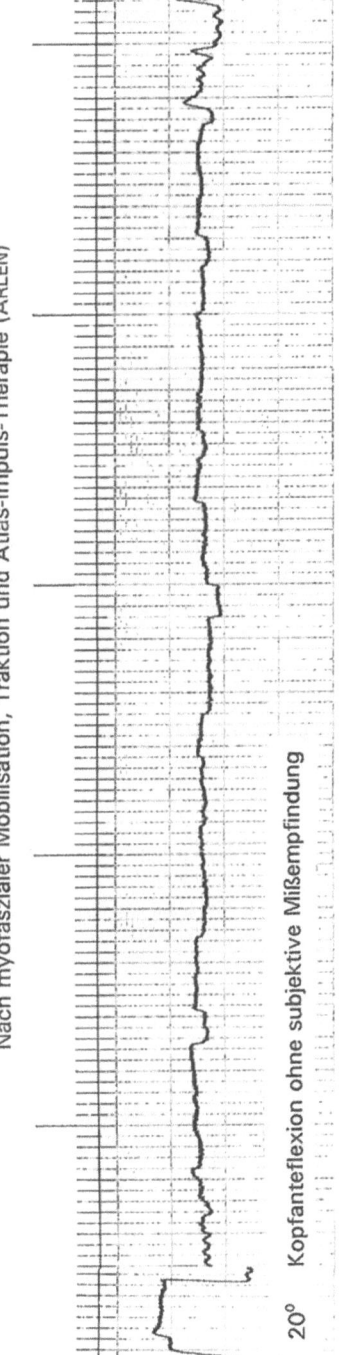

Abb. 3. Ein CN vor und nach Manualtherapie. Es handelt sich um den gleichen Patienten, dessen CN in Abb. 2 dargestellt ist

(n = 259) mit einer funktionellen Kopfgelenksstörung klagten 25% über ein Ohrgeräusch, 15% über Ohrdruck, 6% über eine Otalgie und annähernd 15% über eine subjektive Hörminderung. Nicht selten wird eine „Überempfindlichkeit" geklagt.

Eine solche Überempfindlichkeit ist früher häufig im Rahmen einer depressiven Verstimmung oder als Ausdruck einer „übermäßigen Klagsamkeit" gewertet worden. Ein nachvollziehbares Testverfahren, um eine solche Überempfindlichkeit erfassen zu können, gibt es nicht, da die Bestimmung der Unbehaglichkeitsschwelle nur von den individuellen subjektiven Angaben abhängt. Das Symptom des „überempfindlichen Ohres" wurde hier dennoch aufgeführt, nachdem in jüngster Zeit von einigen Patienten spontan nach der Manualtherapie berichtet wurde, daß ihre Überempfindlichkeit verschwunden sei.

Bei fast jedem 4. Patienten mit einer fKGS findet sich in der Anamnese die Angabe eines subjektiven Ohrgeräusches. Trotz des häufigen Auftretens eines *Tinnitus* bei der fKGS darf dieses Symptom nicht als typisch für die HWS bezeichnet werden. Es muß berücksichtigt werden, daß ein länger anhaltendes funktionelles Ohrgeräusch in unserer Industriegesellschaft bei 16% der Erwachsenen (über 17 Jahre) auftritt (Lenarz 1992).

Das zweithäufigste subjektive Symptom (14,7%) ist die Angabe über ein *Ohrdruckgefühl* oder die Empfindung des „zugefallenen Ohres" bei regelrechtem Mittelohrdruck. Eine *Otalgie* wurde in 5,8% der Fälle geklagt. Bei einer vertebragenen Otalgie findet sich das funktionelle Defizit immer ipsilateral zur fKGS. Von 259 Patienten mit einer fKGS wurden 39mal (15%) meist einseitige Hörminderungen geklagt. Werden die Audiogramme der 259 Patienten mit einer funktionellen Kopfgelenksstörung ausgewertet, so fallen 105 Patienten mit einer audiometrisch erkennbaren Hörschwellenabwanderung auf. Bei 67,6% (n = 71) ist diese Hörstörung einseitig (Abb. 4).

Vergleicht man die Audiogrammbefunde untereinander, so fällt besonders die Tieftonschwerhörigkeit auf, die mit 79% fast das Bild der „zervikogenen Hörstörung" prägt. Eine pankochleäre Schwerhörigkeit fand sich bei 14,3% und ist deutlich seltener anzutreffen. Eine Hochtonschwerhörigkeit ab 2000 Hz ist mit 6,4% so selten, daß sie nicht zur fKGS zu gehören scheint.

Die Schwerhörigkeit beträgt nur ca. 10–30 dB. Derartige Hörschwellenabwanderungen können auch mit „unkonzentrierter Mitarbeit" oder bei reiner Tieftonschwerhörigkeit mit Umgebungsgeräuschen, z.B. Klimaanlage im Untersuchungsraum, erklärt werden.

Eine Objektivierung derartiger „vertebragener Hörstörungen" ist in jüngster Zeit mit den otoakustischen Emissionen (OAE) möglich (Abb. 5).

Als Beispiel soll eine 36jährige Patientin vorgestellt werden, die unter dem Verdacht eines Hörsturzes bei vertebrobasilärer Insuffizienz eingewiesen wurde. Hörschwellenaudiometrisch zeigte sich rechts eine Tieftonschwerhörigkeit um 30 dB und links um 20 dB. Nachdem dopplersonographisch und neurologisch eine vertebrobasiläre Insuffizienz nicht verifiziert werden konnte, wurde ein funktionelles Defizit bei Okziput/C1 und C2/3 rechts > links manualtherapeutisch gelöst. Die Kontrolluntersuchung ergab eine Normalisierung der Befunde, vor allem auch der OAE.

Bei einer prospektiven Untersuchung von 62 Patienten mit einer vertebragenen Hörstörung fielen bei 72% die OAE negativ aus. Nach erfolgreicher Manualthera-

Neurootologische Diagnostik

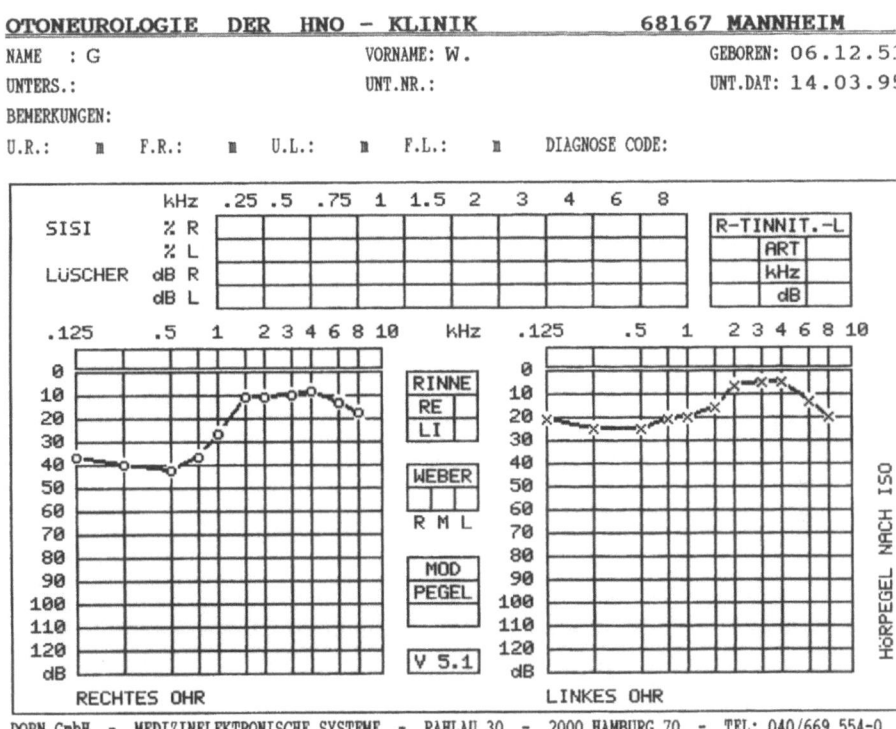

Abb. 4. Hörschwellenaudiogramm: 44jährige Patientin mit einer Tieftonschwerhörigkeit, rechts von 40 dB und links von 25 dB. Ab 1500 Hz liegt beiderseits eine Normalhörigkeit vor

pie fielen die OAE positiv aus. Bei weiteren 11 Patienten fielen die OAE schwach positiv aus (50-60%) und konnten durch die Manualtherapie um mindestens 20% verbessert werden.

Dies bedeutet, daß in ca. 72% der Fälle die negativ ausfallenden OAE bei „annähernder" Normalhörigkeit einen deutlichen Hinweis auf eine vertebragene Hörstörung darstellen, aber auch die „schwach positiv" ausfallenden OAE an eine vertebragene Schwerhörigkeitskomponente denken lassen. Insgesamt konnten Hörstörungen bei einer funktionellen Kopfgelenksstörung durch die OAE in 90% der Fälle objektiviert und der manualtherapeutische Erfolg dokumentiert werden.

Anhand der prospektiven Studie über 62 Patienten mit einer vertebragenen Hörstörung, die vor und nach Manualtherapie untersucht wurden, konnten wesentliche Charakteristika der vertebragenen Hörstörung herausgearbeitet werden:

1. Im Audiogramm zeigt sich die Hörschwelle vor allem im Tieftonbereich um bis zu 25-30 dB abgesunken.
2. In 2 von 3 Fällen findet sich die kochleäre Symptomatik einseitig, öfters rezidivierend.

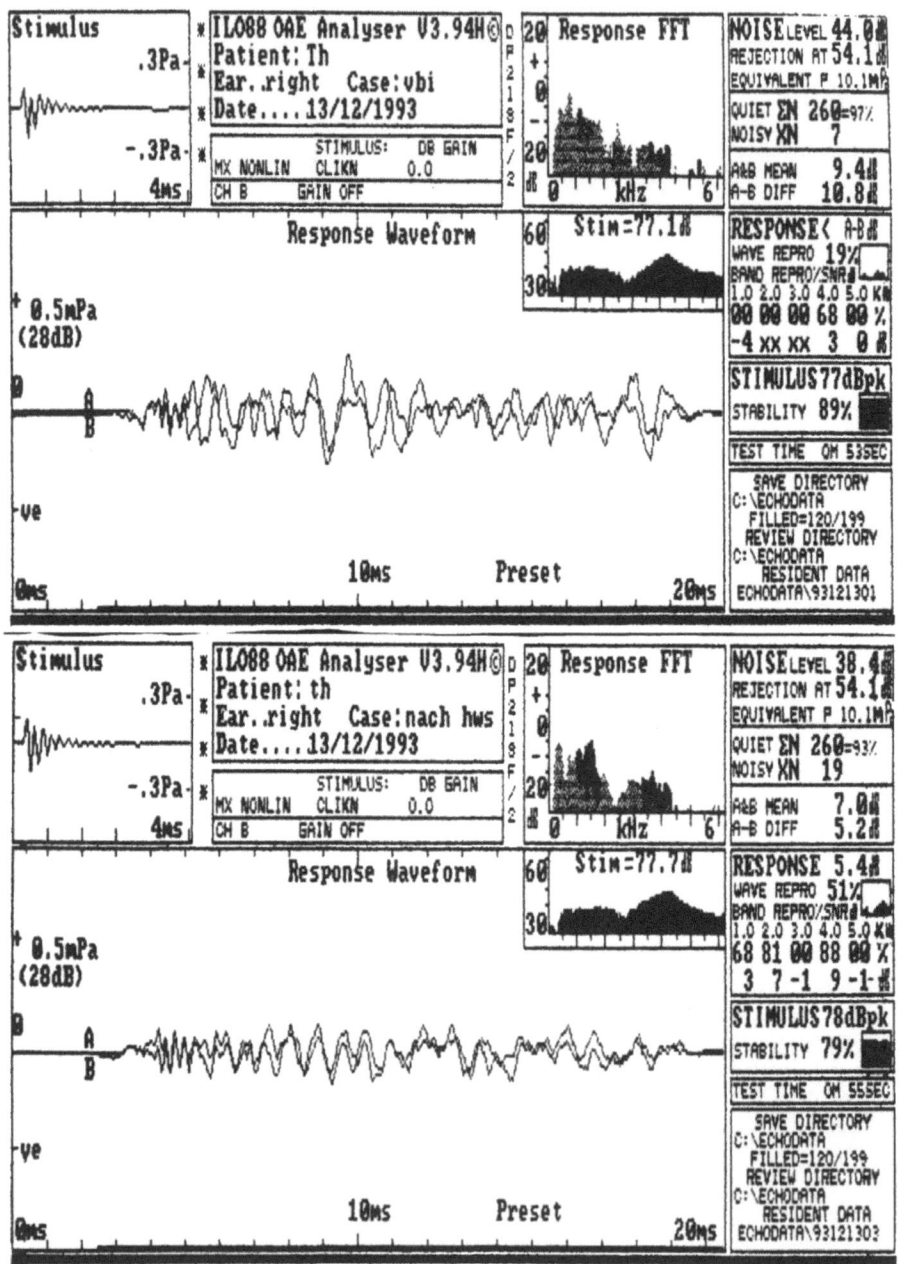

Abb 5. Transitorisch evozierte otoakustische Emissionen (TEOAE): Vor der Manualtherapie war der Befund mit einer „Reproduzierbarkeit" von 19% negativ, nach Manualtherapie mit 51% schwach positiv. (Werte unter „Response" rechts ablesbar)

Neurootologische Diagnostik

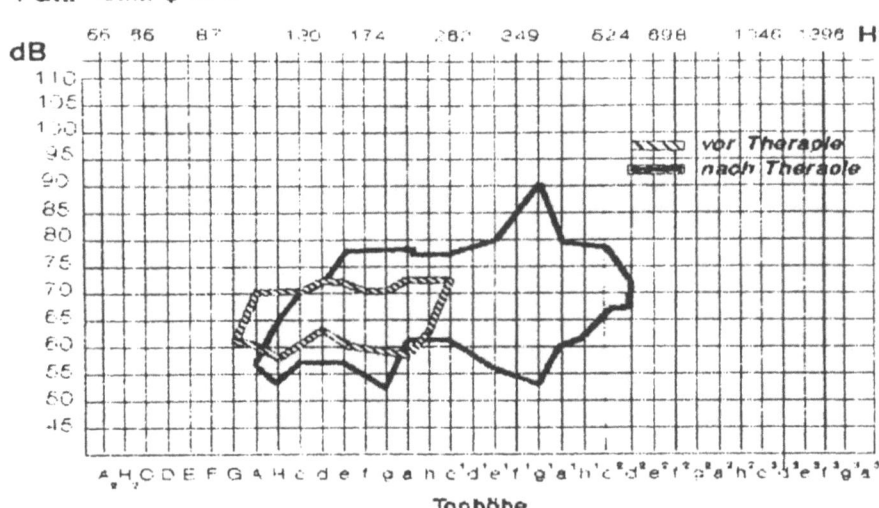

Abb. 6. Singstimmfeld vor und nach Manualtherapie von C2/3 links

3. Die Hörminderung ist häufig mit einem Ohrdruckgefühl verbunden.
4. In 90 % der Fälle sind die OAE deutlich vermindert, meist negativ.
5. Der Manualbefund läßt ein funktionelles Defizit bei 0/C1 und/oder C2/3 auf der gleichen Seite erkennen.
6. Eine solche zervikogene Hörstörung ist reversibel. Die Manualtherapie der Kopf gelenke stellt die Therapie der Wahl dar.

Es ist davon auszugehen, daß die vertebragene Hörstörung auf eine fKGS zurückgeführt werden muß. Vor allem aufgrund der OAE und der positiven Beeinflussung der vertebragenen Hörstörung durch die Manualtherapie der Kopfgelenke wird folgender Pathomechanismus angenommen: Das funktionelle Defizit im Bereich der Kopfgelenke führt zu einer „Afferentationsstörung", die über direkte und indirekte neurale Verbindungen zu den Hirnnervenkerngebieten gelangt. Eine direkte Verbindung zwischen der dorsalen Wurzel des 2. Zervikalnervs und dem ventralen Nucleus cochlearis konnte neuroanatomisch von Pfaller u. Arvidsson (1988) mit Meerrettichperoxydase bei der Ratte nachgewiesen werden. Bei der Katze wurden von Itoh et al. (1987) Projektionen der dorsalen Nuclei im Spinalmark zu den Cochleariskernen beobachtet. Bei der zervikogenen Hörstörung ist aber auch an die Bedeutung der wechselseitigen cuneokochlearen Verbindung zu denken, nachdem Arvidsson u. Pfaller (1990) eine deutliche Projektion der dorsalen Wurzeln des Zervikalmarks zum Nucleus cuneatus neuroanatomisch beschrieben haben. Spoendlin (1979) zeigte auf, daß bei der Katze die efferenten Fasern im Nucleus cochlearis lateralis der kontralateralen Seite entspringen. Durch Reizung des efferenten Systems kann eine Hörverschlechterung bis zu 25 dB (Bonfils et al. 1986) bewirkt werden. Dies würde auch erklären, warum eine vertebragene Hörstörung nur eine „Geringgradigkeit" bis zu 30 dB erreichen kann und nach bisherigen Kenntnissen nicht ausgeprägter ist (Hülse 1994).

Die vertebragene Dysphonie

Begleitverletzungen können sich beim HWS-Trauma aufgrund der engen anatomischen Beziehung zwischen Kehlkopf und ventralen Wirbelkörpern entwickeln. Eindrucksvolle Bilder demonstrierte Saternus (1995). Er zeigte Hämatome an der posterioren Seite des Kehlkopfes im Bereich der zum Aryknorpel ziehenden Muskulatur sowie an der Basis des Cornu superior des Schildknorpels. Hinz u. Plaue (1972) haben auf die Verletzlichkeit der Venengeflechte im lockeren Bindegewebe des Retropharyngealraumes hingewiesen. Dies würde auch die Schluckbeschwerden nach derartigen Unfällen erklären. Viel häufiger als derartige morphologische Kehlkopfstörungen sind jedoch die funktionellen Störungen ohne morphologisches Substrat. Exakte Zahlen über die Häufigkeit der vertebragenen Dysphonie nach einem HWS-Trauma sind jedoch kaum zu erhalten. Dies erklärt sich daraus, daß nicht nur der behandelnde Arzt sondern auch häufig der Patient selbst eine solche funktionelle Stimmstörung nicht beachtet.

Was den Patienten zum Arzt führt, ist eine laryngeale Mißempfindung, ein Globusgefühl. Der Patient klagt über ein Kloßgefühl im Kehlkopfbereich, einen Räusperzwang, Fremdkörpergefühl und eine Schluckstörung. Diese Schluckstörung wird charakteristischerweise beim Leerschlucken und nicht beim Schlucken fester Speisen empfunden, weshalb lange Zeit diese funktionelle Dysphagie als rein hysterisches Symptom eingeschätzt wurde.

Die eigentliche vertebragene Dysphonie ist eine funktionelle Dysphonie, die von einem Sänger sehr schnell in einer Veränderung des Stimmklanges und Reduzierung der Stimmdynamik bemerkt wird. Aber auch dem nicht geschulten Sprecher wird auffallen, daß die Stimme nach längerem Sprechen zunehmend versagt.

Während der Hör- und Gleichgewichtsinn recht scharf umschriebene Organe darstellen, gibt es *das* Stimmorgan im eigentlichen Sinne nicht. Vergleicht man das Stimmorgan mit einer Zungenpfeife, setzt sich der Phonationsapparat, abgesehen von der zentralen Steuerung, aus 3 wesentlichen Bausteinen zusammen: dem *Windraum*, bestehend aus Lunge, Bronchien und Trachea, dem *Schwingungsgenerator*, der Rima glottis und dem *Resonanzraum*, dem gesamten supraglottischen Bereich. Die funktionelle Wirbelsäulenstörung beeinflußt nicht nur die zentrale Steuerung der Phonation, sondern hat Auswirkungen auf alle 3 Ebenen des Phonationsapparates.

Der Einfluß der Wirbelsäule auf die Phonationsatmung

Die Luft aus dem „Windraum" (Lunge, Bronchien, Trachea) setzt die Stimmbänder, wenn diese zur Phonation geschlossen sind, in Schwingungen. Zur Stimmbildung muß also zunächst inspiriert werden, um dann einen kontrollierten Luftdruck unter den Stimmbändern aufzubauen. Der für die Atmung wichtigste Muskel ist das Zwerchfell, es ist der Haupteinatmungsmuskel. Bei der Einatmung tritt das Zwerchfell tiefer, und die Mm. intercostales externae und bei tiefer Inspiration die Mm. scaleni heben gleichzeitig die Rippen und das Brustbein. Die Mm. intercostales internae und vor allem die die vordere Bauchwand bildenden Bauchmuskeln bewirken, soweit dies nicht schon passiv durch Erschlaffung der Heber und insbesondere der Muskulatur des Zwerchfells erfolgt, die Ausatmung.

Beim Atmen wird die Wirbelsäule rhythmisch mitbewegt. Bei der Einatmung streckt sich die Wirbelsäule, bei der Ausatmung wird sie gebeugt. Dieser Zusammenhang ist nicht einfach mechanisch zu erklären, da die Bewegung der Rippen von der Biegung der Wirbelsäule relativ unabhängig sind. Er wird durch Vermittlung des Nervensystems hergestellt, indem die Streckmuskulatur bei der Einatmung stets mitinnerviert wird. Die Bedeutung dieses Vorganges liegt darin begründet, daß eine gestreckte BWS auch ein vermehrtes Atemvolumen des Brustkorbs bedingt (Benninghof u. Goerttler 1961) Die Phonationsatmung darf kein einfaches Ausatmen sein, da der Luftdruck in der Trachea über einen längeren Zeitraum konstant gehalten werden muß. Beim Sprechen und beim Singen ist am Anfang der Phonation eine Abschwächung und Verlangsamung der Ausatmungsbewegung (d.h. der elastischen Kräfte) durch aktive inspiratorische Gegenaktivität erforderlich, um den subglottischen Druck auf das erforderliche Maß zu reduzieren. Der Einsatz initialer inspiratorischer Gegenkräfte bei der Ausatmung und der gleitende Wechsel zwischen inspiratorischer und exspiratorischer Aktivität wird als *Atemstütze* bezeichnet. Ein gute Atemtechnik ist nicht nur Voraussetzung einer ruhigen, gleichmäßigen Phonation, jede Atemstörung schlägt sich in einer Störung der Phonation nieder.

Die Beschreibung der Phonationsatmung läßt bereits den Einfluß der gesamten BWS erkennen. Funktionelle Kopfgelenksstörungen sind häufig mit einer funktionellen Störung im Bereich der 2.–4. Rippe gekoppelt. Lewit (1992) hat mehrfach auf eine „Hochatmung" bei fKGS hingewiesen. Bei einem deutlichen funktionellen Defizit im Bereich der Kopfgelenke und in Höhe des zervikothorakalen Überganges kann im Extremfall eine eindrucksvolle *Sprech-Atem-Dyskoordination* entstehen. Dadurch verliert die Stimme einen Teil ihrer Steigerungsfähigkeit, der Lautstärkerstimmumfang (laut – leise) wird verringert, die Stimme ermüdet schnell, eine schwankungsfreie Phonation ist nicht mehr möglich.

Der Einfluß der Wirbelsäule auf die prälaryngeale Muskulatur

Die Stimmlippen werden durch eine Verkippung des Schildknorpels gegenüber dem Ringknorpel gespannt. Die Bewegung erfolgt im Cricothyreoidgelenk. Nähert sich die Thyreoidvorderkante dem Cricoid, werden die Stimmbänder um bis zu 50 % verlängert, die Stimme wird hoch. Kippt das Thyreoid nach hinten, werden die Stimmbänder kürzer und entspannt, die Stimme wird tiefer. Der wesentliche Stimmbandspanner ist der äußere Kehlkopfmuskel, der M. cricothyreoideus, aber auch die prälaryngeale Muskulatur verändert die Stellung des Schildknorpels gegenüber dem Ringknorpel. Ein solcher Einfluß der vorderen Halsmuskulatur wird nach einer Strumektomie deutlich. Keilmann u. Hülse (1992) konnten bei 66 Patienten nach Strumektomie ohne Schädigung der Nn. laryngei cranialis et caudalis (= N. recurrens) in 44% der Fälle ein Tieferwerden der Stimme, in Einzelfällen bis zu einer Quint, beobachten.

Nach den Untersuchungen von Sonninen (1956) und Zenker u. Zenker (1960) wirken die „funktionelle Kette", Aryknorpel - M. aryepiglotticus - Epiglottis - Zunge, Hyoid und Mandibula, und die Mm. sternothyreoideus, sternothyreoideus und omohyoideus stimmlippenverkürzend. Von der oberen Zungenbeinmuskulatur wird der M. geniohyoideus direkt aus den Zervikalsegmenten C1 und C2 über den N. hypoglossus innerviert (Bland 1987). Die unteren Zungenbeinmuskeln (Mm. omohyoideus, sternohyoideus, sternothyreoideus und thyreohyoideus) werden überwiegend aus den Zervikalsegmenten C2 und C3, in geringerem Ausmaß auch von C1 und C4 motorisch versorgt. Diese Nervenfasern folgen streckenweise dem Plexus hypoglossocervicalis, ohne daß ein Faseraustausch stattfindet (v. Lanz u. Wachsmuth 1955).

Die prälaryngeale Muskulatur beeinflußt die Phonation nicht nur auf der Stimmbandebene sondern auch über den Resonanzraum. Der Resonanzraum moduliert den „primären Kehlkopfton", der von den Stimmlippen erzeugt wird. Hier erst erhält der Ton seinen Klang. Die vordere Halsmuskulatur beeinflußt über die Kontraktion des supraglottischen Raumes - den Resonanzraum - wesentlich den Klang der Stimme. Wird der Resonanzraum eingeengt, klingt die Stimme „eng", die Sprache wird „geknödelt".

Bei der HNO-Untersuchung zeigt sich ein ausgeprägter *Würgereflex*. Dieser Würgereflex wird nicht durch eine Überempfindlichkeit der Rezeptoren am Zungengrund getriggert sondern durch den erhöhten Tonus des M. geniohyoideus und die gesamte Zungengrundmuskulatur. Wird die Zunge beim laryngoskopieren herausgezogen, führt der erhöhte Muskeltonus zum krampfhaften Zusammenziehen der Zungen- und Rachenmuskulatur, der Patient würgt.

Der erhöhte Muskeltonus führt häufig zu einer paradoxen Epiglottiskippung bei der Phonation der hohen Töne. Es kommt zu einem deutlichen Taschenbandeinsatz bei der Phonation, die Taschenbänder werden zusammengepreßt (Hülse 1991b).

Besonders eindrucksvoll ist der *stroboskopische Befund*. Mit der Stroboskopie kann die Stimmbandschwingung sichtbar gemacht werden. Bei einer vermehrten Spannung der Stimmbänder vermindert sich die Schwingungsamplitude und führt zu einer Verminderung der Randkantenverschiebung. Stroboskopisch zeigt sich bei der vertebragenen Dysphonie häufig das typische Bild einer hyperfunktionellen Dysphonie. Eine differentialdiagnostische Abgrenzung beider Krankheitsbilder ist nur mit dem Manualbefund im Kopfgelenksbereich möglich. Es kann sich also auch um eine „normale hyperfunktionelle Dysphonie" handeln, die mit einer fKGS gemeinsam auftritt.

Es gibt aber ein stroboskopisches Bild, das geradezu pathognomonisch für eine vertebragene Dysphonie ist. Alle bisher aufgezeigten Pathomechanismen der vertebragenen Dysphonie führen zu einer seitengleichen Funktionsstörung der Stimmbänder. Bei der vertebragenen Dysphonie kann aber die Irritation der Kopfgelenke zu einer *einseitigen* Stimmbandstörung führen. Ein solcher Befund wird damit erklärt, daß die neurale Steuerung der Stimmbandschwingung über den Vaguskern direkt beeinflußt wird. Pfaller u. Arvidsson (1988) und Jansen (1993) wiesen eine direkte Afferenz von C2 zum Vaguskerngebiet mit Meerrettichperoxydase histochemisch nach. Ein funktionelles Defizit von 0/C1 oder C2/3 führt zu einer Verspannung des ipsilateralen Stimmbandes. Diese Verspannung kann soweit führen, daß das betroffene Stimmband stroboskopisch stillsteht. Eine einseitige stroboskopische Veränderung findet sich nur bei einem entsprechenden morphologischen Befund, z.B. einem Carcinoma in situ, oder aber bei der vertebragenen Dysphonie. Die Stroboskopie mit einer Videodokumentation bietet nicht nur in vielen Fällen ein entscheidendes Kriterium für die Diagnose der vertebragenen Dysphonie, sie erlaubt darüber hinaus eine Dokumentation und Objektivierung des Therapieerfolges.

Die akustischen Symptome, die eigentliche Dysphonie, wie Heiserkeit, rauhe, unreine, belegte oder kloßige Stimme, werden anfangs oft nicht beachtet. In einem späteren Stadium stellt sich infolge Ermüdungserscheinungen eine intensitätsschwache, belegte, dünne Stimme ein, die sich unter Belastung bis zur Aphonie verschlechtert.

Die Stimmdynamik kann im Sprechstimmfeld und im Singstimmfeld gemessen werden. Gleichzeitig kann hierdurch ein manualtherapeutischer Erfolg oder auch Mißerfolg dokumentiert werden. Da in der Regel keine Ausgangsbefunde vorliegen, kann bei der großen interindividuellen Schwankungsbreite die Messung der Stimmdynamik nur einen Status nach einem angeschuldigten Trauma aufzeichnen. Die Befunde sind aber bei der Einschätzung des Grades der Behinderung von Bedeutung, wenn eine vertebragene Dysphonie versicherungsrechtlich relevant wird.

Zusammenfassend können aus HNO-ärztlicher Sicht fKGS zu Zephalgien, aber auch zu Schwindelbeschwerden, Gleichgewichtsstörungen, Hörstörungen und Stimmstörungen führen. Zu achten ist auch auf eine vasomotorische Rhinitis. Zu den Beschwerden gehören auch die subjektiven Mißempfindungen wie Ohrensausen, Otalgie, Ohrdruckgefühl und Globus.

Es ist sicher nicht möglich, bei jedem Verletzten mit einem Schädel-Hirn-Trauma oder einer HWS-Distorsion eine vollständige neurootologische und phoniatrische Untersuchung durchzuführen. Die Aufgabe des erstbehandelnden Arztes ist es daher, die in den ersten Tagen und Wochen geklagten Beschwerden des Verunfallten vollständig zu erfassen und nicht selektiert in glaubhaft und psychogen einzuordnen und zu klassifizieren. Jedes einzelne, geklagte Symptom muß akribisch weiter untersucht und wenn möglich objektiviert werden. Dies ist jedoch nur möglich, wenn der Durchgangsarzt auch die neurootologische und phoniatrische Symptomatik kennt.

Literatur

Albertus S (1984) Cervical vertebral problems as a cause of variations in the nystagmographic R-factor. Acta Otolaryngol (Stockh) 97: 27–32

Arvidsson J, Pfaller K (1990) Central projection of C4–C8 dorsal root ganglia in the rat studied by anterograde transport of WGA-HRP. J Comp Neurol 292: 349–362

Balla JI (1980) The late whiplash syndrome. Aust NZ Surg 50: 610–614

Balla JI (1988) Report to the motor accidents boards of Victoria on the late whiplash injuries 1984. In: Hopkins A (ed) Headache problems in diagnosis and management. Saunders, London, pp 246–269

Benninghoff A, Goerttler K (1961) Lehrbuch der Anatomie des Menschen, 8. Aufl. Urban & Schwarzenberg, München Berlin

Bland J (1987) Disorders of the cervical spine. Saunders, Philadelphia

Bonfils P, Remond MC, Pukol R (1986) Efferent tracts and frequency selectivity. Hear Res 24: 227–283

Brandt T, Büchele W (1983) Augenbewegungsstörungen. G. Fischer, Stuttgart

Doerr M, Thoden U (1988) Zervikal ausgelöste Augenbewegungen. In: Wolff HD (Hrsg) Die Sonderstellung des Kopfgelenkes. Springer, Berlin Heidelberg New York Tokyo, S 83–92

Doerr M, Thoden U (1995) Gibt es einen zervikogenen Schwindel? In: Kügelgen B (Hrsg) Aktuelle Neuroorthopädie. Springer, Berlin Heidelberg New York Tokyo, S 227–234

Erdmann H (1985) A. vertebralis-Störungen und Unfallgenese. In: Gutmann G (Hrsg) Arteria vertebralis. Traumatologie und funktionelle Pathologie. Springer, Berlin Heidelberg New York Tokyo, S 186–192

Fischer D, Palleske H (1976) Das EEG nach der sogenannten Schleuderverletzung der HWS. Zbl Neurochir 37: 25–35

Hinz P, Plaue R (1972) Die Begutachtung von Schleuder- und Abknickverletzungen der HWS. Thieme, Stuttgart

Holtmann S, Reimann V (1989) Zervikale Afferenzen und ihre Einbindung in die Gleichgewichtsregulation. Laryngorhinootologie 68: 72–77

Holtmann S, Reimann V, Beinert U (1988) Quantifizierung der Reizparameter beim Halsdrehtest. Laryngorhinootologie 68: 460–464

Hülse M (1983) Die zervikalen Gleichgewichtsstörungen. Springer, Berlin Heidelberg New York Tokyo

Hülse M (1990) Nicht gleich auf „Zervikalsyndrom" tippen. Therapiewoche 40: 1924–1929

Hülse M (1991a) The cervical dysequilibrium. In: Haid CT (ed) Vestibular diagnosis and neurootosurgical management of the skull base. Demeter, Gräfelfing, p 125–130

Hülse M (1991b) Die funktionelle Dysphonie nach Halswirbelsäulentrauma. Laryngorhinootologie 70: 599–603

Hülse M (1994a) Der zervikogene Schwindel. In: Stoll W (Hrsg) Schwindel und Schwindelbegleitende Symptome. Springer, Wien New York, S 55–68

Hülse M (1994b) Die zervikogene Hörstörung. HNO 42: 604–613

Ito K, Kamiya H, Mitani A, Yasui Y, Takada M, Mizuno N (1987) Direct projections from the dorsal column nuclei and the spinal trigeminal nuclei to the cochlear nuclei in the cat. Brain Res 400: 145–150

Jansen J (1993) Symptomatik nach Verletzungen der oberen Halswirbelsäule. Nervenheilkunde 12: 230–232

Jansen J, Bardosi A, Hildebrandt J, Lücke A (1989) Cervicogenic, hemicranial attack associated with vascular irritation or compression of the cervical nerve root C2. Clinical manifestation and morphological findings. Pain 39: 203–212

Keidel M (1996) Der posttraumatische Verlauf nach zervikozephaler Beschleunigungsverletzung. In: Kügelgen B (Hrsg) Distorsion der Halswirbelsäule. Springer, Berlin Heidelberg New York Tokyo, S 73–114

Keilmann A, Hülse M (1992) Dysphonie nach Strumektomie bei ungestörter respiratorischer Beweglichkeit der Stimmlippen. Folia Phoniatr (Basel) 44: 261–268

Kügelgen B, Hillemacher A (1989) Problem Halswirbelsäule. Aktuelle Diagnostik und Therapie. Springer, Berlin Heidelberg New York Tokyo

Lanz T von, Wachsmuth W (1955) Praktische Anatomie. Bd 1/2: Hals. Springer, Berlin Göttingen Heidelberg

Lenarz T (1992) Epidemiologie des Tinnitus. In: Feldman H (Hrsg) Tinnitus. Thieme, Stuttgart New York, S 71–75

Lewit K (1977) Manuelle Medizin, 2. Aufl. Urban & Schwarzenberg, München

Lewit K (1992) Manuelle Medizin. Barth, Leipzig Heidelberg

Moser M (1985) Objektivierung von HWS-Schwindel durch Zervikalnystagmus. Arch Ohr-, Nasen-, Kehlkopfheilkd [Suppl II]: 124–125

Moser M, Conraux C, Greiner GF (1972) Der Nystagmus zervikalen Ursprungs und seine statistische Bewertung. Monatsschr Ohrenheilkd 106: 259–267

Neuhuber WL, Bankoul S (1992) Der „Halsteil" des Gleichgewichtsapparats – Verbindung zervikaler Rezeptoren zu Vestibulariskernen. Manuelle Med 30: 35–39

Neuhuber WL, Zenker W (1989) The central distribution of cervical primary afferents in the rat, with emphasis on proprioceptive projections to vestibular, perihypoglossal and upper thoracic spinal nuclei. J Comp Neurol 280: 231–253

Neuhuber WL, Zenker W, Bankoul S (1990) Central projections of cervical primary afferents in the rat. In: Zenker W, Neuhuber WL (eds) The primary afferent neuron. Plenum, New York, pp 173–188

Neundörfer B (1988) Vertebrobasiläre Insuffizienz versus Syndrom der Kopfgelenke. In: Hohmann D, Kügelgen B, Liebig K (Hrsg) Neuroorthopädie, Bd 4. Springer, Berlin Heidelberg New York Tokyo, S 118–125

Norré ME (1985) Otoneurologischer Beitrag zum Problem des zervikalen Schwindels. In: Gutmann G (Hrsg) Arteria vertebralis. Traumatologie und funktionelle Pathologie. Springer, Berlin Heidelberg New York Tokyo, S 47–60

Oosterveld WJ (1991) Electronystagmographic findings following cervical whiplash injuries. Acta Otolaryngol (Stockh) 111: 201–205

Oosterveld WJ, Kortschot HW, Kingma GG, de Jong HAA, Saatci MR (1991) Electronystagmographic findings following cervical whiplash injuries. In: Haid CT (ed) Vestibular diagnosis and neurootosurgical management of the skull base. Demeter, Gräfelfing, p 131–134

Pang LQ (1971) Peitschenschnur-Schädigungen aus otologischer Sicht. Laryngoscope 81: 1381–1386

Patijn J, Kingma H, Pijnenberg H, Paquay Y, Dolmans M (1994) Der Zervikalnystagmus und die Manuelle Medizin. Manuelle Med 32: 81–90

Penning L (1970) Diagnostic clues by X-ray injuries of the lower cervical spine. Acta Neurochir 22: 234–242

Pfaller K, Arvidsson J (1988) Central distribution of trigeminal and upper cervical primary afferents in the rat studied by anterograde transport of horseradish peroxidase conjugated to wheat germ agglutinin. J Comp Neurol 268: 91–108

Rubin W (1973) Peitschenhiebverletzung mit vestibulärer Beteiligung. Arch Otolaryngol 97: 85–92

Saternus KS (1995) Unfallmechanismen und physikalisch-biomechanische Aspekte. Symposium Diagnostik, Therapie und Begutachtung der Weichteildistorsionen der oberen HWS, Bad Krozingen, 17.–18. Juni

Saternus KS, Burtscheidt FG (1985) Zur Topographie der Verletzungen der A. vertebralis. In: Gutmann G (Hrsg) Arteria vertebralis. Traumatologie und funktionelle Pathologie. Springer, Berlin Heidelberg New York Tokyo, S 47–60

Schimek JJ (1988) Obere Halswirbelsäule und Opthalmologie. In: Wolff HD (Hrsg) Die Sonderstellung des Kopfgelenkbereiches. Springer, Berlin Heidelberg New York Tokyo, S 111–116

Seifert K (1987) Peripher-vestibulärer Schwindel und funktionelle Kopfgelenksstörung. HNO 35: 363–371

Sonninen AA (1956) The role of the external laryngeal muscles in length-adjustment of the vocal cords in singing. Acta Otolaryngol (Stockh) Suppl 130

Spoendlin H (1979) Neural connections of the outer hair cell system. Acta Otolaryngol (Stockh) 87: 130–139

Stevens A (1985) Die Dehnbarkeit der A. vertebralis. In: Gutmann G (Hrsg) Arteria vertebralis. Traumatologie und funktionelle Pathologie. Springer, Berlin Heidelberg New York Tokyo, S 47–60

Voller E, Kreisler P, Wolff HD, Hülse M, Neuhuber WL (1996) Funktionelle Darstellung der Ligamenta alaria in der Kernspintomographie. Manuelle Med 34: 9–13

Wolff HD (1983) Neurophysiologische Aspekte der manuellen Medizin. Springer Berlin Heidelberg New York Tokyo

Zenker W (1958) Über Bindegewebsstrukturen des Kehlkopfes und seine Aufhängesysteme und deren funktionelle Bedeutung für den Kehlkopfraum. Monatsschr Ohrenheilkd 92: 269–349

Zenker W, Zenker A (1960) Über die Anspannung und Entspannung der Stimmlippen durch äußere Kehlkopf- und Rachenmuskeln. Folia Phoniatr (Basel) 12: 1–12

Neurootologische Veränderungen bei HWS-Trauma-Patienten vor und nach Atlastherapie

C. F. Claussen, B. Kaute, D. Schneider

In der Neurootologie spielen die zervikozephalen Syndrome eine nicht zu übersehende Rolle. Unter mehr als 10 000 Fällen der neurootologischen Datenbank NODEC IV werden 5–6% aller Patienten unter der Vordiagnose HWS-Syndrom klassifiziert. Bei genauerem Hinsehen zeigt sich in einer Vielzahl der Fälle, daß die Basisdiagnostik der radiologischen HWS-Degeneration oder -fehlstellung unsicher ist. Therapeutische Erfolge werden derzeit noch auf verschiedenen Wegen gesucht.

HWS-Schleuder- und Distorsionstraumata treten besonders häufig bei Verkehrsunfällen auf. Dies führt zu einer Vielzahl von Entschädigungsverfahren mit oder ohne ärztlich-gutachterliche Schadensbeurteilung.

Das Halstrauma ist durch eine vielfältige und im Einzelfall durch den einwirkenden Mechanismus nicht immer leicht vorhersagbare Symptomatik gekennzeichnet. Demographisch handelt es sich heute um eine Zivilisationskrankheit, deren enorme Verbreitung und Zunahme hoch mit der zunehmenden Motorisierung des Straßenverkehrs korreliert.

Einer der Autoren war langjährig als Unfallchirurg tätig und kannte aus Ambulanz und Klinik die zahlenmäßig ständig zunehmenden Probleme der Neurosensorik und Befindlichkeit bezüglich Kopf-, Hals- und Schulter-Arm-Beschwerden bei den oben genannten Patienten. Gute empirische Erfahrungen machte er mit der Atlastherapie. Daraufhin entschloß er sich, nach der Kenntnis über die Möglichkeiten der modernen objektiven und quantitativen neurootometrischen Diagnostik, die Atlastherapie auf feststellbare Wirkungen hin in einer Pilotstudie überprüfen zu lassen.

Material und Methoden

Aus seiner chirurgischen Ambulanz in Homberg wählte der Unfallchirurg 12 Patienten aus, von denen 1 in dem neurootologischen Labor in Bad Kissingen und 11 in der neurootologischen Abteilung der HNO-Klinik im Kopfklinikum der Universität in Würzburg vor und nach der Atlastherapie neurootometrisch untersucht wurden. Nachfolgend beziehen wir uns im wesentlichen auf die 11 in Würzburg untersuchten Fälle (Tabelle 1).

Die Atlastherapie wurde in dieser Studie ausschließlich von dem genannten Unfallchirurgen und immer in derselben Weise als gezielter Impuls auf den Querfortsatz des Atlas durchgeführt.

Tabelle 1. Demographische Daten von 11 Patienten, die in Würzburg neurootometrisch vor und nach einer Atlastherapie untersucht wurden

Parameter	n [%]	Mittelwert (MW)	Standardabweichung (STDDV)
Alter in Jahren	11 (100)	42,9	10,9
Männlich	7 (64)		
Weiblich	4 (36)		
Frisches Trauma	6 (55)		
Altes Trauma	5 (45)		
Mehrfaches Trauma	2 (18)		
Auffahrunfälle	4 (36)		
Frontalzusammenstöße	5 (45)		
Fahrzeugüberschlag	2 (18)		

Die sehr differenzierten neurosensorischen Beschwerden der Patienten nach einem Halstrauma werden mittels einer speziellen Anamnesetechnik erfragt (Tabelle 2).

Die diesbezüglichen metrischen Untersuchungsverfahren faßt man auch unter dem Begriff „Neurootometrie" zusammen. Sie ist die Basis der Äquilibriometrie, d.h. der messenden Erfassung der Gleichgewichtsfunktion, der Audiometrie, d.h. der messenden Erfassung der Hörfunktion, der Gustometrie, d.h. der messenden Erfassung der Geschmacksfunktion, der Olfaktometrie, d.h. der messenden Erfassung der Geruchsfunktion, und ihrer krankhaften Veränderungen. Im vorliegenden Patientengut verwendeten wir zunächst nur die Äquilibriometrie mit ausgewählten Tests.

Tabelle 2. Anamnestische Daten von 11 Patienten, die in Würzburg neurootometrisch vor und nach einer Atlastherapie untersucht wurden

Parameter	Vor Behandlung		Nach Behandlung	
	n	[%]	n	[%]
Kopfschmerzen	8	(73)	4	(36)
Schulter-Arm-Schmerzen	7	(64)	5	(45)
Schwindel	2	(18)	1	(9)
Ohrgeräusche	1	(9)	1	(9)

Polygraphische Elektronystagmographie (ENG)

Mit Hilfe der Elektronystagmographie wird die spontane, aber auch die durch standardisierte sensorische Reize ausgelöste Nystagmusreaktion in objektiver Weise meßbar und der messenden Auswertung zugänglich gemacht. Die Ergebnisse des elektronystagmografisch aufgezeichneten Spontannystagmus in Rückenlage im halbdunklen Raum mit geschlossenen Augen sind als zentrale Nystagmusfrequenzwerte (Nystagmus pro 30 s) vor und nach der Atlastherapie in Tabelle 3 dargestellt.

Tabelle 3. Zentrale Schlagraten des Spontannystagmus von 11 Patienten, die in Würzburg neurootometrisch vor und nach einer Atlastherapie untersucht wurden

Parameter	Vor Behandlung		Nach Behandlung	
	MW	STDDV	MW	STDDV
Spontannystagmus nach rechts	11,5	9,3	9,5	6,0
Spontannystagmus nach links	11,0	9,7	12,8	9,1

Kalorische Vestibularisprüfung

Der kalorische Test ermöglicht aufgrund seiner monauralen Reizung des Vestibularorganes und der zugehörigen Ableitung des am Auge erzeugten vestibulookulären Nystagmus eine eindeutige Funktionsprüfung des gereizten lateralen Bogengangrezeptors ohne gleichzeitige Miterregung des anderen Ohres. Er ist ein topodiagnostisch außerordentlich wichtiger neurootologischer Test. Die Ergebnisse der polygrafischen ENG-Aufzeichnung und Auswertung bei den 11 Patienten sind in Tabelle 4 dargestellt. Im Vergleich dazu sind in Tabelle 5 die pathologischen Kennlinienmuster des Schmetterlingskalorigrammes als synoptische pathodiagnostische Indikatoren wiedergegeben.

Tabelle 4. Zentrale Schlagraten des kalorischen Nystagmus von 11 Patienten, die in Würzburg neurootometrisch vor und nach einer Atlastherapie untersucht wurden

Parameter Kalorischer Nystagmus	Vor Behandlung		Nach Behandlung	
	MW	STDDV	MW	STDDV
Rechts 44 °C	50,4	18,9	46,9	21,6
Rechts 30 °C	45,2	22,7	39,1	21,2
Links 44 °C	52,0	22,0	43,2	17,4
Links 30 °C	53,5	18,1	45,4	16,6

Tabelle 5. Schmetterlingskennlinienmuster des kalorischen Nystagmus mit pathodiagnostischer Bewertung von 11 Patienten, die in Würzburg neurootometrisch vor und nach einer Atlastherapie untersucht wurden

Parameter	Vor Behandlung		Nach Behandlung	
	n	[%]	n	[%]
Normalbefund	0	(0)	7	(64)
Peripher vestibuläre Störung	2	(18)	1	(9)
Zentrales Dysäquilibrium	9	(82)	3	(27)
Kombinierte periphere und zentrale Störung	0	(0)	0	(0)

Cranio-Corpo-Graphie (CCG)

Neben den umfangreichen Untersuchungen in der klinischen Neurootologie, die die Biokybernetik der vestibulookulären und retinookulären Nystagmussysteme erfassen, ist zur Beurteilung der Orientierung des Menschen im dreidimensionalem Raum auch die Erfassung des vestibulospinalen Regelkreises des frei stehenden und gehenden Menschen mit der intrakorporalen Messung von Kopf- versus Rumpfbewegungen von Bedeutung.

Die CCG ist ein fotooptisches Aufzeichnungsverfahren für die Kopf- und Schulterbewegungen in einer Ansicht von oben. Zu diesem Zwecke werden Haupt und Schultern mit Glühlampen markiert. Die Registrierung der Leuchtspurbewegungsmuster erfolgt mit einer Sofortbildkamera, die Mehrfachbelichtungen gestattet (Abb. 1). Zur quantitativen Auswertung der aufgezeichneten Kopf- und Schulter-

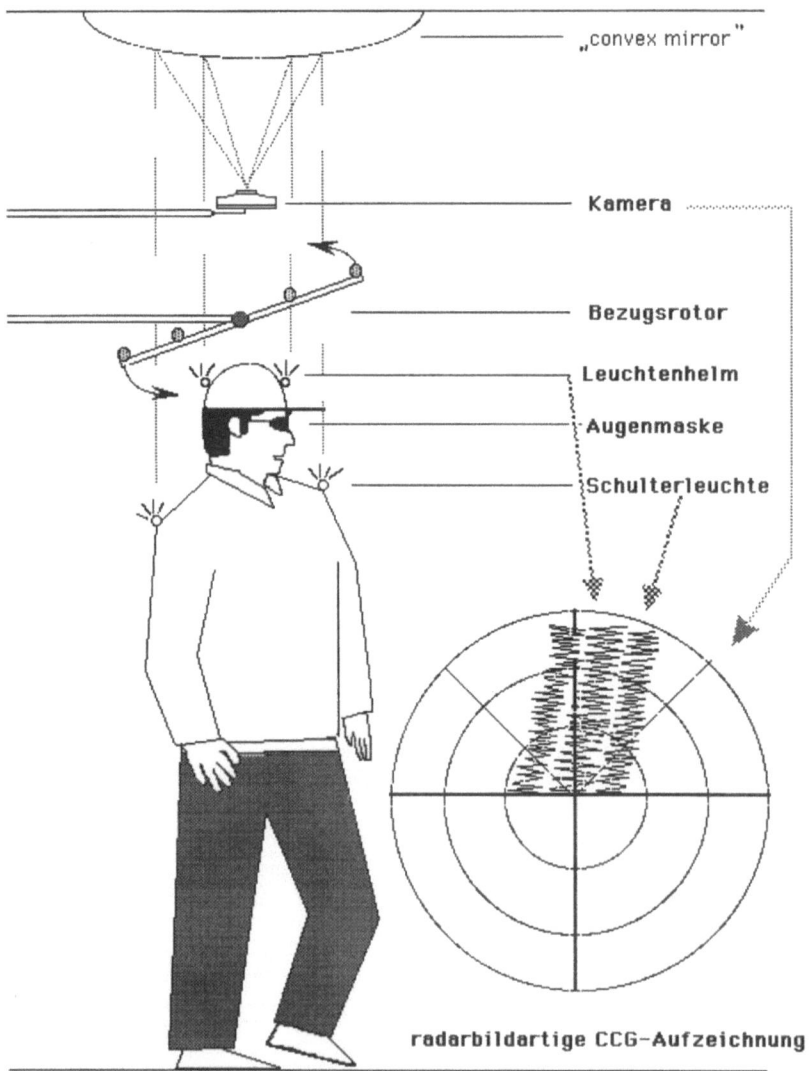

Abb. 1. Schematische Darstellung der CCG mit eingeblendetem CCG-Bild

bewegungsmuster wird in einer zweiten Belichtung ein Polarkoordinatensystem in Kopfhöhe in das Bild eingeblendet. Das Ergebnis gleicht einem Radarbild. Mittels einer digitalen CCG kann fortlaufend die Kopf-Hals-Bewegung bei Kopfrotation in Normalstellung, in maximaler Flexion und maximaler Extension gemessen werden.

Zur einfachen und schnellen Objektivierung von ataktischer oder parkinsonartiger Kopf-Körper-Taumeligkeit, peripheren Vestibularisabweichreaktionen und zentraler Hirnstammtaumeligkeit ist dieser Test für eine sorgfältige neurootologische Begutachtung unerläßlich. Der Stehversuch nach Romberg und der Tretversuch nach Unterberger und Fukuda haben sich als die klinisch wichtigsten vestibulospinalen Versuche für das CCG erwiesen. Beide Tests werden auf ein und derselben fotografischen Aufnahme als Mehrfachbelichtung registriert. Diese Tests liefern typische Reaktionsmuster für periphere vestibulospinale und zentrale Störungen. Typisch für die zentralen Störungen sind die vergrößerten Längs- und Querschwankungsmuster, die zu dem leicht erfaßbaren Bild der Hirnstammtaumeligkeit führen. Der technische Aufwand ist sehr gering. Die Anlage ist für den Untersucher leicht verständlich. Die Untersuchung verlangt keine besonderen Kenntnisse und ist schnell erlernbar. Die Versuchsdurchführung erfordert nur einen geringen Zeitaufwand (ca. 4 min pro Messung). Die Ergebnisse der Tretversuch-CCG-Aufzeichnung und topodiagnostischen Auswertung bei dem aus technischen Gründen auf 8 Patienten nach Halstrauma reduzierten Kollektiv sind in Tabelle 6 gemeinsam mit den Ergebnissen des Stehversuch-CCG dargestellt. Der Tretversuch ist im Vergleich zum Stehversuch der klinisch empfindlichere vestibulospinale Test.

Tabelle 6. Kraniokorpografische Reaktionsmuster des Steh- und Tretversuches mit pathodiagnostischer Bewertung von 8 Patienten, die in Würzburg neurootometrisch vor und nach einer Atlastherapie untersucht wurden

Parameter	Vor Behandlung		Nach Behandlung	
	n	[%]	n	[%]
Tretversuch-CCG				
Normalbefund	1	(12,5)	2	(25)
Peripher vestibuläre Störung	2	(25)	2	(25)
Zentrales Dysäqilibrium	2	(25)	2	(25)
Kombinierte periphere und zentrale Störung	3	(37,5)	2	(25)
Stehversuch-CCG				
Normalbefund	6	(75)	6	(75)
Dystaxie	2	(25)	2	(25)

Diskussion

Aus der Sicht der Unfallchirurgie ist zu beobachten, daß der größte Teil der Patienten, welche die Atlastherapie erhalten haben, keine Schadensregulierungsverfahren verlangen. Sie sind mit dieser Behandlungsform zufrieden, zumal dadurch auch Medikamente eingespart werden können. Außerdem sind so die Folgewirkungen nach Tragen der Schanz-Krawatte zu vermeiden.

Wenige schwerverletzte Patienten, die teilweise auch zu spät zur Atlastherapie kamen, haben eine Entschädigung verlangt. Dabei ließ sich beobachten, daß diese Anträge meist von ärztlichen „Gutachtenfirmen" mit gleichlautenden Texten aus der obsoleten Erdmann-Zeit abgelehnt wurden. Die dabei immer wieder verwendeten Kernsätze dieser Gutachter lauten dann:

„Der Patient hat im Röntgenbild keine nachweisbare Fraktur, aber Osteophyten. Die Beschwerden sind auf diese degenerativen Veränderungen schicksalsmäßig zurückzuführen."

„Der immer wieder über nicht beweisbare Beschwerden klagende Patient ist unfallunabhängig psychisch alteriert."

„Im übrigen gilt die Decrescendo-Regel für Bagatelltraumen ohne radiologisch nachweisbare Schäden mit einer raschen Restitutio ad Integrum."

Der Neurootologe kann dem erfahrenen Traumatologen bei der Suche nach objektivierbaren Indikatorzeichen mit den modernen sensomotorischen Prüfungen helfen, die von den Patienten vorgetragenen Beschwerden zu verifizieren.

Klinisch ist bei den Halstraumapatienten aber nicht zu übersehen, daß in zahlreichen Fällen durch verschiedene Halsbewegungen schwere neurosensorische Syndrome ausgelöst oder zumindest verschlimmert werden. Bereits seit der Mitte des vorigen Jahrhunderts beschäftigen sich die Mediziner intensiv mit diesem Krankheitsbild, welches heute vielfach ganz allgemein als HWS-Syndrom bezeichnet wird. Diesbezüglich verweisen wir auch auf die Zusammenstellung von Decher (1969). Zur Entstehung des HWS-Schwindels unterscheidet man bisher im wesentlichen 3 Theorien. Zum einen die vaskuläre Theorie von Krogdahl u. Torgersen (1940), zum anderen die neurale Theorie von Barré (1926), zum dritten die Theorie der Funktionseinheit von A. und N. vertebralis von Bärtschi-Rochaix (1949).

Junghanns (1962) hat schon darauf hingewiesen, daß die Wirbelsäule als kompliziert aufgebautes Organsystem betrachtet werden müsse, welches nicht nur aus knöchernen Anteilen, sondern auch aus Muskeln, Bändern, Faszien, Nervenwurzeln und Blutgefäßen besteht. Dementsprechend seien Röntgenbilder nie beweisend, sondern nur ein Mosaikstein auf dem Weg zur Diagnose des HWS-Syndromes. Bei älteren Menschen findet man oft ausgeprägte Randwulstbildungen im Bereich der HWS, ohne daß diese Menschen an den Beschwerden des HWS-Syndromes leiden würden. Andererseits gibt es vor allem jüngere Patienten, die an den Beschwerden des HWS-Syndromes leiden, ohne irgendwelche röntgenologischen Veränderungen an der Wirbelsäule aufzuweisen.

Klinisch lassen sich mehrere Formen des zervikal ausgelösten Dysäquilibrium voneinander unterscheiden. Es ist durchaus bekannt, daß in einzelnen Fällen schwere Degenerationen der Bandscheiben zu Halsmarkkompressionen und dadurch hervorgerufenen Gleichgewichts- und Hörstörungen führen können. Zum zweiten existiert ein Formenkreis der vaskulären Obstruktionen der großen Halsgefäße. Dabei spielen insbesondere arteriosklerotische oder von außen kommende komprimierende Ereignisse der Vertebralarterien eine große Rolle. Diese können sich zu einer kompletten vertebrobasilären Insuffizienz steigern. Verstärkt wird die Symptomatik vielfach noch durch gleichzeitige Läsionen des sympathischen Vertebralplexus mit seinen Fernwirkungen auf die Labyrinthdurchblutungen.

Bei der dritten Form des zervikalen Dysäquilibrium nach Halsweichteilverletzung stehen die Muskelschmerzen und Muskelverspannungen sowie eine ausgeprägte Schmerzhaftigkeit im Bereich der Hals- und Nackenmuskulatur und des Armes im Vordergrund. Die Halsmuskeln sind hart und verspannt. Sie bilden Myogelosen. Der Patient versucht, sehr vorsichtig alle schmerz- und schwindelauslösenden Kopf- und Halsbewegungen zu vermeiden. Gleichzeitig berichtet er vielfach über die Kombination nicht nur von Gleichgewichts- und Hörstörungen, sondern auch noch mit Ohrgeräuschen. Diese Kombination findet sich am häufigsten bei posttraumatischen Zuständen.

Die Hals-Kopf-Beweglichkeit wird durch ein sehr kompliziert aufgebautes motorisches Koordinationssystem im medullären und im Rautenhirngebiet unter Einbeziehung wichtiger Sinnesorgane des Labyrinthes, der Augen sowie des medullären Elementarapparates der Halspropriozeptivität (Gleichgewichtstetrade nach Claussen) geformt.

Der Bewegungsapparat des Halses gestattet eine Fülle von Bewegungskombinationen, die nicht nur durch das Pyramidenbahnsystem frei wählbar sind, sondern die auch in spezieller Weise die Raumorientierungsaufgaben des Kopfes koordiniert mit den Blickbewegungen und den Körperhaltungsbewegungen in einem gesamten Programm unterstützen. Das Rhombenzephalon spielt eine besondere Rolle als zentraler Koordinator mit der gleichgewichtsregulierenden Struktur, dem Fasciculus longitudinalis medialis. In dessen Zentrum befinden sich die Vestibulariskerne am Boden des 4. Ventrikels. Darüber bilden die Okulomotoriuskerne gemeinsam mit der paramedianen pontinen Formatio reticularis und den oberen und unteren Vierhügelkernen das eigentliche Raumkonzeptzentrum. Den kaudalen Anteil dieses Systemes übernimmt der Akzessoriuskern.

In mehrfach abgestuften Regulationskaskaden zirkulieren ständig Erregungen, die die Kopfhaltung fein abgestimmt in das gesamte Raumkonzept im Sinne einer Sollwerterhaltung einfügen. Zusätzlich zu der Muskel- und Sehneninformation werden außerdem noch Wahrnehmungen der Haut der lateralen Okzipitalregion durch die kleinen Okzipitalnerven C2, C3, die großen Aurikularnerven und den N. cutaneus colli im Bereich des Halses und über dem supraklavikulären Bereich gemessen.

Mit der Atlastherapie erreicht man eine tastbare und sofortige Muskelrelaxation. Die therapeutischen Auswirkungen beschreibt ein 66jähriger Patient nach schwerem Schleudertrauma vor 4 Jahren dem befragenden Neurootologen folgendermaßen:

Seit dem Unfall werden Wärmebehandlungen mit Fango und Atlastherapie durch Dr. Kaute durchgeführt. Die Atlastherapie ist in der Lage, selbst schwere Kopf-, Schulter- und Nackenschmerzzustände zu unterbrechen, so daß er für wenige bis viele Stunden (2 Stunden bis 2 Tage) beschwerdefrei ist. Danach kommen die alten Beschwerden aber in der oben beschriebenen Form wieder. Die Kopfschmerzen bessern sich bis zum völligen Verschwinden. Die Ohrgeräusche bleiben. Der Schwindel wird vorübergehend auch besser.
Die Merkfähigkeit, die Konzentrationsstörungen und die Antriebslosigkeit bessern sich nicht. Die Atlastherapie braucht er regelmäßig, d. h. 2mal pro Woche. Wenn sie mal ausfällt, muß er vor Schmerzen Tabletten nehmen, was er vermeiden möchte.

Die anamnestische Auswertung der Patientenbeschwerden zeigt in dieser Studie (Tabelle 2), daß Kopfschmerzen und Schulter-Arm-Schmerzen am häufigsten bemerkt werden. Von diesen bessern sich die Kopfschmerzen kurzfristig am schnellsten.

Beim Vergleich der statistischen Resultate vor und nach der Atlastherapie unter kontrollierten Bedingungen erkennt man, daß vier unter den Patienten mit 100% pathologischen Schmetterlingskalorigrammen (Tabelle 5) mehr kalorisch-vestibuläre, pathologische, topodiagnostisch verwertbare Störungen des Gleichgewichtssystems objektiviert werden können als vestibulospinal mit dem CCG mit 87,5%. Unter den Behandlungsfällen mit der Atlastherapie spricht die kalorische Vestibularisreaktion in ihrer synoptischen Gesamtauswertung am deutlichsten kurzfristig an. In 64% aller Fälle konnten wir wenigstens vorübergehend eine vestibulookuläre Normalisierung der geprüften Gleichgewichtsreaktionen feststellen. Diese Besserung betrifft in wesentlich größerem Umfange die häufigeren zentralen Störungsmuster als die peripheren Vestibularisstörungen.

Die Ergebnisse der Schlagratenauswertungen des Spontannystagmus (Tabelle 3) sind nicht signifikant.

Beim Vergleich der statistischen Resultate der vestibulospinalen Tests erkennt man, daß unter den Patienten des Tretversuch-CCG mit 87,5% mehr pathologische, topodiagnostisch verwertbare Störungen des vestibulären Systems objektiviert werden können als mit 25% unter den Steh-CCG-Fällen.

Eine sofortige Befundbesserung nach Atlastherapie wird aber allein beim Tretversuch-CCG in 1 Fall dieser Gruppe sichtbar (d.h. 12,5%). Längerfristige Auswirkungen oder später einsetzende Besserungen konnten mit der von uns durchgeführten Versuchsanordnung nicht festgestellt werden, da sich der für jeden Fall angesetzte Zeitraum für die Durchführung der Leeruntersuchung, der Atlastherapie und der Nachuntersuchung auf eine Zeitspanne von 2–4 h beschränkte. Die vorliegende Arbeit geht auf eine orientierende erste Studie mit nur wenigen Patienten zurück. Es ist eine Pilotstudie, die aber dennoch neue Möglichkeiten der Objektivierung des Therapieerfolges aufzeigt.

Als erste Erklärung des auffälligen Erfolges bei der mit dem ENG ausgewerteten kalorischen Vestibularisprüfung gehen wir davon aus, daß durch den angewendeten Atlasimpuls eine größere informatische Umstimmung im mittleren Längsbündel im Hirnstamm erfolgt. Subjektiv verspürt der Patient ja auch sofort das Erschlaffen der Muskulatur und das Nachlassen seines Kopfschmerzes.

Literatur

Barré JA (1926) Le syndrome sympathique cervicale postérieur. Rev Neurol 33: 248
Bärtschi-Rochaix W (1949) Migraine cervicale (Das encephale cervikale Syndrom nach Halswirbeltrauma). Huber, Bern
Claussen C-F (1975) Objektive neurootologische Funktionsbefunde beim sogenannten Halswirbelsäulenschwindel unter besonderer Berücksichtigung der okzipito-cervikalen Dysplasie und des Halswirbelsäulentraumas. Wirbelsäule in Forschung und Praxis 76: 65
Claussen C-F (1992) Der schwindelkranke Patient – Grundlagen der Neurootologie und Äquilibriometrie. Dr. W. Rudat & Co., Hamburg
Claussen C-F (1994) Die funktionsorientierte neurootologische medizinische Begutachtung von Verkehrsunfallopfern nach einem HWS-Schleudertrauma. Berichte des 32. Deutschen Verkehrsgerichtstages 1994, Deutsche Akademie für Verkehrswissenschaft, Hamburg, S 234–306

Claussen C-F, Claussen E (1986) Forschungsbericht Cranio-Corpo-Graphie (CCG) – Ein einfacher objektiver und quantitativer Gleichgewichtsfunktionstest für die Praxis. Schriftenreihe des Hauptverbandes der gewerblichen Berufsgenossenschaften e.V., St. Augustin

Claussen C-F, Claussen E (1988) Der Halstonusdysregulationsschwindel. Arch Ohr-Nas-Kehlkopfheilk [Suppl II]: 200–202

Claussen C-F, Lühmann M von (1966) Das Elektronystagmogramm und die neurootologische Kennliniendiagnostik. Edition medicin & pharmacie, Hamburg Neu-Isenburg

Claussen C-F, Lühmann M von, Aust G (1979) Das HWS-Trauma und objektive Funktionsbefunde beim posttraumatischen Schwindelzustand. Z Orthop 112: 877–881

Claussen C-F, Aust G, Schäfer WD, Schlachta I von (1986) Atlas der Elektronystagmographie. Edition medicin & pharmacie, Hamburg

Decher H (1969) Die cervikalen Syndrome in der HNO-Heilkunde. Thieme, Stuttgart

Junghanns H (1962) Das pathologisch-anatomische Bild beim Cervikalsyndrom. Verh Dtsch Orthop Ges 50: 142

Krogdahl T, Torgersen O (1940) Unkovertebralgelenke und die Arthrosis uncovertebralis. Acta Radiol (Stockh) 21: 231

Rehabilitation

Die chronifizierte Weichteilverletzung der oberen HWS in der Rehabilitation

H. Lohse-Busch, M. Kraemer, U. Reime

Klinische Einteilung der Verletzungen der HWS

Beschleunigende Gewalteinwirkungen auf die HWS führen nicht selten zu strukturellen Überdehnungen und Zerreißungen der Haltestrukturen. Frakturen der Knochen sind selten. Häufig dagegen sind Knorpelfrakturen, Verletzungen der Weichteile und raumfordernde, später auch verkalkende Einblutungen. (s. Beitrag Saternus).

Die bisherige Praxis, klinische Folgen im Zusammenhang mit Röntgenkriterien beurteilen zu wollen [1, 7], ist für die Rehabilitation irrelevant, da bereits lange bevor knöcherne Frakturen auftreten, Blutungen, Banddistorsionen und Knorpelverletzungen die Regel sind [11]. Wenn gezielt danach gesucht wird, können ein Teil der Bandeinrisse [3] und größere, frische Knorpelfrakturen durch CT- und MRI-Untersuchung nachgewiesen werden. Obduktionsbefunde lehren, daß viele Verletzungsfolgen derzeit am Lebenden noch gar nicht nachgewiesen werden können (s. Beitrag Saternus).

Schwarz [11] berichtet, daß von den 11 423 HWS-Verletzten, die in den Jahren 1978–1981 bei der Schweizerischen Unfallversicherungsanstalt gemeldet wurden, 12,6 % eine ossäre Verletzung und 87,4 % eine Weichteilverletzung erlitten hatten. Es wurden 1 % der Weichteilverletzten berentet. Allerdings klagten 23,5 % der Patienten auch noch 4–7 Jahre nach dem Unfallereignis über therapieresistente Beschwerden.

Persistierende Motilitätsstörungen nach Schleuderverletzung der Halswirbelsäule lassen sich auch 2 Jahre nach dem Unfallereignis durch geeignete Röntgenfunktionsanalysen nachweisen [12].

Die Einteilung der Schleuderverletzungen der HWS für die Rehabilitation kann deshalb nicht nur nach den z.Z. nur schwer oder gar nicht nachweisbaren morphologischen Kriterien erfolgen. Sie muß vielmehr hauptsächlich die klinische Symptomatik, den röntgenfunktionellen und manualmedizinischen Befund und die Dauer der Beschwerden berücksichtigen.

Viele Patienten, die eine Schleuderverletzung erlitten haben, werden nach wenigen Wochen unter analgetischer, antiödematöser Behandlung beschwerdefrei. Sie tauchen in Statistiken nicht auf, da die hausärztliche Behandlung genügt und nachmalige Rehabilitation oder Begutachtung nicht nötig ist.

Die für die Rehabilitation notwendige Einteilung könnte folgende Gruppen umfassen:

- Gruppe 1 ist nach 21 Tagen mit oder ohne Behandlung durch physikalische oder medikamentöse Maßnahmen beschwerdefrei.
- Gruppe 2 kompensiert die Verletzungsfolgen, die am manualmedizinischen Befund zu verifizieren sind, innerhalb von 3–6 Wochen.
- Gruppe 3 hat die Befunde chronifiziert und bedarf dauernder physikalischmedizinischer Behandlung bis zu 2 Jahren.
- Gruppe 4 bleibt therapieresistent über die Zweijahresgrenze hinaus. Therapeutische Bemühungen lindern die Beschwerden, beseitigen sie aber nicht.
- Gruppe 5 bedarf der chirurgischen Behandlung im Sinne der Osteosynthese oder der operativen Stabilisierung mit anschließender Rehabilitation.

Im interdisziplinären Konsens zur HWS-Beschleunigungsverletzung [7] ist nicht berücksichtigt worden, daß ein Teil der Weichteilverletzungen bisher durch direkte Befunderhebung noch nicht erfaßt werden kann. Oft ist der manualmedizinische Befund das einzige objektive Kriterium.

Gegenstand der Rehabilitation

Die Rehabilitation von Weichteilverletzungen muß zweckmäßigerweise die weitestgehende Restitution der Steuermechanismen des motorischen Systems zur Folge haben. Der direkte Angang führt über die verformten myofaszialen Strukturen. Der indirekte Weg führt über psychotherapeutische Entspannungstechniken oder neuerdings über eine spezielle Physiotherapie der durch Hirnnerven versorgten Kopfmuskeln [13]. Eine erfolgreiche Rehabilitation darf nur über das Zusammenwirken von somatischer und psychosomatischer Therapie erwartet werden.

Ein Grundproblem jeglicher Rehabilitationsbemühung liegt in der Neuroplastizität der Steuerungsvorgänge: Über längere Zeit gebahnte psychische, gedankliche, statische und motorische Abläufe können abhängig von der Benutzungsdauer und vom Alter des Patienten zunehmend schwerer, in manchen Fällen gar nicht mehr verändert werden, da die Programmierung dieser Vorgänge zu strukturellen Veränderungen des ZNS führt. Wenn immer dieselben synaptisch verknüpften Wege benutzt werden, fallen die ursprünglich vorhandenen Neben- und Umwege sowie andere Problemlösungsmöglichkeiten der Inaktivitätsatrophie anheim, weil die zugehörigen Synapsen und in der Folge die Dendriten und schließlich die Neuronen verkümmern. Dieser pathologische Prozeß erfährt durch die physiologische Rarefizierung von Neuronen im Sinne der Altersatrophie eine nosologische Ergänzung. Die neuropsychologisch meßbaren Veränderungen [8, 9, s. Beitrag Keidel] sind also nicht „psychosomatisch", sondern durch ein hirnorganisches Defektsyndrom hervorgerufen. Daß psychosomatische Therapieverfahren hilfreich sind, sagt nichts über die Ätiologie der Beschwerden.

Der Schwerpunkt der folgenden Betrachtungen soll auf der Rehabilitation von langdauernden Schäden (s. Gruppe 2–4 der obigen Einteilung) an den muskulären und faszialen Strukturen des Nackens liegen. Dazu ist ein kursorischer Überblick über die funktionell-anatomischen Gegebenheiten notwendig.

Besonderheiten der Nackenmuskulatur

Die Nackenmuskulatur gliedert sich in 3 Schichten. Die äußere Schicht verbindet Kopf und HWS mit dem Schultergürtel, z.B. Trapezius und Levator scapulae. Die mittlere Schicht gehört zum Erector-spinae-System und verbindet den Kopf und ganze Wirbelsäulenabschnitte miteinander, z.B. Semispinalis. Die tiefe Schicht besteht aus oligosegmental innervierten Muskeln, die nur 1-2 Segmente miteinander verbinden, z.B. Multifidi, Rotatores und Interspinales.

Der kraniozervikale Übergang ist auch in der Rehabilitation etwas Besonderes. Ist die Wirbelsäule durch ihre Haltestrukturen wie ein Schiffsmast, der sich aus dem Becken erhebt, wie mit Wanten von lateral-kaudal nach medial-kranial gehalten, so ist die Haltestruktur des Kopfes auf der HWS in den wichtigen tiefen Schichten der Muskulatur umgekehrt: Der Kopf ist wie der Mastkorb vertäut.

Die Halterung dieses Mastkorbes wird durch die tiefen, kurzen Nackenmuskeln besorgt (Abb. 1). Der Rectus capitis posterior minor, und der Obliquus capitis superior, der Rectus capitis lateralis und der Rectus capitis anterior verbinden den Atlas mit dem Okziput; der Rectus capitis posterior major verbindet C2 mit dem Okziput, und der Obliquus capitis inferior verbindet C1 mit C2. Diese Muskeln werden durch den N. suboccipitalis des 1. Zervikalnervs (R. dorsalis) innerviert. Nur der Rectus capitis lateralis erhält Fasern des ventralen Astes des 1. Zervikalnervs.

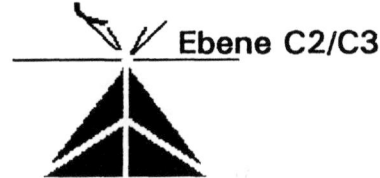

Abb. 1. Grobschematische Darstellung der „Mastkorbhalterung" des Schädels durch die aus C1 innervierten tiefen Nackenmuskeln

Die hintere äußere und mittlere Schicht des Nackens und die vordere, lange Halsmuskulatur sind wegen ihrer jeweiligen Länge, die eine große Verformbarkeit der Muskeln mit sich bringt, weniger direkt verletzungsgefährdet, obwohl Einblutungen vorkommen (s. Beitrag Saternus). Allerdings erfahren bei Gewalteinwirkung deren Faszien Verformungen, die der Rehabilitation durch myofasziale Dehnungstechniken zugänglich sind.

Zum Verständnis des Rehabilitationszieles nach Weichteilverletzung im Bereich der oberen HWS scheint es notwendig, die Besonderheiten der kurzen, tiefen Nackenmuskeln noch einmal kursorisch zusammenzufassen. Wir haben das an anderer Stelle in extenso in einer Literaturübersicht bereits dargestellt [6].

Pathophysiologie

Die Reizung der Hinterwurzel von C2 der dezerebrierten, in Streckstarre stehenden Katze löst nicht etwa den zu erwartenden monosegmentalen Streckreflex im

Erector-spinae-System aus, sondern führt zu Tonusverlust aller peripheren quergestreiften Muskeln Eine Lokalanästhesie dieser Muskeln beim Menschen führt zu einen uniformen Symptomenkomplex aus Tonusverlust der Körpermuskulatur, Ataxie, Nystagmus, Verlust der Raumorientierung, Nausea, Erbrechen, Tachykardie und profusen Schweißausbrüchen.

Die tiefen kurzen Nackenmuskeln weisen zusammen mit den Mm. interossei und lumbricales und dem M. quadratus plantae pedis eine 10–100mal dichtere Innervierung als alle anderen Körpermuskeln auf. Normalerweise werden quergestreifte Muskeln zu rund 90% durch β-Motoneuronen mit γ-Schleife und zu etwa 10% durch β-Motoneuronen gesteuert. Im Nacken ist es genau umgekehrt. Die konvergente Hemmung der Afferenzen der tiefen Nackenmuskeln wird mit 1:10, für den Gastroknemius mit 1:100 angegeben. Die ligamentären und faszialen Strukturen tragen eine ebenso dichte Innervierung. Die β-Motoneuronen des Nackens befinden sich nicht wie alle anderen Motoneuronen in der Lamina IX der Medulla, sondern verteilen sich auf der spinalen Ebene von C2 überall, selbst auf der Gegenseite. Messungen des Hoffmann-Reflexes der kurzen tiefen Nackenmuskeln ergeben, daß die Efferenzen, die aus den propriozeptiven Afferenzen der tiefen kurzen Nackenmuskeln errechnet werden, nur zu 10% wieder zu ihren Ausgangsmuskeln zurückkehren. Rund 90% der Afferenzen werden am Ort der β-Motoneuronen abgegeben und beeinflussen dort die Steuerungsprozesse. Sie dienen der kommunikativen Vernetzung mit anderen Steuerungssystemen.

Beim Gastroknemius dienen rund 90% seiner Afferenzen zur Errechnung von Efferenzen in seinen α-Motoneuronen. Nur 10% seiner Propriozeption dient der Kommunikation mit anderen Systemen.

Das elektromyographische Interferenzmuster der kurzen, tiefen Nackenmuskeln soll durch uniforme Aktivitätsspitzen von 30 Hz überlagert sein. Dieser Rhythmus teilt sich den Muskeln mit, denen der Kopf zugewandt ist. Ohne diesen Rhythmus in der elektrischen Aktivität ist keine Feinmotorik möglich.

Der Tonus der Nackenmuskulatur teilt sich also der gesamten Körpermuskulatur mit – und umgekehrt. Die tonischen Nackenreflexe des Säuglings lehren uns dasselbe. Eine Tonusasymmetrie der kurzen tiefen Nackenmuskeln ist konstituierender Bestandteil der Schräglagedeformität der Säuglinge aber auch der Schwindel und Kopfschmerzsymptomatik, der sensomotorischen Integrationsstörungen und der frühen Ermüdbarkeit nach Weichteildistorsion der HWS, die nicht selten zu Arbeitsunfähigkeit führen.

Wenn Muskeln an sich über ihre Afferenzen Sinnesorgane sind, so handelt es sich bei den tiefen Nackenmuskeln um ein außerordentlich komplexes Sinnesorgan, das uns den Kampf gegen die Schwerkraft bestehen hilft sowie Körperschema und Feinmotorik ermöglicht. Diese Muskeln enthalten zu 90% langsame Zuckungsfasern und arbeiten wie Metalldehnungsstreifen. Man sollte es chirurgischerseits vermeiden, in dieses Sinnesorgan zu schneiden. Bei notwendigen Eingriffen in dieser Region sollte der transorale Zugang bevorzugt werden.

Eine unphysiologische Änderung der Afferenzen aus dem Nackenrezeptorenfeld, die nicht durch andere Steuerungsmechanismen kompensiert werden kann, führt zu einem Komplex verschiedenartiger Symptome (s. auch andere Beiträge).

In der Rehabilitation haben wir nicht nur die Besonderheiten des Nackenrezeptorenfeldes zu beachten, sondern auch Sherringtons Gesetz der reziproken Antagonisteninhibition. Danach führt jede motorische Innervierung eines Muskels zu gleichzeitiger Inhibition des Antagonisten. Die dauerhafte Kontraktur eines Muskels führt demnach zur ebenso dauerhaften Pseudoparese nach Janda [4]. Vorwiegend tonisch arbeitende, also Haltearbeit verrichtende Muskeln neigen bei jeder wie auch immer gearteten Funktionsstörung zur Verkürzung. Vorwiegend phasisch arbeitende Muskeln neigen hingegen zur Abschwächung. Tonische und phasische Muskeln stehen meist als Antagonisten gegenüber.

Es ist unser Erbe von den Vierbeinern, daß unsere hintere tiefe Nackenmuskulatur vorwiegend tonisch und die vorderen antagonisierenden Muskeln vorwiegend phasisch arbeiten. Bei Funktionsstörungen der hinteren tiefen und mittleren Nackenmuskulatur sehen wir zugleich eine Pseudoparese der phasischen Anteile der vorderen langen Halsmuskeln. Wenn der phasische Anteil dieser Muskeln funktionslos wird, kommt es zur Funktionsumkehr (s. Beitrag Henning): Vorwiegend phasisch will auch heißen, daß der jeweilige Muskel auch tonische Anteile hat. Ursprünglich vorwiegend phasische Muskeln behalten nur diesen tonischen Charakter. Sie verkürzen sich und werden schließlich kontrakt.

Eine dauerhafte Kontraktur führt schließlich zur fettig-fibroiden Degeneration mit Zunahme der Kontrakturen und weiterer Abnahme der Funktionstüchtigkeit. Es handelt sich also um einen Circulus vitiosus.

Besonderheiten der Faszien und Ligamente

Ein besonderes Problem stellen die Ligamente und Faszien dar. Bei physiologischer Dehnung kehren diese Strukturen wieder in ihre alte Ausgangslage zurück. Bei struktureller Überdehnung oder gar Zerreißung ist das nicht der Fall. Verletzte Muskeln haben immer die Chance, narbig zu heilen. Jede Narbe schrumpft. Verkürzte Muskeln lassen sich verhältnismäßig leicht diagnostizieren und dehnen.

Diese Möglichkeit scheint bei den Ligamenten deutlich eingeschränkt zu sein. Da bei der Überdehnung nur Einzelfasern im Ligament zerreißen, kann es zu keiner Heilung mit anschließender Schrumpfung kommen. Aus MRI-Untersuchungen wissen wir, daß die Ligg. alaria auch über Jahre verlängert bleiben und etwaige Zerreißungen nicht heilen (s. Beitrag Friedburg).

Überdehnte Faszien aber lassen sich weitestgehend durch das myofasziale Lösen wieder in ihre vormalige Länge „ziehen".

Rehabilitationsziel

Das Provozieren nozizeptiver Afferenzen ist bei der Rehabilitation von Schleuderverletzungen der HWS unbedingt zu vermeiden. Jede Schmerzauslösung führt zur globalen Symptomverschlechterung im Sinne eines Circulus vitiosus!

Das vordergründige Ziel der Rehabilitation muß die Dehnung der tiefen kurzen hinteren Muskeln sein, damit der vordere Haltungs- und Bewegungsapparat aus der Pseudoparese oder aus seiner Funktionsumkehr gelöst werden kann. Wegen der Gefahr der neuroplastischen Verfestigung der Fehl- und Vermeidungshaltungen sollte eine Rehabilitationsbehandlung, die sich ausschließlich an der Vermeidung der nozizeptiven Afferenzen orientiert, sofort nach der maximal 3wöchigen ödematösen Akutphase beginnen. Die Atlastherapie nach Arlen allerdings sollte baldmöglichst nach dem Unfallereignis zumindest mit Probeimpulsen durchgeführt werden.

Die strukturell bedingte Instabilität des kraniozervikalen Überganges erfordert eine besondere Stabilisierung dieser Region. In der manuellen Medizin sprechen wir von der kompensatorischen Schutzblockierung der Kopfgelenke, C0/C1 und C1/C2 – und cum grano salis C2/3. Das System erkauft sich die Stabilisierung des Kopfes im Raum und die Vermeidung unphysiologischer Afferenzen aus dem Nackenrezeptorenfeld durch starke Bewegungseinschränkung. Bei deutlicher Bewegungseinschränkung fehlen hingegen die notwendigen Afferenzen.

Die biomechanische Rehabilitation nach Schleuderverletzung der HWS befindet sich immer zwischen Skylla und Charybdis. Wird zu weitgehend mobilisiert, beispielsweise durch manualmedizinische Manipulation im Sinne der Klaffgriffe, fördert man den durch das System vermiedenen Zustand der Instabilität. Die Patienten unerfahrener Manualmediziner kennen diese leidvolle Erfahrung. Es kann Wochen und Monate dauern, bis eine Schutzblockierung wieder aufgebaut wird.

Die therapeutischen Techniken

Die Rehabilitation der Weichteildistorsion mit struktureller Instabilität kann nur einen Mittelweg beschreiten, der dem Patienten die Schutzblockierung soweit vermindert, daß sie einerseits noch genügend Stabilität gewährt, andererseits aber muß sie ein Höchstmaß an physiologischen Afferenzen aus dem Nackenrezeptorenfeld ermöglichen.

Dem beschriebenen pathophysiologischen Mechanismus läßt sich weder durch isometrisch kräftigende Übungen oder gar medizinische Trainingstherapie noch durch andere Verfahren der Kräftigung beikommen. Im Gegenteil: Sollte das Unterfangen gelingen, käme es zur weiteren Verkürzung der tiefen kurzen Nackenmuskeln und damit zur Symptomverschlechterung. Meist verhindern die Patienten dieses durch Verweigerung der Kooperation. Die Schuldzuweisung an den Patienten im Entschädigungsverfahren ist damit unausweichlich. Da man dem Patienten nun aber alle vermeintlichen Wohltaten der Physiotherapie hat angedeihen lassen, wird die Symptomverschlechterung als psychosomatisch gedeutet, zumal die Verzweiflung des Kranken deutlich zunimmt. Am Anfang der Krankengeschichte steht ein Unfall. Der zweite „Unfall" ist nicht selten iatrogen.

Die Atlastherapie nach Arlen stellt eine besonders schonende Manipulation dar, die einen Globalreflex auf den Tonus der gesamten Muskulatur auslöst, ohne die Kopfgelenke direkt zu mobilisieren [6]. Sie sollte möglichst bald nach dem Unfall, am besten noch am gleichen Tag angewandt werden, um das Einschleifen falscher Bewegungsmuster im Sinne der Neuroplastizität frühzeitig zu verhindern. Auch später ist sie immer von Nutzen, weil sie die Schutzblockierung nicht aufhebt. Über die zentrale Wirkung der Atlastherapie wird im Beitrag Claussen et al. berichtet.

Verformte, funktionsgestörte Faszien sind nicht nur ein pathogenetischer Faktor), sondern auch der Therapie zugänglich. Das myofasziale Lösen ist die zweite Säule der Therapie nach Weichteildistorsion. Die Technik ist besonders schonend und hat einen verbessernden Soforteffekt auf die muskuläre Viskoelastizität, die Trophik und den Muskeltonus und schließt damit einen kontinuierlichen Effekt auf die pathogenetische Potenz der Faszien ein.

Unverzichtbar ist uns auch die von Arlen so genannte Metamergymnastik [2]. Der Begriff ist unglücklich gewählt, läßt sich nach Arlens Tod aber nicht mehr verändern. Es kommt bei diesen Selbstübungen darauf an, daß lineare Bewegungen des Kopfes ausgeführt werden, die mit Hilfe der Fazilitation durch die Atmung und Augenbewegungen in außerordentlich langsamer Manier eine behutsame Dehnung der Nackenmuskeln bewirken.

Um zu diesem Dehnungseffekt zu kommen, müssen unter allen Umständen nozizeptive Afferenzen vermieden werden. Der Patient soll die Bewegungen bis zur Barriere der Nozizeption ausführen, diese aber nie überschreiten. Ständig auf der Hut vor den Signalen seines Körpers soll er damit durch beharrliche, täglich mehrfach auszuführende Kleinarbeit die Barriere der Nozizeption stetig und minimal vor sich herschieben.

Im Laufe von Wochen kommt es damit unter Erhaltung der stabilisierenden Schutzblockierung zu allmählichem Bewegungszuwachs und damit zur Vermehrung des physiologischen Afferenzvolumens aus dem Nackenrezeptorenfeld.

Atlastherapie, myofasziales Lösen und Metamergymnastik stellen eine erprobte Rehabilitationskonzeption dar, die zum Wiedererstehen physiologischer Afferenzen aus dem Nackenrezeptorenfeld führt. Wegen des immer bleibenden summarischen Mangels an Propriozeption bei blockierten Kopfgelenken muß aber auf eine ausgleichende Propriozeptionsförderung ungeschädigter Körperregionen Wert gelegt werden.

Eine Bürstenmassage der Fußsohlen und kräftige Mobilisierung des meist kontrakten Fußskelettes zur Anregung des M. quadratus plantae pedis und Übungen aus dem Short-foot-Programm nach Janda [5] sind zur Propriozeptionsförderung ebenso hilfreich wie die biomechanische Funktionsverbesserung der Beckenebene, der Zwerchfellebene und des zervikothorakalen Überganges.

In jüngster Zeit experimentieren wir mit einer Idee, die von Ward [13] in East Lansing propagiert wird. Dort wurde beobachtet, daß Patienten nach Trauma der HWS sehr oft einen grenzwertigen Verlust der Mobilität der Zunge und der Mimik erleiden. Auch wir vermerken nicht selten eine Unfähigkeit, die Zunge in alle Richtungen ganz herauszustrecken, sie platt oder rund zu machen. Auch die Fazialis- und Trigeminusmuskulatur zeigt meist nicht ein volles Muskelspiel. Wir haben diese Art der Physiotherapie über die Hirnnerven gerade erst eingeführt, indem wir die Patienten vor dem Spiegel sehr langsam und ausgeprägt grimassieren lassen. Erste positive Berichte über eine Erleichterung besonders der zervikozephalen Symptomatik liegen vor. Eine abschließende Äußerung kann noch nicht gemacht werden. Da das Verfahren die Patienten aktiv einbindet, einfach ist und nichts kostet, sollte es probeweise zur Anwendung kommen.

Prognose

Nicht der Status quo, sondern die zu erwartende Entwicklung der Symptomatik ist für die Begutachtung in Entschädigungsfragen oder zur sozialmedizinischen Beurteilung wichtig. Im Einzelfall hängt die Prognose von den in der Regel nicht voraussagbaren Kompensationsmöglichkeiten und von „neuroplastischen Gravuren" des Patienten ab.

Wegen der nicht heilenden Ligamentverformungen und der damit notwendig bleibenden Schutzblockierung bei schwerer struktureller Bandverletzung kann es zu keiner echten Heilung kommen. In diesen Fällen ist eine kompensatorische Verbesserung anzustreben, die den Patienten durchaus subjektiv temporär beschwerdefrei machen kann. Die Rehabilitation ist also ein Langzeitunternehmen. Sie muß dauernd gegen die weiterbestehenden Noxen arbeiten.

Bei Verletzungen geringeren Ausmaßes und, so scheint es, bei jüngeren Patienten sind die Aussichten auf eine dauerhafte Verbesserung der Symptomatik deutlich besser.

Literatur

1. Erdmann H (1973) Schleuderverletzungen der Halswirbelsäule. Die Wirbelsäule in Forschung und Praxis, Bd 56. Hippokrates, Stuttgart
2. Gehr A (1993) Zervikale Metamergymnastik nach Arlen und transkranielle Doppler-Untersuchung der Hirnvasomotorik. KG-Intern 11/5: 22-25
3. Huguenin F, Hopf A (1993) Die dynamische Untersuchung der Subokzipitalregion (Kopfgelenke) mit der Methode der Magnetresonanz. Manuelle Med 31: 82-84
4. Janda V (1988) Muscles and cervicogenic pain syndromes. In: Grant R (ed) Physical therapy of the cervical and thoracic spine. Churchill Livingstone, New York Edinburgh London Melbourne, pp 153-166
5. Janda V, Vávrová M, Bullock-Saxton J (ohne Jahrgangsbezeichnung) Sensory motor stimulation (Videoband). Body Control Videos, Brisbane
6. Lohse-Busch H, Kraemer M (1994) Atlastherapie nach Arlen - heutiger Stand. Manuelle Med 32: 153-161
7. Moorahrend U (1992) Interdisziplinärer Konsensus zur HWS-Beschleunigungsverletzung. In: Moorahrend U (Hrsg) Die Beschleunigungsverletzung der Halswirbelsäule. G. Fischer, Stuttgart, S 197-207
8. Perret E (1987) Neuropsychologische Folgen von Schleudertraumen der Halswirbelsäule. Manuelle Med 25: 120-123
9. Radanov BP, Dvorak J, Valach L (1990) Folgezustände der Schleuderverletzung der Halswirbelsäule. Manuelle Med 28: 28-34
10. Schwarz H (1987) Zur konservativen Behandlung frischer Weichteilverletzungen der Halswirbelsäule. Manuelle Med 25: 116-119
11. Schwarz HA (1991) Schleuderverletzungen der Halswirbelsäule. Manuelle Med 29: 93-97
12. Weh L, Bigdeli-Azari B, Dallmer J, Sablotny J (1995) Persistierende Motilitätsstörungen nach zervikalen Beschleunigungstraumen. Manuelle Med 33: 139-143
13. Ward R, Sandler B (1995) Cranial nerve exercises help a subset of head and neck pain patients. Vortrag auf dem 11. Internationalen Kongreß für Manuelle Medizin 26.-29. April 1995, Wien

Begutachtung und Rechtsprechung

Weichteildistorsionen der oberen HWS: Prinzipien der Begutachtung

T. Graf-Baumann, H.-D. Wolff, P. Buchheim

Wenn wir uns im Rahmen dieses Symposiums, das übrigens das erste zum Thema der HWS-Beschleunigungsverletzungen ist, das von der manualmedizinischen Seite durchgeführt wird, auch mit den Prinzipien der Begutachtung auseinandersetzen, so geschieht dies nicht zuletzt aufgrund jahrelanger Erfahrungen in den oft sehr unsachlich geführten Auseinandersetzungen zwischen Gutachtern mit rein traumatologischem oder orthopädischem Hintergrund und erfahrenen Manualmedizinern.

Es ist somit als bekannt vorauszusetzen, daß die Problematik der *nichtknöchernen* Unfallfolgen an der HWS seit Jahrzehnten zwischen 2 konträren Argumentations- und Erfahrungspositionen kontrovers diskutiert wird.

Es kann dabei in keiner Weise davon ausgegangen werden, daß aufgrund des derzeitigen Wissensstandes und der empirischen Erkenntnisse eine der beiden Seiten über ein *unangreifbares Monopol wissenschaftlich gesicherter Grundlagen* verfügt. Nicht zuletzt daher ist es erforderlich, einige grundsätzliche Positionen darzustellen, von denen in der Begutachtung auszugehen ist.

Erfreulicherweise ist es in den letzten Jahren – nicht zuletzt aufgrund unserer gewachsenen Fähigkeit zur selbstkritischen Reflexion der Aussagekraft der manuellen Diagnostik in erfahrener oder unerfahrener Hand – zur Anerkennung der Rolle der manuellen Medizin in der Begutachtung von HWS-Beschleunigungsverletzungen gekommen.

Sie wird seit dem Neuroorthopädiesymposium 1994 in Bayreuth zunehmend als unverzichtbarer Bestandteil in der Diagnostik und Begutachtung dieser Verletzungen bezeichnet. Dies bringt für uns die Verpflichtung mit sich, für die notwendigen Qualifikationen manualmedizinisch-gutachterlich tätiger Kollegen Sorge zu tragen.

Im Rahmen einer Studie, die wir in der FAC gemeinsam mit der DGMR[1] und den LPW[2] durchgeführt haben, wurden 160 abgeschlossene Gutachtenfälle hinsichtlich der Sachverständigen-rechtlichen Aspekte untersucht (s. Übersicht).

---

[1] Deutsche Gesellschaft für Medizinrecht
[2] Lindauer Psychotherapiewochen

Unterlagen für Abschlußgutachten bei HWS-Beschleunigungsverletzungen

1. Welche Vertragsunterlagen wurden für die Erstellung des Gutachtens herangezogen?
   – Versicherungen, BfA, LVA, BG, Versorgungsamt, andere Unterlagen?
2. Wie weit und wozu wurde die Korrespondenz einbezogen mit
   – Versicherungen, BfA, LVA, Arbeitgeber, Arbeitsamt, Versorgungsamt, andere Korrespondenz?
3. Welche Krankenunterlagen und sonstigen Unterlagen wurden herangezogen?
   – Röntgenaufnahmen (Zeitpunkt);
   – CT, NMR, Ultraschalluntersuchung;
   – Befundberichte von Ärzten, Kliniken, Reha-Einrichtungen, Op.-Berichte;
   – Abschluß- bzw. Entlassungsberichte;
   – Gutachten und gutachterliche Stellungnahmen, Kfz-Sachverständigengutachten;
   – Atteste, Arztbriefe, Untersuchungsberichte, Laborberichte;
   – polizeiliche Unfallaufnahme, staatsanwaltschaftliche Ermittlungsakten;
   – *detaillierte technische Fahrzeugbeschreibung;*
   – *Informationen über Vorerkrankungen (über die Krankenkassen);*
   – *AU-Zeiten und AU-Gründe;*
   – sonstige Unterlagen (z. B. Zeugenaussagen und Stellungnahmen von Arbeitskollegen, Familienangehörigen, Nachbarn, Mitfahrern etc.).
4. Wer hat die verschiedenen im Gesamtverfahren tätig gewordenen Gutachter
   – benannt?
   – beauftragt?
   – Wurden Einwände gegen Gutachter erhoben, falls ja von wem?
   – Welche Einwände wurden vorgebracht?
   – Wurde den Einwänden stattgegeben bzw. widersprochen?
5. Wie wurden Vorgutachten und Befundberichte im Abschlußgutachten bewertet?
   – Kaum – weitgehend – vollständig;
   – systematisch – punktuell;
   – objektiv sachlich – subjektiv unsachlich;
6. Qualifikation der Gutachter (Fachgebietsschlüssel):
   – Sehr häufige Inanspruchnahme,
   – besonders gravierende Mängel.

In diesem Zusammenhang haben wir später speziell die Frage der sog. psychogenen Ursachen von Verletzungsspätfolgen überprüft, da sie auffällig häufig in berufsgenossenschaftlich-traumatologischen Gutachten als Begründung für die Beschwerdebilder der Patienten genannt wurden. Ich komme später darauf zurück.

Nomenklatur der traumatisierenden Mechanismen

Die Nomenklatur spiegelt bereits die unterschiedlichen Standpunkte und Argumentationsebenen wider. Am gebräuchlichsten ist der Begriff der „Schleuderverletzung der HWS", wobei sich v. a. Erdmann (1973) ausdrücklich dafür ausgesprochen hat, diesen Terminus ausschließlich dem *Heckaufprall* vorzubehalten.

Die experimentelle und theoretische Begründung der mit diesem Unfallmechanismus verbundenen Einwirkungen geht praktisch ausschließlich von einer

Kopfbeschleunigung in der Vorwärts-Rückwärtsneigung, also der sagittalen Ebene aus (Hinz 1972).

Daß eine solche rein lineare Bewegung kaum wahrscheinlich ist, haben uns nicht zuletzt die Videoaufnahmen von Herrn Großmann gezeigt.

Weiterhin wird versucht, zwischen *direkten* und *indirekten* Gewalteinwirkungen auf den Kopf und die HWS zu differenzieren. Es wird zwischen *Kontakttrauma* und *Non-Kontakttrauma* unterschieden.

Mit dem Begriff des Non-Kontakttrauma ist der Begriff *Beschleunigungstrauma* identisch. Beide besagen, daß schnelle bis ultraschnelle *Beschleunigungen* von Kopf und HWS die *einzige Form* der ursächlichen Gewalteinwirkung darstellen.

Da die Unfallopfer durchwegs keine röntgenologisch darstellbaren knöchernen Verletzungen aufweisen, wurde von Wiesner u. Mumenthaler 1975 bzw. 1984 der Begriff *Weichteilverletzungen der HWS* geprägt.

Es wurde dadurch akzeptiert, daß auch dann mit Beschwerden gerechnet werden muß, wenn die bildgebenden Verfahren keine diagnostischen Beweise liefern. Übrigens beschränken sich diese letztgenannten Begriffe nicht auf *eine* definierte Gewalteinwirkung (wie den Heckaufprall). Die Sachverhalte des Frontalaufpralls, des Seitaufpralls, des Überschlags oder der Überrollung sind damit vereinbar.

Diese Begriffe beschreiben traumatisierende *Mechanismen,* nicht die dadurch ausgelösten *Folgen* am zervikalen Achsenorgan. Ähnlich wie bei den Distorsionen können Muskelzerrungen, Bänderzerrungen und Einrisse, Einblutungen in Gelenkkapseln, Hohlräume und Muskeln eingetreten sein, worauf schon Emminger (1968) hingewiesen hat.

Anatomie der HWS

Die HWS kann nicht als ein *einheitlicher* Bestandteil der WS angesehen werden. Entwicklungsgeschichtliche, anatomische, gelenkmechanische, muskuläre, neurale und neurophysiologische Aspekte sprechen dafür, daß man von einer Differenzierung in
- den *Kopfgelenkbereich* und in die
- *klassische HWS*
auch in der Begutachtungspraxis auszugehen hat.

Kopfgelenkbereich und obere HWS

Obwohl schon Wolff (1988) in seinem Buch über die Sonderstellung der Kopfgelenke darauf hingewiesen hat, mögen manchen unbelehrbaren Gutachtern die diesbezüglichen Publikationen von Fitz-Ritson (1985), Arvidsson u. Pfaller (1990), Bankoul, Neuhuber u. Zenker (1992) und nicht zuletzt Christ (1993) endlich Anlaß zum Nach- und Umdenken geben.

Da wir hier nicht auf alle grundsätzlichen Unterschiede im Detail eingehen können, seien nur die von gutachterlich-praktischer und prognostischer Bedeutung her wichtigen Aspekte angesprochen:

> Dem *Kopfgelenkbereich* sind demnach zuzuordnen:
> – die Okziputkondylen,
> – die atlantookzipitalen Gelenke,
> – Atlas und Axis mit ihren 4 Gelenken,
> – sowie das Bewegungssegment C 2/3 mit seinen Wirbelgelenken.
> Der *Kopfgelenkbereich* verfügt über ein eigenständiges Bandsystem, die Ligg. alaria, das Lig. transversum atlantis und das Lig. apicis dentis.
> Die *klassische HWS* besteht aus 5 relativ gleichförmigen knöchernen Elementen mit identischer Gelenkmechanik und einheitlicher Muskulatur und Neurophysiologie.

Der Kopfgelenkbereich weist nur sehr selten und in geringem Umfang sog. „degenerative" Veränderungen auf, es fehlen hier z. B. die Bandscheiben.

Hingegen weist die *untere HWS* häufig und mit zunehmendem Alter reparative Veränderungen auf, die fälschlich als „Altersverschleiß oder degenerative Vorschäden" interpretiert werden. Auch darauf hat Wolff schon 1986 hingewiesen.

Gelenkmechanisch ist dem Kopfgelenkbereich v. a. in der Höhe C 1/2 die Kopfrotation und in der Höhe von C 2/3 die initiale Seitneigung zuzuordnen.

Dagegen ist das Atlantookzipitalgelenk für die Rotation ein Sperrgelenk.

Somit ist der *Kopfgelenkbereich* durch *Rotations- und Seitneigungsimpulse* besonders verletzbar, während Überlastungen in der Sagittalrichtung (Vor- und Rückneigung) gut toleriert werden können (Kapandji 1974; Putz 1981; Zenner 1987).

Bei intensiver Nachfrage über die konkrete Sitzposition unmittelbar vor dem Aufprall konnten wir in den meisten Fällen nachweisen, daß von einer Rotations- und Seitneigungshaltung ausgegangen werden muß. Der typische Auffahrunfall etwa auf der Autobahn vollzieht sich in plötzlich eintretenden Komprimierungsphasen der Fahrzeugmenge, wobei vom sehr raschen Blickwechsel des Fahrers in den Rückspiegel bzw. auf den Vordermann auszugehen ist, also von Rotations- und Seitneigungsbewegungen in schneller Abfolge. Der typische Auffahrunfall an Verkehrsampeln oder anderen Haltestellen tritt beim Vordermann nicht selten bei Gesprächssituationen zwischen den Wageninsassen oder bei einer Beschäftigung mit dem in der Fahrzeugmitte befindlichen Autoradio auf. Das haben Auswertungen von Videoaufnahmen aus Verkehrssicherheits-Sendungen belegt.

Neurophysiologie und Symptomatik

Aus neuroanatomischen Gründen gehen Störungen der *klassischen HWS* mit Schmerzen einher, die vornehmlich in den Nacken-Schulter-Arm-Bereich ausstrahlen.

Dagegen stammen *Nacken-Kopfschmerzen*, zentrale dienzephale „vegetative" Symptome und Störungen im Stimm- und Schluckbereich vorwiegend aus dem Kopfgelenkbereich (Seifert u. Zenker 1988; Hülse 1983, 1992).

Nun kommen wir zu einem besonders *wichtigen Bereich,* der in der täglichen gutachterlichen Praxis die offensichtlichsten Probleme für die unbeirrbaren Verfechter sog. objektivierbarer bildgebender Beweise mit sich bringt.

Aufgrund der dichten neurophysiologischen Versorgung der tiefen autochthonen subokzipitalen Nackenmuskulatur – nach Thoden (1986) des Rezeptorenfeldes im Nacken – und deren unmittelbaren Verschaltung mit wesentlichen Steuerungsinstanzen im Hirnstamm ist die Symptomatik hoch zervikaler Störungen vielseitig und komplex (Neuhuber u. Zenker 1992).

In wechselnder Konstellation findet sich folgendes Symptomenspektrum (Wiesner u. Mumenthaler 1975, 1984; Zenner 1987; Radanov 1990; Wolff 1994):

- Nackenkopfschmerzen, die bis hinter die Augen oder in die Augenbrauen ausstrahlen;
- Gleichgewichtsstörungen mit Übelkeit, aber ohne „systemischen" Schwindel und ohne Erbrechen;
- Hörstörungen und Tinnitus;
- Sehstörungen wie Unscharfsehen und/oder Grauschleiersehen;
- Schmerzprojektionen in einzelne Trigeminusäste (Pseudotrigeminusneuralgien);
- Konzentrationsstörungen mit Beeinträchtigung des Mittelzeitgedächtnisses, rascher Ermüdbarkeit u. ä.;
- Schlafstörungen mit der Folgesymptomatik der Schlafdeprivation.
- Bei länger andauerndem Schmerz kommt es zu Persönlichkeitsveränderungen mit depressiv-autistischen Zügen und dem Syndrom der reizbaren Schwäche und dem Bild des „chronisch Schmerzkranken".

Hierzu empfehle ich als Lektüre das Buch Der Schmerzkranke von Egle u. Hoffmann.

Störungen der Wirbelgelenke C 2/3 können zusätzlich auslösen:
- Dysphonie und
- Dysphagie (Globusgefühl).

Der gutachterlich zugegebenermaßen schwierige Faktor ist dabei die Tatsache, daß sich viele dieser Beschwerden auch anderen Krankheitsursachen zuordnen lassen. Dabei gilt es folgende Aspekte hinsichtlich der Kausalitätsfrage zu beachten:
- Gibt es nachvollziehbare und glaubhafte Gründe für das Vorhandensein dieser Symptome vor dem Unfallereignis?

Es ist kaum davon auszugehen, daß sich Menschen mit derart die Lebensqualität einschränkenden Beschwerden deswegen nicht in ärztlicher Behandlung befanden, ehe das Unfallereignis eintrat.

Also gilt es entsprechende Nachforschungen anzustellen und in die Begutachtung einzubeziehen. Allerdings dürfen dabei vom Gutachter nur Feststellungen getroffen werden, keine Interpretationen.
- Die Zuordnung dieser Beschwerden zu den sog. Konversions- oder assoziativen Störungen, also psychogenen Ursachen, scheint heute aufgrund der Untersuchungen von Buchheim et al. (1994) von der Psychiatrischen Universitätsklinik München mehr als fragwürdig, da die Entwicklung einer Konversionsstörung wesentliche Unterschiede zur Genese der Beschwerdebilder jener 14–20% der Patienten aufweist, die Gegenstand endloser Versicherungs- und Gerichtsauseinandersetzungen werden.

Wir haben die Ergebnisse dieser Studie bei der letzten Tagung der Deutschen Wirbelsäulengesellschaft in Frankfurt vorgetragen.

Der Vollständigkeit halber sei darauf hingewiesen, daß an der *klassischen HWS* Einblutungen in die Gelenkkapseln und die verschiedenen Muskelschichten sowie in die Wurzeltaschen nachgewiesen wurden.

Heilungsdauer und Dauerschäden

Im Zusammenhang mit der an den Gutachter gerichteten Frage nach der Heilungsdauer bzw. nach Dauerschäden – die ja versicherungsrechtliche und versicherungsökonomische Konsequenzen haben – wird das ganze Ausmaß der kontroversen Ansichten klar.

Noch immer halten viele Gutachter an der 1973 von Erdmann vorgeschlagenen Stadieneinteilung fest, obwohl deren kritiklose Anwendung bereits 1975 und 1984 von Wiesner u. Mumenthaler, 1987 von Dvorák, 1988 von Delank, 1989 von Schmidt und 1990 von Wolff in Frage gestellt wurde, wahrlich von keinen unbedeutenden Autoren.

Bei den 14–20% der verunfallten Patienten (Dvorák 1987) handelt es sich überwiegend um solche mit Unfallfolgen an den Kopfgelenken, die diesen protrahierten Verlauf – ja sogar die Tendenz zur Chronifizierung – aufweisen.

Sogenannte psychogene Faktoren

In der Diskrepanz zwischen dem Beharren auf überholten Stadieneinteilungen mit ihren fragwürdigen theoretischen Prämissen durch viele Gutachter und dem tatsächlichen Beschwerdebild dieser Patienten findet sich eine Erklärung dafür, daß ein Teil – ja wiederum nur ein Teil – dieser Unfallopfer beharrlich die Gutachten und Entscheidungen anfechten. Der häufig unternommene Versuch dieser *insofern dann fachfremden* Gutachter die Diskrepanz zwischen den subjektiv geklagten Beschwerden der Patienten und dem Ergebnis der an den Erdmannschen oder anderen untauglichen Stadien orientierten Begutachtung mit psychogenen Faktoren – mit einer Konversionsneurose, die es so gar nicht gibt – zu erklären, schlägt fehl. Diese gutachterliche Praxis kann sich bei genauer Kontrolle wie in unserer Studie oder auch bei Radanov (1990) durchwegs nicht auf eine exakte neuropsychologische Untersuchung stützen.

Bestimmte Traumatologen fallen dadurch auf, daß sie besonders zu solchen fachfremden Schlußfolgerungen neigen, oftmals kombiniert mit Zitaten aus der einschlägigen psychologischen Literatur, die sie nur selektiv richtig wahrgenommen haben.

Geeignete Fachuntersuchungen ergeben oft, daß spezielle Ausfälle im Gedächtnis- und Konzentrationsbereich den Folgen von Weichteilverletzungen des Kopfgelenkbereiches zuzuordnen sind (Radanov 1990; Buchheim 1994).

Ethisch außerordentlich fragwürdig ist in diesem Zusammenhang die neuerdings zunehmend zu beobachtende Forderung von Versicherungsjuristen, betroffene Patientinnen und Patienten, die sich nach bis zu 9jährigen Auseinandersetzungen mit bis zu 28 Gutachten fast mit ihrem Schicksal abgefunden haben, mit der ebenso fragwürdigen Hilfe eines Gerichtes für eine Woche in eine psychiatrische Klinik zur Begutachtung einweisen zu lassen. Bis auf wenige, dann aber bereits lange vorher auffällige Kriterien rechtfertigt nichts, aber auch gar nichts dieses Vorgehen, weder medizinisch noch gutachtenrechtlich!

Sogenannte degenerative Vorschäden

Kommen wir abschließend noch zur Bedeutung der sog. *degenerativen Verschleißerscheinungen oder Vorschäden* an der HWS, wie Osteochondrosen, Spondylosen, Osteophyten u.a.m.

Sie werden nicht selten kausal für das Fortbestehen einer in sich kohärenten posttraumatischen Symptomatologie verantwortlich gemacht.

Es gilt bis heute als gesichertes Wissen, daß es sich bei den oben genannten morphologischen Veränderungen um physiologische Anpassungs- und Alterungsprozesse handelt, die statistisch signifikant nur mit dem Lebensalter, nicht aber mit irgendeinem klinischen Zustand einhergehen.

Anforderungen an die Gutachter

Wenn eindeutige lokalisatorische oder klinische Beweise für einen pathogenetischen Zusammenhang zwischen den röntgenologisch aufgezeigten Veränderungen und den sonstigen Befunden vorliegen, mag eine Kausalität zu bejahen sein, ansonsten gilt auch hier die Forderung nach dem Vollbeweis des Körperschadens, der in der gutachterrechtlichen Literatur zugrundegelegt wird.

Zur rechtlichen Relevanz der sog. degenerativen Veränderungen im Rahmen der Kausalitätsprüfung wird sicher anschließend der Beitrag von Wedig Auskunft geben.

Abschließend sei noch einmal festgehalten:

Solange in der Begutachtung von *HWS-Weichteilverletzungen* hinsichtlich des juristisch begründeten Anspruches auf den sog. Vollbeweis einer Verletzung und ihrer Folgen entgegen den ansonsten selbstverständlichen Diagnosekriterien der Medizin davon ausgegangen wird, daß
– die *strukturelle Läsion* den Entschädigungsanspruch oder die MdE rechtfertigt,
– die *gestörte Funktion mit Krankheitscharakter* hingegen grundsätzlich nicht,

werden wir weder *im Interesse der Geschädigten*, noch *gegen die Interessen der wenigen Simulanten*, die es ohne Zweifel gibt, irgendwelche Fortschritte erzielen.

Die obere HWS ist eben ein hochdifferenzierter Bereich, der in der Begutachtung nicht mit den gleichen Kriterien beurteilt werden darf wie etwa das Knie- oder Sprunggelenk.

Aktuelle Rechtsprechung zur Kausalitätsfrage bei HWS-Beschleunigungsverletzungen

H.-D. Wedig

Der Titel „Aktuelle Rechtsprechung" könnte suggerieren, es hätte in der deutschen Rechtsprechung zum Problem der Kausalität bei HWS-Beschleunigungsverletzungen eine Wandlung gegenüber der früheren Rechtsprechung gegeben. Ich werde versuchen zu zeigen, daß dies nicht der Fall ist, daß vielmehr die heutige Rechtsprechung seit mehr als 30 Jahren „aktuell" ist.

Etwas anderes ist es, ob die Behandlung dieser Frage durch die Gerichte immer dem deutschen Recht entspricht, ob möglicherweise die Gerichte, die mit diesen Fragen befaßt sind, die „aktuelle Rechtsprechung" nicht kennen, möglicherweise auch nicht zur Kenntnis nehmen wollen.

Anlaß, sich diesem Thema ein wenig näher zu widmen, dürfte unter verschiedenen Aspekten gegeben sein.

Die Bedeutung ergibt sich zum einen daraus, daß von fast 400 000 Unfallopfern im Jahr 1992 ungefähr die Hälfte eine HWS-Verletzung erlitten hat [11].

Die Bedeutung ergibt sich auch aus folgender Relation:

Die medizinischen Sachverständigen sind in eine derartige Rolle hineingewachsen, daß ihre Gutachten schon als eine Art säkularisierter Gottesbeweis gehandelt werden [20]. Immerhin sollen sich nach einer empirisch gestützten Beobachtung Richter zu 95% einem Sachverständigengutachten ohne wirkliche inhaltliche Auseinandersetzung anschließen [20].

Um das bereits für Juristen nicht immer leicht zu handhabende Thema „Kausalität" nicht unnötig kompliziert werden zu lassen, werde ich mich hier ausschließlich mit der zivilrechtlichen Frage der Kausalität - und zwar im Haftungsrecht - befassen. Es ist aber der Hinweis erforderlich, daß im Sozialrecht ein anderer Kausalitätsbegriff gilt.

Der Kausalitätsbegriff im Zivilrecht

Wenn es um die Begutachtung von Folgen einer Beschleunigungsverletzung geht, wird von Sachverständigen sehr häufig die Diagnose „Vorschaden", „Vorerkrankung" oder „degenerative Veränderungen" etc. gebraucht, oder es wird das Unfallopfer in die Grauzone zwischen Simulation und Aggravation abgeschoben. Damit sind auch die Hauptprobleme, die im Rahmen der Kausalitätsfrage auftauchen können, dargestellt:
- Kausalität und „degenerative Veränderungen",
- Kausalität und „Neurosen".

Zunächst einmal soll hier der juristische Kausalitätsbegriff kurz dargestellt werden. Gegenstand meiner Ausführungen ist der Begriff der sog. haftungsausfallenden Kausalität, d. h. die Frage, ob zwischen einem Unfall und bestimmten gesundheitlichen Beeinträchtigungen wie beispielsweise Kopfschmerzen, Gleichgewichtsstörungen, Hörstörungen, Tinnitus etc. ein Ursachenzusammenhang im Rechtssinn besteht.

Im Zivilrecht gilt folgendes:
Ausgangspunkt ist der Ursachenbegriff der Logik und der Naturwissenschaft. Danach ist Ursache die Gesamtheit aller Bedingungen, die zum Erfolg beigetragen haben, wobei mit „Erfolg" der Verletzungserfolg gemeint ist. Hieran knüpft die sog. Äquivalenztheorie an, nach der alle so in Betracht kommenden Bedingungen gleichwertig sind. Kausal ist danach jedes Ereignis, das nicht hinweggedacht werden kann, ohne daß der Erfolg entfiele (Conditio sine qua non) [13, 15]. Die Frage, ob eine bestimmte Ursache Conditio sine qua non für einen bestimmten Erfolg ist, ist die erste zu stellende, aber nicht ausreichende Frage. Das Herausfiltern der rechtlich relevanten Sachverhalte aus der Menge aller Sachverhalte, die danach als Ursache in Betracht kommen können, erfolgt mit Hilfe der sog. **Adäquanztheorie** [13, 15].

Ob ein Schaden adäquat kausal auf einen Unfall zurückzuführen ist, läßt sich entsprechend der in der Rechtsprechung gebrauchten Formel etwa wie folgt formulieren:

Das angeschuldigte Ereignis (hier der Verkehrsunfall) muß im allgemeinen und nicht nur unter besonders eigenartigen, unwahrscheinlichen und nach dem gewöhnlichen Lauf der Dinge außer Betracht zu lassenden Umständen geeignet sein, einen Erfolg der eingetretenen Art herbeizuführen [15].

Kausalität und „degenerative Veränderungen"

Die Frage, ob eine bestimmte gesundheitliche Beeinträchtigung auf einen Unfall, eine Beschleunigungsverletzung, oder auf präexistente Vorschäden zurückzuführen ist, hat eine medizinische und eine juristische Komponente. Unbestritten in der Medizin ist wohl die Erkenntnis, daß es zumindest vom 20. Lebensjahr ab und dann zunehmend keine Wirbelsäule mehr gibt, die nicht Folgen alterungsbedingten Verschleißes aufweist. Inwieweit diese Veränderungen in Kombination mit Traumafolgen pathophysiologisch von Bedeutung sind, vermag der Jurist nicht zu beurteilen und sollte von Medizinern geklärt werden. Wolff beispielsweise bezweifelt, daß Osteochondrosen überhaupt ein Krankheitswert beizumessen ist; es ergäbe sich keine hinreichende Rechtfertigung, geschweige denn ein Beweis dafür, der es erlaube, normale Alterungsvorgänge als „Vorerkrankungen" einzustufen [19]. Nun mag eine osteochondrotisch vorgeschädigte Wirbelsäule einen „Locus minoris resistentiae" bilden [19]. Juristisch – im Sinne der oben geschilderten Kausalitätslehre – ist dies ohne Relevanz.

Dies hat das *OLG Hamm* in einer Entscheidung vom 9.9.1993 richtig erkannt [1, 18].

Es ging um folgenden Fall:
Der Geschädigte saß in einem Fahrzeug, auf das das Fahrzeug des Schädigers aufgefahren war.
Es handelt sich also um einen „klassischen Heckaufprall". Die Klägerin leidet seither an Nacken- und Hinterkopfschmerzen mit Ausstrahlung in die Stirnregion beiderseits, ferner an ziehenden Schmerzen im Bereich der rechten Hand, die 1–2mal pro Woche auftreten. Außerdem kommt es im Bereich der HWS gelegentlich zu schmerzhaften Fixierungen, so daß angefangene Bewegungen nicht vollständig zu Ende geführt werden können. Insbesondere durch die Nackenschmerzen wird das Wohlbefinden der Klägerin erheblich beeinträchtigt. Das OLG hat die Kausalität bejaht mit folgender Begründung:

Nach dem Ergebnis der Beweisaufnahme steht zur Überzeugung des Senats fest, daß die Beschwerden ihre Ursachen in den Verletzungen haben, die die Klägerin bei dem Unfall am 19. 3.1983 erlitten hat. Allerdings wird der Kausalzusammenhang von den in diesem Rechtsstreit herangezogenen Sachverständigen nicht einheitlich beurteilt. (...) Gerade im Bereich der HWS-Schädigung durch ein Beschleunigungstrauma werden die Kausalitätsfeststellung und die Abgrenzung unfallbedingter von unfallunabhängigen Schäden durch die weite Verbreitung degenerativer Bandscheibenschäden erschwert. (...)
Im vorliegenden Fall hält der Senat im Anschluß an die Ausführungen des Sachverständigen eine Verursachung der Beschwerden der Klägerin durch den Unfall für deutlich wahrscheinlicher als eine unfallunabhängige Entwicklung. [1]

Auch der Entscheidung des *OLG München* vom 4.3.1993 lag ein Heckaufprall (aus Sicht des Geschädigten) zugrunde. Der Kläger, ein Fahrlehrer, klagt über Drehschwindelanfälle, wenn er den Kopf seitlich dreht, und kann seinen Beruf nicht mehr ausüben. Das OLG München führt aus:

Der Annahme, zwischen dem Unfall des Klägers und den bei ihm aufgetretenen Beschwerden (insbesondere dem Drehschwindel) bestehe ein adäquater Ursachenzusammenhang, steht nicht entgegen, daß er wegen Verschleißerscheinungen unter anderem auch an der Halswirbelsäule möglicherweise eine Veranlagung zu derartigen Beschwerden hatte. (...)
Dem Schädiger sind daher auch solche schädigenden Auswirkungen der Verletzungshandlung zuzurechnen, die sich erst deshalb ergeben, weil der Betroffene bereits eine Krankheitsanlage oder einen Körperschaden hatte , die oder den der Unfall ausgelöst hat. [2]

Wir können also schon als Zwischenergebnis zusammenfassend folgendes feststellen:
Kommen als Ursachen für bestimmte Beschwerden sowohl „degenerative Veränderungen" als auch Traumafolgen in Betracht, so genügt eine höhere oder deutlich höhere Wahrscheinlichkeit für die Überzeugungsbildung, wie auch ein Kasseler Außensenat des OLG Frankfurt in einer Entscheidung vom 3.3.1995 festgestellt hat [3, 18].
Dies heißt aber noch nicht, daß immer dann die Kausalität des Unfalls zu verneinen ist, wenn auch bei der Ausbildung der Symptome neben dem Unfall die präexistenten Veränderungen der Wirbelsäule mitgewirkt haben.
Auf jeden Fall dann, wenn erwiesen ist, daß der Geschädigte vor dem Unfall die danach aufgetretenen von der HWS ausgehenden Beschwerden noch nicht hatte und die jetzt geklagten Beschwerden durch medizinische Befunde erhärtet sind, besteht ein adäquater Kausalzusammenhang zwischen dem Unfall und den

Beschwerden, wie der Bundesgerichtshof (BGH) bereits in einer Entscheidung aus dem Jahr 1968 festgestellt hat [4]. Wenn ein gesundheitlich schon geschwächter Mensch durch einen Unfall geschädigt wird, hat der Schädiger keinen Anspruch darauf, so gestellt zu werden, als hätte er einen Gesunden geschädigt [13, 18]. Oder wie der BGH einmal formuliert hat:

„Der Schädiger trägt das Risiko dafür, daß das Unfallopfer nicht zu den Starken dieser Welt gehörte." [7]

Vorerkrankungen, Vorschädigungen usw. schließen also die Annahme der Kausalität selbst dann nicht aus, wenn sie bei den Beschwerden mitgewirkt haben.

Die Annahme eines Unfalls als Ursache auch bei Vorschäden kann aber natürlich nicht grenzenlos gelten. Die Grenze wird von der Rechtsprechung wie folgt gesetzt:

Das *OLG München* fügt in der auf Seite 220 zitierten Entscheidung einen sehr wichtigen Satz hinzu:

Nur wenn feststünde, daß der Kläger in Folge einer (ggf.) schon vorhandenen Veranlagung zu (ggf.) von der Halswirbelsäule ausgehenden Beschwerden unabhängig von dem Unfall zu einem bestimmten Zeitpunkt ohnehin einen Erwerbsschaden erlitten hätte, wäre der Schaden in diesem Umfang nicht von den Beklagten zu ersetzen.

Dies hat das OLG München so wörtlich ausgeführt unter (wiederum wörtlicher) Bezugnahme auf eine Entscheidung des BGH von 1969 [4].

Wichtig hierbei ist folgendes:

Die Tatsache, daß die heute geschilderten Beschwerden auch ohne den Unfall aufgetreten wären, muß der Schädiger, d.h. also bei Verkehrsunfällen der Haftpflichtversicherer, beweisen.

Daß auch unsere Gerichte (und nicht nur die instanzmäßig unten angesiedelten Gerichte) mit diesem Problem ihre Schwierigkeiten haben, zeigt eine Entscheidung des *OLG Frankfurt* vom 16.12.1992 [5, 18]. In diesem Rechtsstreit war unstreitig, daß der Kläger vor dem Unfall nicht unter Beschwerden der heute geklagten Art litt. Ebenso unstreitig war, daß er heute unter erheblichen Beeinträchtigungen insbesondere im Bereich der HWS leidet.

Unstreitig war auch, daß das Unfallgeschehen als solches geeignet war, Verletzungen insbesondere im Bereich der HWS hervorzurufen. Das OLG Frankfurt nun hatte die Fragen zu klären, ob die auch nach Ablauf eines gewissen Zeitraums nach dem Unfall weiter bestehenden und sich nach der Darstellung des Klägers im Laufe der Zeit immer weiter verstärkenden Beschwerden im Bereich der HWS noch ihre Ursache in dem Unfallgeschehen haben. Das OLG hat diese Frage verneint mit der Begründung, derart ausgeprägte Schädigungen im Bereich der HWS seien, so die übereinstimmenden Angaben der Ärzte und Sachverständigen, als Schleudertrauma I.-II. Grades einzuordnen, und deren Folgen seien in aller Regel in einem Zeitraum bis längstens 1 Jahr abgeklungen.

Dem OLG Frankfurt wird zu empfehlen sein, sich über die rechtlichen Anforderungen an den Begriff der Kausalität zu informieren.

Um mir nicht den Vorwurf einzuhandeln, ich würde als richtig nur Entscheidungen akzeptieren, die die Kausalität bejahen, solche, die die Kausalität verneinen, jedoch als unrichtig darstellen, möchte ich hier auf eine Entscheidung des *Kammergerichts Berlin* (so heißt das dortige Oberlandesgericht) vom 21.4.1994 hinweisen [6]. Auch hier lag ein Heckaufprall zugrunde. Der Kläger hatte unbestritten ein Schleudertrauma erlitten.

Er wollte Entschädigung für eine auf das Schleudertrauma zurückgehende Hörstörung geltend machen. Das Problem bestand darin, daß nachgewiesenermaßen der Kläger vor dem Unfall schon an einer Hörstörung litt. Vom Unfall bis zur Begutachtung durch einen Otologen war eine Verschlechterung des Gehörs im Vergleich zum präexistenten Zustand festzustellen. Der Kläger begehrt eine Entschädigung wegen der durch den Unfall seiner Auffassung nach verursachten Verschlechterung seines Hörvermögens. Ein vom Gericht beauftragter Sachverständiger hat zunächst Zweifel daran geäußert, ob überhaupt ein Zusammenhang zwischen einer Beschleunigungsverletzung und einer Hörstörung möglich sei. Entscheidend war hier jedoch der Umstand. daß sich nicht feststellen ließ, daß die vorhandene Innenohrschwerhörigkeit sich durch den Unfall gravierend verschlechtert hätte. Das Kammergericht durfte daher zu Recht zu dem Ergebnis kommen, eine überwiegende Wahrscheinlichkeit für die Verursachung durch den Unfall bestehe nicht. Die Kausalität wurde zu Recht verneint.

Kausalität und psychologische Auffälligkeiten, insbesondere „Neurosen"

Wie vielschichtig und unterschiedlich gewichtet dieses Kapitel ist, wird verdeutlicht, wenn man miteinander vergleicht, wie in derselben juristischen Fachzeitschrift, der DAR, von zwei medizinischen Autoren dieses Problem gesehen wird.

Ritter schreibt:

In Kenntnis der höchstrichterlichen Rechtsprechung zur Neurosefrage kann ein HWS-Geschädigter nach einem Schleudertrauma heute mit Hilfe eines versierten Juristen beim Unfallgegner fast alles durchsetzen – damit muß der Traumatologe als Faktum rechnen. [16]

Dahlmann spricht bei psychischen Unfallfolgen davon, entsprechende Symptome seien medizinisch nur selten erkannt und würden juristisch kaum gewürdigt [12].

Bevor ich auf das Problem der sog. Neurosen eingehe, möchte ich kurz auf folgende Zusammenhänge hinweisen:

Wenn psychische Beeinträchtigungen Folge eines hirnorganischen Schadens sind, so bedarf es keiner weiteren Erläuterungen, daß hier der Schädiger voll ersatzpflichtig ist für die Folgen, die daraus resultieren.

Unzweifelhaft muß dies auch dann gelten, wenn psychische Störungen Folgen von somatopsychischen Reaktionen sind. Dies wäre beispielsweise dann der Fall, wenn durch die ständige Schmerzüberflutung oder sonstige Beeinträchtigungen rein somatischen Ursprungs psychische Erkrankungen, wie beispielsweise Depressionen, entstehen.

Oft wird in Gutachten als Ursache für die vom Kläger geschilderten Beeinträchtigungen als Ursache die Tatsache genannt, daß das Entschädigungsverfahren gegenüber dem Haftpflichtversicherer oder das Rentenverfahren noch läuft. Wäre dies so richtig, so müßte sich doch durch Studien nachweisen lassen, daß mit

Beendigung dieses Verfahrens sich auch der Gesundheitszustand des Geschädigten wieder bessert. Derartige Studien sind mir nicht bekannt, wohl aber Studien, die das Gegenteil belegen [14, 17].

In Gutachten und in der Literatur wird weiter als Ursache vorhandener Beschwerden die persönliche Kränkung genannt, die der HWS-Geschädigte durch den „heimtückischen Angriff von hinten" erfahren habe [16, 20]. Auch dies kann ich nicht nachvollziehen. Nach meiner Auffassung würde dann ein erheblicher Erklärungsbedarf für die Tatsache bestehen, daß langwierige, zum Rezidiv neigende Folgen ebenso nach Seit- und Frontalkollisionen, und bei weitem nicht nur nach Heckkollisionen entstehen; ganz zu schweigen von den Fällen, die mit Verkehrsunfällen überhaupt nichts zu tun haben, d. h. mit solchen Biomechanismen, die oft mit Kopfanstößen gepaart sind und auch nach der weitesten Auslegung dieses Begriffes nicht mehr als Schleuderverletzung oder auch Beschleunigungsverletzung bezeichnet werden können.

Besondere Probleme bereiten in der Begutachtung und der Rechtsprechung die sog. *Unfallneurosen,* wobei in der Rechtsprechung des BGH bei der Frage der Kausalität zwischen *„zweckfreien Aktualneurosen", „Rentenneurosen"* und *„Konversionsneurosen"* unterschieden wird.

Mir scheint hier der Hinweis erforderlich, daß ich der Einteilung folge, die der BGH vornimmt und dabei außer acht lasse, daß der juristische und der medizinische bzw. psychologische Neurosebegriff nicht identisch sein müssen [16].

Zu diesen Neurosen im einzelnen:

Aktualneurose

Hier wird die Neurose unmittelbar durch das Erleben des Unfallgeschehens ausgelöst. Dabei wird die psychische Deformation primär und unmittelbar durch das Unfallereignis geprägt.

Für die Folgen dieser Variante, der Aktualneurose, hat der Schädiger in vollem Umfang einzustehen. Dies gilt nach der Rechtsprechung des BGH auch dann, wenn sich die Neurose nur deshalb ausgebildet hat, weil der Geschädigte besonders psychisch labil ist. Hier gilt das, was ich zum Problem der „degenerativen Veränderungen" ausgeführt habe: Der Schädiger trägt das Risiko dafür, daß sein Unfallopfer „nicht zu den Starken dieser Welt gehört" [8, 12, 20].

Rentenneurose

Hierbei wurzelt die psychische Fehlleistung in einer anderen Art der Fehlverarbeitung. Das Unfallgeschehen wird, wie der BGH in einer Entscheidung vom 12.11.1985 ausgeführt hat, zum Anlaß genommen, in körperliche Beschwerden zu flüchten [8]. Hieraus resultiert dann eine durch Begehrensvorstellungen geprägte Verweigerungshaltung gegenüber dem Erwerbsleben.

Konversionsneurose

Bei dieser Neuroseform besteht die Kompensation nicht in direkter Arbeitsverweigerung. Hier wird vom Geschädigten vielmehr der ihm zugefügte Schmerz in somatische Beschwerden konvertiert. Diese Beschwerden ihrerseits beeinträchtigen dann seine Arbeitsfähigkeit [8, 16, 20].

Abgrenzung

Wie klärt nun in diesen Fällen der BGH die Frage der Kausalität? Wie grenzt er zwischen der Rentenneurose und der Konversionsneurose ab?

Der BGH grenzt in der zitierten Entscheidung vom 25.11.1985 danach ab, ob das Schadensereignis nur eine seinem Wesen nach auswechselbare Ursache für die Entstehung der Neurose ist (dann Rentenneurose) oder ob es sich um eine Fehlverarbeitung des Unfallgeschehens handelt, das unbewußt zum Anlaß genommen wird, latente innere Konflikte zu kompensieren, wenn auch in anderer Weise als gerade im Hinblick auf den Wunsch, nicht mehr arbeiten zu müssen [8].

Anders ausgedrückt:

Wenn sich in der Neurose nur das allgemeine Lebensrisiko des Verletzten aktualisiert, weil die Auslösung des Versagenszustandes nur zufälliger und auswechselbarer Anlaß war, dann handelt es sich um eine Renten- oder Begehrensneurose. Der Haftungszusammenhang kann aber jedenfalls dann nicht verneint werden, wenn sich *nicht* feststellen läßt, daß sich, ausgelöst durch das eigentliche Unfallgeschehen, letztlich nur das eigentliche Lebensrisiko des Geschädigten verwirklicht hat, der sich in die Neurose flüchtet, was der Schädiger oder sein Haftpflichtversicherer zu beweisen hätte.

Mit einem Fall, bei dem es um eine Kombination von „HWS-Schleudertrauma" und „psychischen Ausfällen" ging, hatte sich der *BGH* in seinem Urteil vom 2.10. 1990 [7] zu befassen. Nach einem Frontalzusammenstoß machte der Kläger geltend, er habe bei dem Unfall neben Verletzungen u. a. der Wirbelsäule, des Thorax und der Füße vor allem ein HWS-Schleudertrauma und eine hirnorganische Schädigung erlitten. Das habe zu einem posttraumatischen Psychosyndrom geführt, das sich u. a. in Depressionen, Sehstörungen, Schlafstörungen, Angstzuständen, ständigen Kopf- und Schulterschmerzen sowie einer schweren Gehbehinderung ausdrücke. Die Vorinstanz (das OLG München) hatte die „alleinige Kausalität" des Unfalls für den psychischen Gesundheitszustand des Klägers verneint. Dem hält der BGH entgegen, daß dies noch keine ausreichende Begründung für die Ablehnung sei. Es genügt nach Auffassung des BGH ausdrücklich, wenn die Verletzungshandlung für den Schaden *mitursächlich* war.

Selbst wenn also prädisponible Faktoren und Unfallfolgen gemeinsam zu den geschilderten sog. psychologischen Ausfällen zusammengewirkt haben, kann gleichwohl der Unfall als Ursache im Rechtssinne angesehen werden. Es genügt dabei die hinreichende Gewißheit, daß die Depressionen des Geschädigten ohne den Unfall nicht aufgetreten wären.

Eine im Hinblick auf das Thema des Tagungsbandes interessante Entscheidung hatte das *OLG Schleswig-Holstein* in einem Urteil vom 26.1.1994 [9] zu entscheiden. Hier hatte die Klägerin nach erlittener Beschleunigungsverletzung über Sensibilitätsstörungen in der rechten Gesichtshälfte und im Bereich des rechten Armes geklagt.

Ein organisches Korrelat konnte durch ein Gutachten nicht gefunden werden. Die subjektiv geklagten Beschwerden waren nach Einschätzung der Sachverständigen, einer Neurologin, aber letztlich Ausdruck einer psychischen Störung infolge des Unfalls. Dies wurde in einem Sachverständigengutachten psychodynamisch erläutert und mit den nach dem Unfall zusätzlich erlittenen schweren Kränkungen und Verlusten der Klägerin erklärt: Kündigung des Arbeitsplatzes, Tod ihres Vaters, Beendigung einer langjährigen Partnerschaft und „Verlust" ihrer Tochter durch deren Weggang in die USA. Die Fixierung der körperlichen Beschwerden sah die Sachverständige als eine seelische Reaktion auf eine relevante narzißtische Kränkung an, wobei der Unfall und in dessen Folge der Verlust des Arbeitsplatzes auslösend war, während die Abwehr durch den Tod des Vaters, die Beendigung der langjährigen Beziehung und den Weggang der Tochter geschwächt war. Die Sachverständige sah in dem Unfall eine *Teilursache* für die geschilderten Beschwerden und seelischen Befindlichkeitsänderungen. Das OLG ist ihr gefolgt und hat daher den Unfall als kausal für diese Beschwerden angesehen. Dies gilt auch für die Depressionen, die sich infolge der geschilderten Umstände bei der Klägerin entwickelt hatten. Das Ergebnis entspricht dem, was der BGH in einer Entscheidung vom 16.3.1993 [10] entschieden hat.

Zusammenfassung

1. Präexistente degenerative Veränderungen sind für die Frage der Kausalität bedeutungslos, auf jeden Fall dann, wenn sie bis zum Unfall keine Beschwerden verursacht haben, wenn aber auf eine Beschleunigungsverletzung zurückgehende Beschwerden seit dem Unfall vorhanden sind [18].
Dies gilt auch dann, wenn eine Vorschädigung/ Vorerkrankung als Locus minoris resistentae den Schadenseintritt beschleunigt hat, wenn also die Schadensfolgen wegen der Vorschädigungen stärker ausgefallen sind, als es ohne diese Degenerationen der Fall wäre [18]. Dies gilt sogar dann, wenn es wegen der Degenerationen überhaupt erst zu einem Schaden in der Folge eines Traumas kommt [18]. Die Grenze ist erst dann erreicht, wenn die degenerativen Veränderungen auch ohne den Unfall zu Beschwerden bzw. Beeinträchtigungen geführt hätten [18]. Dies, vor allem den Zeitpunkt des Eintritts, muß aber der Schädiger beweisen.
2. Unfallneurosen sind dann vom Schädiger voll zu entschädigen, wenn es sich um eine Aktualneurose oder um eine Konversionsneurose handelt. Die Abgrenzung zur Rentenneurose erfolgt anhand der Frage, ob es sich bei den psychischen Folgen um die Realisierung des allgemeinen Lebensrisikos handelt. Bei Bejahung handelt es sich um eine Rentenneurose. Anderenfalls, also dann, wenn der Unfall nicht als beliebig austauschbares Ereignis sich darstellt, handelt es sich um eine entschädigungspflichtige Konversionsneurose.

Literatur

1. OLG Hamm, Urteil vom 9.9.1993. NJW-RR 1994: 481
2. OLG München, Urteil vom 4.3.1993. Az.: 24 U 773/92
3. OLG Frankfurt (Außensenate Kassel), Urteil vom 3.3.1995. Az.: 25 U 77/94
4. BGH, Urteil vom 15.10.1968. VersR 1969: 44
5. OLG Frankfurt, Urteil vom 16.12.1992. NZV 94: 26
6. Kammergericht Berlin, Urteil vom 21.2.1994. Az.: 12 U 1260/92
7. BGH, Urteil vom 2.10.1990. VersR 1991: 432
8. BGH, Urteil vom 12.11.1985. NJW 1986: 777
9. Schleswig-Holsteinisches Oberlandesgericht, Urteil vom 26.1.1994. Az., 9 U 59/93
10. BGH, Urteil vom 16.3.1993. NJW 1993: 1523
11. Claussen C-F (1994) Die funktionsorientierte neurootologische medizinische Begutachtung von Verkehrsunfallopfern nach einem HWS-Schleudertrauma, 32. VGT 1994: 234
12. Dahlmann, W (1992) Psychische Unfallfolgen. DAR 92: 325
13. Geigel R (1993) Der Haftpflichtprozeß, 21. Aufl. Beck, München
14. Foerster K (1988) Psychosomatik oder Somapsyche? In: Wolff H-D (Hrsg) Die Sonderstellung des Kopfgelenkbereichs. Springer, Berlin Heidelberg New York Tokyo, S 165
15. Palandt O (1994) Bürgerliches Gesetzbuch. Beck, München, Vorbemerkung 5 c) vor § 249
16. Ritter G (1992) Unfall-neurotische Entwicklungen nach Halswirbelsäulenschleudertraumen. DAR 92: 47
17. Radanov, BP, Dvorák J, Valach L (1989) Psychische Veränderungen nach Schleuderverletzungen der Halswirbelsäule. Schweiz Med. Wochenschr 119: 536
18. Wedig H-D (1995) Rechtsfragen bei der Beurteilung von HWS-Schäden. DAR 1995: 60
19. Wolff H-D (1987) Anmerkungen zu den Begriffen „degenerativ" und „funktionell". Manuelle Med 25: 52
20. Ziegert U (1994) Medizinische Begutachtung von Verkehrsunfallopfern. Rechtliche Aspekte. 32. VGT 1994: 307

Springer und Umwelt

Als internationaler wissenschaftlicher Verlag sind wir uns unserer besonderen Verpflichtung der Umwelt gegenüber bewußt und beziehen umweltorientierte Grundsätze in Unternehmensentscheidungen mit ein. Von unseren Geschäftspartnern (Druckereien, Papierfabriken, Verpackungsherstellern usw.) verlangen wir, daß sie sowohl beim Herstellungsprozess selbst als auch beim Einsatz der zur Verwendung kommenden Materialien ökologische Gesichtspunkte berücksichtigen.

Das für dieses Buch verwendete Papier ist aus chlorfrei bzw. chlorarm hergestelltem Zellstoff gefertigt und im pH-Wert neutral.

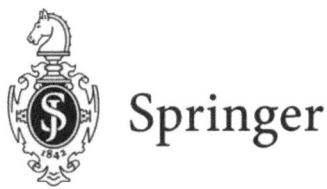

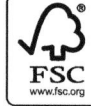

MIX
Papier aus verantwortungsvollen Quellen
Paper from responsible sources
FSC® C105338

If you have any concerns about our products,
you can contact us on
ProductSafety@springernature.com

In case Publisher is established outside the EU,
the EU authorized representative is:
**Springer Nature Customer Service Center GmbH
Europaplatz 3, 69115 Heidelberg, Germany**

Printed by Libri Plureos GmbH
in Hamburg, Germany